医療と美容の融合を通じて、
人々の「美と健康」への願いを実現します。

各種レーザーを取り扱っております。

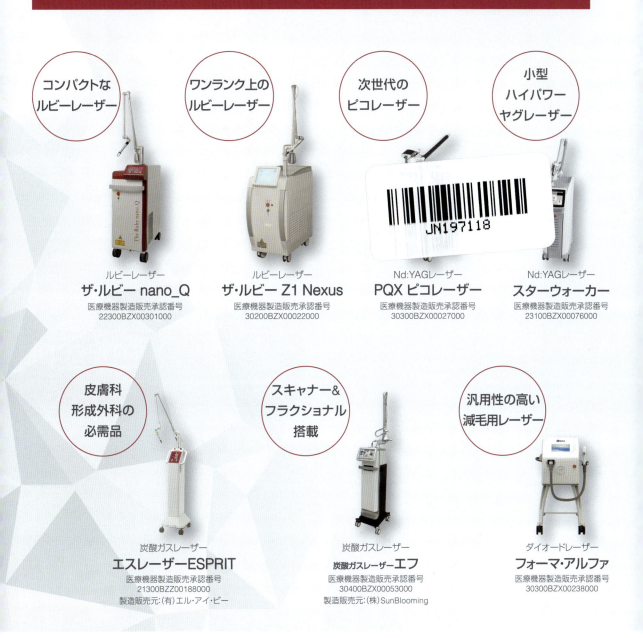

コンパクトなルビーレーザー
ルビーレーザー
ザ・ルビー nano_Q
医療機器製造販売承認番号
22300BZX00301000

ワンランク上のルビーレーザー
ルビーレーザー
ザ・ルビー Z1 Nexus
医療機器製造販売承認番号
30200BZX00022000

次世代のピコレーザー
Nd:YAGレーザー
PQX ピコレーザー
医療機器製造販売承認番号
30300BZX00027000

小型ハイパワーヤグレーザー
Nd:YAGレーザー
スターウォーカー
医療機器製造販売承認番号
23100BZX00076000

皮膚科形成外科の必需品
炭酸ガスレーザー
エスレーザーESPRIT
医療機器製造販売承認番号
21300BZZ00188000
製造販売元:(有)エル・アイ・ビー

スキャナー&フラクショナル搭載
炭酸ガスレーザー
炭酸ガスレーザーエフ
医療機器製造販売承認番号
30400BZX00053000
製造販売元:(株)SunBlooming

汎用性の高い減毛用レーザー
ダイオードレーザー
フォーマ・アルファ
医療機器製造販売承認番号
30300BZX00238000

＜お問い合わせ＞

JMEC FOR THE PATIENTS' SMILE
株式会社ジェイメック
https://www.jmec.co.jp

□ 東京本社 〒113-0034 東京都文京区湯島3-31-3 湯島東宝ビル
　TEL.03-5688-1803　FAX.03-5688-1805
□ 札幌支店 TEL.011-748-4311　□ 名古屋支店 TEL.052-238-1045
□ 大阪支店 TEL.06-6388-1866　□ 九州支店 TEL.0957-35-8300

学会・セミナー情報サイト
ご登録募集中!

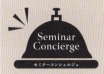

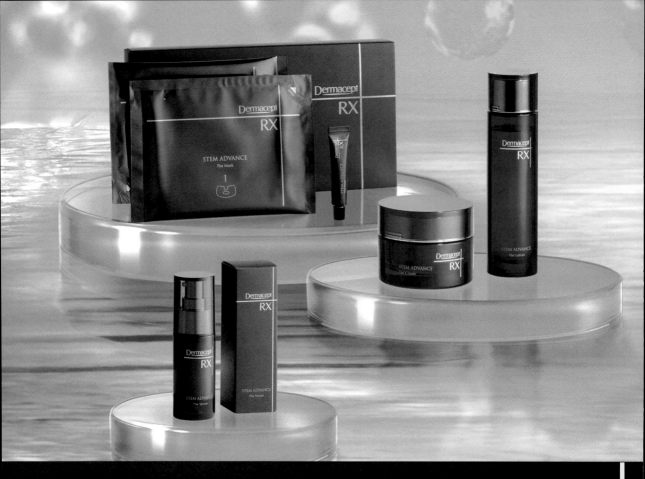

クリニック限定化粧品

Dermacept RX

STEM ADVANCE

再生医療研究に取り組むロート製薬から生まれた
幹細胞培養上清※を配合した
最高峰*のクリニック限定スキンケアシリーズ

美を呼び覚まし、
あなた史上最高の
ハリつや肌へ

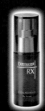
ダーマセプトRX®
ステムアドバンス® セラム
＜美容液＞ 30mL

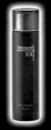
ダーマセプトRX®
ステムアドバンス® ローション
＜化粧水＞ 150mL

ダーマセプトRX®
ステムアドバンス® クリーム
＜クリーム＞ 50g

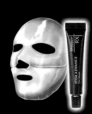
ダーマセプトRX®
ステムアドバンス® マスク
2回分

※加水分解幹細胞順化培養液(保湿成分)
＊当社のクリニック限定化粧品内

ダーマセプトRX® ステムアドバンス® マスク 2回分 セット内容	・ダーマセプトRX　ステムアドバンスC ＜クリームマスク＞	4g×2セット
	・ダーマセプトRX　ステムアドバンスM ＜マスク＞	2セット
	1セット内容　マスク1（下用）	1枚
	マスク2（上用）	1枚

【お問い合わせ】
ロート製薬株式会社
TEL：06-6758-1344　FAX：06-6758-1244
e-mail：rxs1@rohto.co.jp　URL：https://rohto-md.com/

ブランド
サイトは
こちら

Monthly Book **Derma.**

編集企画にあたって…

　この度，Monthly Book Derma. 2024 年増大号として「皮膚科アンチエイジング外来」をお届け
いたします．

　日本美容皮膚科学会の会員数が 2024 年 6 月末の時点で 3,100 名を超えました．ここ数年，医
師，特に若手医師の間で美容医療への興味，関心が一段と高まってきています．その一方で，美
容医療の巨大なビジネス化，初期研修修了後すぐの美容医療関連施設への入職（いわゆる「直美
（ちょくび）（専門性を持たない未熟な若手医師による美容領域への参入）」），クリニックによる過
大な宣伝活動・広告，自由診療が多い美容医療におけるトラブルの増加など，美容医療を取り巻
く環境の中で様々な問題も生じてきており，本邦で実施されている現況の美容医療が適切かどう
かを評価するための厚生労働省による実態調査も現在進行中です．

　多くの医師が美容医療に参入し，多くの皮膚科，形成外科クリニック，あるいはその他の診療科
を標榜するクリニックにおいて様々な美容皮膚科医療が展開され，美容皮膚科学の裾野が広がる
ことは大変喜ばしいことですが，同時にクリニックを訪れるすべての患者が満足できるように
美容皮膚科医療のクオリティーを常に高く維持することも重要になってきています．

　その中で，医師として美容皮膚科領域で適切な医療を継続して患者に提供していくためには，
機器や治療法の原理，安全管理を知ること，来院患者との間で良好なコミュニケーションを保つ
こと，消費者保護に関わる社会的課題を熟知し，関連法律を知ること，医療訴訟の現状と回避の
ためのストラテジーを理解することも重要になってきます．その上で，美容皮膚科学の学問的，
基礎的知識を土台として最新の知見を常にアップデートしていくことは美容皮膚科を実践する医
師の責務であると考えます．美容皮膚科学も他の臨床医学領域と同様，生涯にわたって学習すべ
き医学の一分野であることに変わりはありません．

　今回の特集号では，「皮膚のアンチエイジング」の皮膚科外来での実践を大きなテーマとして，
美容皮膚科を実施する上で必要な総論的知識，各論ではレーザー治療，光治療，HIFU など機器
を用いた美容医療から外用治療，注入治療，ケミカルピーリング，再生美容，コスメ，スキンケ
ア，サンケアまで幅広く多くの話題を提供することを目的に，各分野のエキスパートであられる
先生方に，最先端の話題を含めてご執筆いただきました．

　本企画が若手皮膚科医の美容皮膚科参入へのきっかけとして，また日々，美容医療を実践中の
先生方には美容皮膚科学に関する基本的知識の復習，そして最新知見 UPDATE のためのツール
として役立ちますことを祈念いたします．

2024 年 9 月

森脇真一

KEY WORDS INDEX

和 文

あ行

汗　33
アルファヒドロキシ酸　132
医療過誤　26
intense pulsed light 治療　69
エモリエント　166
温度　33

か行

幹細胞　137
患者説明　9
患者同意取得　9
患者の合意　26
患者満足度　9
肝斑　53,59,69,84,123
機能性ペプチド　151
クーリングオフ制度　9
グリコール酸　132
血流　33
ケミカルピーリング　132
後天性真皮メラノサイトーシス　53
高密度焦点式超音波　45
黒皮症　113
コンビネーション脱毛　93

さ行

痤瘡後萎縮性瘢痕　76
サブシジョン　76
サリチル酸　132
サンスクリーン　175
紫外線　175
紫外線吸収剤　175
自家調剤　113
色素沈着　113
色調　33
酒皶　158
消費者契約法　26
消費者保護　17
診療記録　26
説明義務違反　26
創傷治癒　137
訴訟　26
損害賠償　26

た行

タイトニング　45

タルミ治療　45
炭酸ガスレーザー　76
蓄熱式　93
デュタステリド　39
ドライスキン　166
トラブル防止　9
トリクロロ酢酸　132

な行

ナノ秒 Q スイッチレーザー　53
日光性色素斑　84
熱破壊式　93

は行

ハイドロキノン　123
ハイフ　1
バクチオール　151
パラクライン機能　137
パルス色素レーザー　158
ヒアルロン酸　101
光治療　1
光老化　175
ピコ秒レーザー　53
皮脂　33
ビタミン A 誘導体　151
ビタミン E　123
美白剤　123
皮膚再生　137
皮膚の色調　93
皮膚老化　166
ヒューメクタント　166
美容医療　17,26
表情ジワ　45
ピーリングの歴史　132
フィナステリド　39
フィラー注入　101
フラクショナルレーザー　76
法規制　17
法的文書　9
ボツリヌストキシン　101
ボトックス®　101

ま行

ミノキシジル　39
無細胞療法　137
メディカルコスメ　151
メラニン　59
メラノサイト　59
メラノサイトーシス　113

モイスチャライザー　166
毛根　93
毛乳頭　93
毛髪　33

や，ら，わ行

薬物療法　69
ラジオ波　1
レーザー　1
レーザー治療　69
レチノイド　113,123
老人性色素斑　53
若返り　84

欧 文

A

aesthetic medicine　17,26
alpha hydroxy acid：AHA　132
aquired dermal melanocytosis　53
atrophic acne scar　76

B

bakuchiol　151
blood flow　33
BOTOX®　101
botulinum toxin　101

C

carbon dioxide laser　76
cell-free therapy　137
chemical peeling　132
combination hair removal　93
compensation for damage　26
consent of the patient　26
consumer contract act　26
consumer protection　17
cooling-off system　9

D

derma papilla　93
drug therapy　69
dry skin　166
dutasteride　39

E，F

emollient　166

filler injection　101
finasteride　39
fractional leser　76
functional peptide　151

G, H

glycolic acid　132
hair　33
hair root　93
heat storage　93
high intensity focused ultra-
　sound：HIFU　1,45
history of peeling　132
humectant　166
hyaluronic acid　101
hydroquinone　123
hyperpigmentation　113

I, L

intense pulsed light：IPL
　　　　　　　　1,84,158
laser treatment　69
lawsuit　26
legal regulation　17
legally valid documents　9
Light Amplification by Stimu-
　lated Emission of Radiation：
　LASER　1
light emitting diode：LED　39

M

medical cosmetics　151

medical malpractice　26
medical record　26
melanin　59
melanocyte　59
melanocytosis　113
melanosis　113
melasma　53,59,69,84,123
minoxidil　39
moisturizer　166

N, P

nanosecond Q-switched laser　53
paracline function　137
patient consent acquisition　9
patient explanation　9
patient satisfaction　9
photoaging　175
picosecond laser　53
PIO-NET　17
pulsed dye laser　158

R

radiofrequency：RF　1
rejuvenation　84
retinoid(s)　113,123,151
rosacea　158

S

sagging treatment　45
salicylic acid　132
sebum　33

self preparation　113
skin aging　166
skin color　33
skin regeneration　137
skin tone　93
solar lentigines　84
solar lentigo　53
stem cells　137
subcision　76
sunscreen　175
sweat　33

T

temperature　33
themocoagulation　93
tightening　45
trichloroacetic acid　132
trouble prevention　9

U, V

ultraviolet rays　175
UV absorber　175
violation of obligation to explain
　　　　　　　　　　　26
vitamin E　123

W

whitening agent　123
wound healing　137
wrinkles　45

WRITERS FILE
ライターズファイル
（50音順）

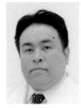

秋田　浩孝
（あきた　ひろたか）

1995年　藤田保健衛生大学卒業
2002年4月〜04年3月　Wellman Center for Photomedicine, Department of Dermatology, Massachusetts General Hospital, Harvard Medical School にて Research Fellow
2010年　藤田保健衛生大学皮膚科，准教授
2016年　藤田医科大学ばんたね病院皮膚科，准教授

今田　覚
（いまだ　さとる）

2006年　早稲田大学法学部卒業
2009年　中央大学法科大学院卒業
2011年　弁護士登録
2017年　Winslaw 法律事務所設立
2021年　弁護士法人 Winslaw 設立
　　　　大宮支店設立

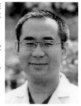

片山　泰博
（かたやま　やすひろ）

2006年　島根大学卒業
2008年　京都大学大学院医学研究科形成外科
　　　　浜松労災病院形成外科
2009年　和歌山医療センター形成外科
2017年　京都大学大学院医学研究科博士課程研究指導認定退学
　　　　同大学医学部附属病院形成外科，特定助教
　　　　同，特定病院助教

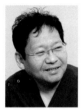

乾　重樹
（いぬい　しげき）

1991年　大阪大学卒業，医師免許取得
　　　　同大学皮膚科入局
1992年　大阪労災病院皮膚科，医員
1993年　大阪大学大学院医学研究科入学（皮膚科学・生化学専攻）
1996〜98年　米国留学（ウイスコンシン大学，ロチェスター大学）
　　　　この間，1997年　大阪大学大学院博士課程修了，学位取得
1999年　同大学皮膚科，医員
2000年　同，助手
2006年　同大学医学部皮膚・毛髪再生医学寄附講座，准教授
2016年　心斎橋いぬい皮フ科，院長
　　　　大阪大学大学院医学系研究科皮膚科学講座，招聘教授
2018〜24年　同大学医学部皮膚・毛髪再生医学寄附講座，特任教授
2024年　同大学大学院医学系研究科皮膚科学講座，招聘教授

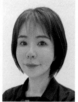

岩城佳津美
（いわき　かつみ）

1995年　大阪医科大学卒業
　　　　京都大学医学部附属病院麻酔科，研修医
1997年　済生会中津病院形成外科，専修医
1998年　城北病院（京都市：現，北山武田病院）形成外科・美容皮膚科常勤医
2003年　いわきクリニック形成外科・皮フ科開業
2022年　いわきクリニックIC移転開業

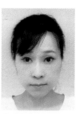

上中智香子
（かみなか　ちかこ）

1999年　和歌山県立医科大学卒業
　　　　同大学附属病院，臨床研修医
2001年　同大学附属病院皮膚科入局
2003年　りんくう総合医療センター市立泉佐野病院皮膚科
2006年　和歌山県立医科大学附属病院皮膚科
2007年　同大学院医学博士修了
2008年　同病院統合的美容皮膚探索講座，寄附講座助手
2010年　同病院皮膚科，助手
2012年　同病院光学的美容皮膚科講座，寄附講座講師
2016年　同，寄附講座准教授
2023年　公立那賀病院皮膚科，科長

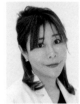

今泉　明子
（いまいずみ　あきこ）

1997年　聖マリアンナ医科大学卒業
2001年　日本赤十字医療センター皮膚科
2004年　聖マリアンナ医科大学大学院修了
　　　　New York Weil Cornel 医科大学皮膚科学教室
2007年　東京ミッドタウン皮膚科形成外科クリニック Noage，院長
2018年　同，特別顧問
　　　　医療法人社団 青泉会 六本木 今泉スキンクリニック，院長

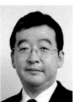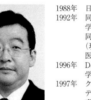

尾見　徳弥
（おみ　とくや）

1988年　日本医科大学卒業
1992年　同大学大学院（皮膚科学専攻）修了
　　　　同大学付属第二病院（現，武蔵小杉病院），医員助手
1996年　Denmark, Aarhus 大学
1997年　クイーンズスクエアメディカルセンター，皮膚科担当部長
2000年　日本医科大学皮膚科，講師（兼任）
2006年　同，客員助教授
2009年　同，連携教授
2011年　同，客員教授（併任）
2012年　東京医科大学茨城医療センター，客員教授

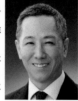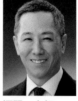

河野　太郎
（こうの　たろう）

1993年　鹿児島大学卒業
　　　　東京女子医科大学形成外科入局
1995年　東京都立府中病院（現東京都立多摩総合医療センター）外科
1997年　東京女子医科大学形成外科，助手
2008年　同，准講師
2013年　東海大学医学部外科学系形成外科学，准教授
2016年　日本大学医学部形成外科学系形成外科学分野，客員教授
2021年　東海大学医学部外科学系形成外科学，教授

葛西健一郎
（かさい　けんいちろう）

1986年　京都大学卒業
　　　　同大学形成外科入局
1987年　関西医科大学形成外科
1988年　同，助手
1992年　葛西形成外科開業

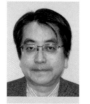

小林　美和
（こばやし　みわ）

1996年　香川医科大学卒業
　　　　産業医科大学皮膚科入局
1998年　産業医科大学皮膚科専修医
2001年　同，助手
2005年　同，講師
2014年　こばやし皮膚科クリニック，副院長

前付 6

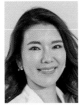

白壁 聖亜
(しらかべ みあ)

2007年	帝京大学卒業
2010年	湘南鎌倉総合病院形成美容外科
2019年	サフォクリニック常勤 シロノクリニック非常勤
2020年	サフォクリニック，理事
2021年	湘南鎌倉総合病院形成美容外科非常勤
2022年	サフォクリニック，副院長

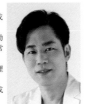

花房 崇明
(はなふさ たかあき)

2004年	大阪大学卒業
2012年	同大学大学院医学系研究科皮膚科学博士課程修了
2013年	カリフォルニア大学サンフランシスコ校 日本海外学術振興会海外特別研究員
2015年	東京医科歯科大学皮膚科，講師・外来医長/病棟医長
2017年	千里中央花ふさ皮ふ科開院
2021年	近畿大学皮膚科，非常勤講師兼任 江坂駅前花ふさ皮ふ科開院
2023年	エステサロン hana-fusa skincare lab+ をプロデュース
2024年	みのお花ふさ皮ふ科開院

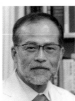

室田 浩之
(むろた ひろゆき)

1995年	長崎大学皮膚科学教室
2003年	同大学皮膚病態学分野，助手
2004年	大阪大学皮膚科学，助手
2012年	同，講師
2014年	同，准教授
2018年	長崎大学皮膚病態学分野，教授

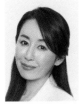

曽山 聖子
(そやま せいこ)

2001年	福岡大学卒業
2002年	同大学病院皮膚科入局 博多駅東クリニック皮膚科，部長
2006年	セイコメディカルビューティクリニック開院
2016年	同，福岡院開院

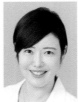

日比野佐和子
(ひびの さわこ)

2003年	大阪大学大学院医学系研究科卒業 修了 京都府立医科大学病院眼科学教室
2007年	独立行政法人 国立健康・栄養研究所，客員研究員 内閣府総合科学技術会議事務局
2008年	同志社大学アンチエイジングリサーチセンター，講師 京都府立医科大学消化器内科学教室
2009年	森ノ宮医療大学保健医療学部，准教授
2010年	ルイ・パストゥール医学研究センターアンチエイジング医療研究室，室長
2013年	大阪大学大学院医学系研究科臨床遺伝子合同研究室，特任准教授
2017年	医療法人社団康梓会Y's サイエンスクリニック広尾，統括院長
2019年	近畿大学医学部奈良病院 皮膚科非常勤医
2021年	国立研究開発法人国立長寿医療研究センター研究所未病機能医科学研究部多因子疾患発症予防研究チーム客員研究員
2023年	SAWAKO CLINIC×YS．統括院長 オリーブヘルスケアサイエンス株式会社，代表取締役社長
2024年	大阪大学大学院医学系研究科未来医療学寄附講座，特任准教授

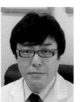

森脇 真一
(もりわき しんいち)

1986年	大阪医科大学卒業 京都大学医学部附属病院皮膚科，研修医
1987年	国立京都病院皮膚科，研修医
1992年	京都大学大学院修了 米国 National Institutes of Health 留学
1994年	兵庫県立尼崎病院皮膚科，医員
1998年	浜松医科大学皮膚科，助手
2000年	同，講師 同光量子医学研究センター，助教授
2005年	大阪医科大学皮膚科，助教授
2009年	同，教授
2021年	大阪医科薬科大学医学部皮膚科，教授（大学統合による名称変更）

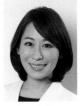

田中 志保
(たなか しほ)

2006年	京都府立医科大学卒業
2008年	京都第二赤十字病院初期臨床研修了
2008年	東京女子医科大学東医療センター日暮里クリニック美容・性差医療部，助教
2009年	東京女子医科大学附属青山女性医療研究所美容医療科，助教 同大学附属女性生涯健康センター皮膚科兼務 代官山セラクリニック，アヴェニュー六本木・表参道クリニックにて勤務
2016年	（略）
2021年	元麻布スキンクリニック開院

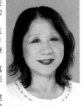

船坂 陽子
(ふなさか ようこ)

1984年	神戸大学卒業
1988年	同大学大学院修了，医学博士 同大学皮膚科，助手
1989〜91年	米国エール大学皮膚科留学
1996年	神戸大学附属病院皮膚科，講師 米国シンシナティ大学皮膚科留学（文部省短期在外研究員，2か月）
2009年	神戸大学皮膚科，准教授
2010年	日本医科大学皮膚科，准教授
2014年	同，教授
2024年	同，名誉教授 池袋西口病院美容皮膚科，部長

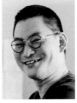

柳原 茂人
(やなぎはら しげと)

2005年	関西医科大学卒業
2007年	大阪市立大学大学院医学研究科皮膚病態学講座
2013年	博士（医学）取得
2014年	鳥取大学感覚運動医学講座皮膚病態学，助教
2017年	近畿大学皮膚科，講師
2022年	同，非常勤講師 かねとも皮フ科クリニック，副院長

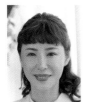

根本 美穂
(ねもと みほ)

2004年	信州大学卒業
2006年	近畿大学医学部附属病院臨床研修
2008年	同大学医学部附属病院皮膚科入局
2009年	鈴木形成外科併任
2010年	ササセ皮膚科梅田院，院長
2011年	近畿大学医学部附属病院奈良病院，非常勤医併任
2012年	ねもと皮フ科・形成外科

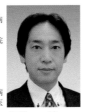

水野 誠
(みずの まこと)

1996年	早稲田大学卒業
1998年	同大学大学院修了 株式会社コーセー入社
2016年	和歌山県立医科大学大学院修了，医学博士

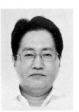

吉村浩太郎
(よしむら こうたろう)

1985年	東京大学卒業 同大学医学部形成外科学教室入局
1990年	東京大学形成外科，助手 日本形成外科学会専門医
1994年	東京大学形成外科医学博士取得
1994〜95年	米国ミシガン大学留学
1998年	東京大学形成外科，講師
2015年	自治医科大学形成外科，教授

INDEX *Monthly Book* *Derma.* No. 353／2024.10 増大 ◆目次

Ⅰ. 総　論

1　美容医療で使用する機器の基礎・原理と安全管理…………河野　太郎

エネルギーの発生するメカニズムや伝わり方，生体反応が各機器で異なるため，その特性を理解することが，臨床的のみならず安全管理面でも重要である.

9　美容皮膚科治療におけるカウンセリングのコツ……………花房　崇明

美容皮膚科治療におけるカウンセリングの重要性を解説. 患者のニーズを理解し，最適な選択肢を提示し，適切な説明と同意取得でトラブルを防ぎ，患者満足度を最大化する.

17　美容皮膚科をめぐる消費者保護，法律………………………尾見　徳弥

美容医療は医療における大きなマーケットとなっているが，それとともに危害，経済的トラブルも生じ，法的規制も実施されている. これらの理解も必須である.

26　美容医療と訴訟………………………………………………今田　　覚

医師に不満を持つ患者が損害賠償を求めて訴訟を提起するケースも多い. そうならないためにどうすればよいか，万一そうなった場合に何をすればよいのかを解説する.

Ⅱ. 検査，評価

33　機器等を用いた肌評価…………………………………………室田　浩之

既存の評価方法と，理解を促すために，それらの原理を含みつつ解説した. 皮膚の評価方法を知っておくことで皮膚科医の診療の質は向上するだろう.

皮膚科アンチエイジング外来

◆編集企画／大阪医科薬科大学教授　森脇　真一　　◆編集主幹／照井　正　　大山　学　　佐伯　秀久

Ⅲ．治療，各論

39　AGA に対する薬物療法，LED 治療 ………………………… 乾　　重樹

男性型脱毛症の治療をアンドロゲンシグナル依存経路と非依存経路
の作用機序に分けて解説する．

45　シワに対する高周波 HIFU 治療

クリニックで使う適応と実践 ………………………… 今泉　明子

HIFU 治療は，ターゲット組織に確実に強いエネルギー照射が可能
な治療であり，たるみはもちろんのことシワに対しても効果的な治
療である．

53　シミに対するレーザー治療 ………………………… 葛西健一郎

各種シミを正確に診断して，その病態に合った適正なレーザー治療
を行うことで，シミの改善が得られる．正確な診断と治療法の選択
がキーとなる．

59　肝斑治療①―私はこうしている― ………………………… 上中智香子

肝斑治療には，徹底した遮光やスキンケアを基本として，美白薬の
内服・外用療法と，機器を用いた治療がある．各治療方法の適応と
注意点，問題点を解説した．

69　肝斑治療②―私はこうしている― ………………………… 秋田　浩孝

肝斑に対する薬物療法と機器を用いた治療の適応と注意点，問題点
を中心に解説した．

76　フラクショナル CO_2 レーザーを用いた

痤瘡後の萎縮性瘢痕治療 ………………………… 曽山　聖子ほか

ニキビ痕といっても様々で，それぞれに対して治療適応が異なる．
特に萎縮性瘢痕治療は簡単ではない．本稿ではフラクショナル CO_2
レーザーによる萎縮性瘢痕について述べる．

前付 *9*

INDEX

Ⅲ. 治療, 各論

84　光治療による皮膚アンチエイジング……………………田中　志保

IPL は術者の工夫次第で高い色素除去効果を得られ, 回数を重ねることでさらに総合的な rejuvenation 効果が得られる.

93　脱毛レーザーの適応と実践……………………根本　美穂ほか

脱毛治療の際に, 気をつけるべきことを把握する. また, 機械による特性を捉えて, 患者に適切な医療サービスを提供できるようにする.

101　注入剤を用いた皮膚アンチエイジング……………………岩城佳津美

ボツリヌストキシン注射およびフィラー注入治療を行う際には, 副作用を回避するため解剖を熟知しておくことが何より重要である.

113　トレチノイン外用によるアンチエイジング……………………吉村浩太郎

トレチノイン外用薬は未承認であるが, 表皮, 真皮の新陳代謝を促す. 表皮ターンオーバーの強力な促進作用がありメラニンの排出を促すため, ハイドロキノンと併用することにより, 強力な表皮の漂白効果がみられる.

123　美白剤によるシミ治療……………………船坂　陽子

美白剤を作用機序別にまとめ, 最近高濃度ハイドロキノン製剤と同等の作用があると報告されている美白剤について紹介し, 抗酸化力の強いビタミン E やシステイン製剤の有用性について言及した.

132　Chemical Peeling の適応と使用薬剤……………………白壁　聖亜ほか

ケミカルピーリングは, 西洋人は老化改善を目的とするが, 日本人はニキビ, 色素沈着などの問題を改善する目的に用いられることが多い. ケミカルピーリングの深さによるリスクと, 日本での浅層ピーリングの安全かつ効果的な使用法を解説する.

137 幹細胞を用いた皮膚アンチエイジング

―プラセンタやエクソソームを含んだ治療―‥‥‥‥‥日比野佐和子

> 加齢や外的要因によって，老化やアポトーシスを起こし，自己再生
> 能力を失った皮膚組織を細胞レベルで機能的に復活させるために
> は，再生医療を駆使することが重要である.

151 ドクターズコスメとアンチエイジング‥‥‥‥‥‥‥‥‥小林　美和

> 皮膚科医などが開発に関わり医療施設で販売するドクターズコスメ
> には，美容的要望に対応する機能性化粧品に加え，皮膚疾患の予防
> や治療補助を目的とする化粧品もある.

158 赤ら顔(酒皶)，毛細血管拡張症に対する

レーザー治療・IPL 治療‥‥‥‥‥‥‥‥‥‥‥‥‥‥‥片山　泰博

> 赤ら顔(酒皶)，顔面毛細血管拡張症に対するレーザー治療・IPL 治
> 療について，治療の原理と実臨床での実際を紹介する.

Ⅳ．予防，ケア

166 加齢に伴うドライスキン対策，スキンケア‥‥‥‥‥‥‥栁原　茂人ほか

> 加齢によるドライスキンのメカニズムと皮膚の変化を概説し，その
> 対策としての保湿剤の種類，作用点，使い方につき説明する.

175 光老化進行予防のためのサンケア‥‥‥‥‥‥‥‥‥‥‥‥水野　誠

> シミ，シワ，たるみなどの主要な原因となる紫外線を防ぐことでこ
> れら皮膚老化の予防が可能である．ここではサンスクリーン剤の種
> 類や紫外線防御機序などについて説明する.

Key Words Index‥‥‥‥‥‥‥‥‥‥‥	前付 *4，5*
Writers File‥‥‥‥‥‥‥‥‥‥‥‥‥	前付 *6，7*
FAX 専用注文書‥‥‥‥‥‥‥‥‥‥‥	*185*
FAX 住所変更届‥‥‥‥‥‥‥‥‥‥‥	*186*
バックナンバー在庫一覧‥‥‥‥‥‥‥	*187*
掲載広告一覧‥‥‥‥‥‥‥‥‥‥‥‥	*188*
Monthly Book Derma. 次号予告‥‥‥‥	*188*

2025年 全日本病院出版会 年間購読のご案内

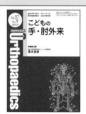

マンスリーブック オルソペディクス
編集主幹
松本守雄／斎藤　充

Vol. 38　No. 1〜13（月刊）
税込年間購読料　42,570 円
（通常号 11 冊・増大号 1 冊・増刊号 1 冊）

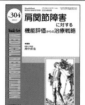

マンスリーブック メディカルリハビリテーション
編集主幹
宮野佐年／水間正澄／小林一成

No. 309〜321（月刊）
税込年間購読料　40,150 円
（通常号 11 冊・増大号 1 冊・増刊号 1 冊）

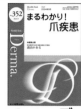

マンスリーブック デルマ
編集主幹
照井　正／大山　学／佐伯秀久

No. 356〜368（月刊）
税込年間購読料　43,560 円
（通常号 11 冊・増大号 1 冊・増刊号 1 冊）

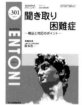

マンスリーブック エントーニ
編集主幹
曾根三千彦／香取幸夫

No. 305〜317（月刊）
税込年間購読料　42,900 円
（通常号 11 冊・増大号 1 冊・増刊号 1 冊）

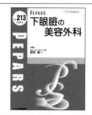

形成外科関連分野の好評雑誌 ペパーズ
編集主幹
上田晃一／大慈弥裕之／小川　令

No. 217〜228（月刊）
税込年間購読料　42,020 円
（通常号 11 冊・増大号 1 冊）

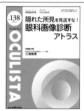

マンスリーブック オクリスタ
編集主幹
高橋　浩／堀　裕一

No. 142〜153（月刊）
税込年間購読料　41,800 円
（通常号 11 冊・増大号 1 冊）

♣ 書籍のご案内 ♣

◆**角膜テキスト臨床版**
―症例から紐解く角膜疾患の診断と治療―
著／西田輝夫・森重直行・近間泰一郎・福田憲
定価 11,000 円（税込）B5 判 216 頁

◆**運動器臨床解剖学**
―チーム秋田の「メゾ解剖学」基本講座―改訂第2版
編／秋田恵一・二村昭元
定価 6,490 円（税込）B5 判 248 頁

◆**明日の足診療シリーズⅣ**
足の外傷・絞扼性神経障害、糖尿病足の診かた
監／日本足の外科学会
定価 8,690 円（税込）B5 判 274 頁

◆**[Web 動画付き]優投生塾 投球障害攻略マスターガイド**
編著／森原　徹・松井知之
定価 7,480 円（税込）B5 判 302 頁

◆**睡眠環境学入門**
監／日本睡眠環境学会
定価 3,850 円（税込）B5 判 270 頁

◆**[Web 動画付]外傷エコー診療のすすめ**
監／渡部欣忍・最上敦彦
編／笹原　潤・酒井瑛平
定価 8,800 円（税込）B5 判 406 頁

◆**インプラント周囲骨折を極める**
編／馬場智規　定価 16,500 円（税込）A4 変型判 406 頁

◆**[Web動画付き]AKO 手術における私の工夫**
編／竹内良平　定価 7,480 円（税込）B5 判 152 頁

◆**研修医・臨床検査技師のための乳腺・甲状腺検査の手引き―専門病院 相良病院×伊藤病院がおくる検査の実際―**
監／伊藤公一・相良吉昭
定価 4,950 円（税込）B5 判 252 頁

◆**メンタルメイクセラピスト®検定公式テキスト〈学科編〉**
編／公益社団法人 顔と心と体研究会
定価 7,920 円（税込）B5 判 298 頁

◆**ファーストステップ！子どもの視機能をみる**
―スクリーニングと外来診療―
編／仁科幸子・林　思音
定価 7,480 円（税込）B5 判 318 頁

◆**明日の足診療シリーズⅢ**
足のスポーツ外傷・障害の診かた
監／日本足の外科学会
定価 9,350 円（税込）B5 判 398 頁

年間購読のお客様には送料弊社負担にて，毎月最新号をお手元にお届けいたします。バックナンバーもぜひお買い求めください。

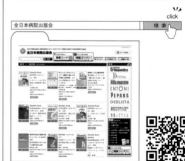

全日本病院出版会
〒113-0033　東京都文京区本郷 3-16-4
TEL：03-5689-5989　　FAX：03-5689-8030
www.zenniti.com

◆特集／皮膚科アンチエイジング外来

Ⅰ. 総 論
美容医療で使用する機器の基礎・原理と安全管理

河野太郎*

Key words：レーザー（Light Amplification by Stimulated Emission of Radiation：LASER），光治療（intense pulsed light：IPL），ラジオ波（radiofrequency：RF），ハイフ（high intensity focused ultrasound：HIFU）

Abstract 現在，多くの医療機器が美容皮膚科領域で使用され，医療承認を受けている機器も多い．レーザーとIPL，ラジオ波，超音波を用いた機器は代表的な美容皮膚科領域の治療器であるが，その特性は大きく異なる．レーザーとIPL，ラジオ波（高周波）は電磁波の1種である．レーザーやIPLで用いられる波長帯は主に可視光から赤外線領域であり，色素や水に吸収されるため，眼の保護は必須である．ラジオ波は，赤外線よりもさらに長い波長で色素非依存性である．一方，超音波は電磁波ではなく，音波であり，媒質がないと伝搬しない．超音波は生体内を伝搬する途中で吸収されて熱を発生する．超音波もレーザーと違い色素非依存性である．エネルギーの発生するメカニズムや伝わり方，生体反応が，レーザーとラジオ波，超音波で異なるため，安全面や治療面で各医療機器と対象疾患の特性を理解することが重要である．

はじめに

美容医療では，レーザーや光，ラジオ波（高周波），超音波を利用した多くの機器が利用されている．これらは電磁波と音波に大別される．レーザーと光，ラジオ波は電磁波の1つであるが，超音波は音波の1つでほかの3つと特性が大きく異なる（表1）．

電磁波は，電場と磁場の変化によって形成される波動であり，媒質がない真空でも伝搬する．電磁波は，波長の短いほうから，①放射線（ガンマ線，エックス線），②光（紫外線，可視光線，赤外線），③電波（マイクロ波，超短波，短波，中波，長波）に分類される（図1）．波長（λ）と周波数（ν）の関係は　ν[MHz]＝300/λ[m]　であり，表裏一体の関係にある（表2）．一般的に紫外線や可視光線，赤外線などの光の領域は波長を用い，電波の領域は周波数を用いる．エックス線やガンマ線は，主として細胞内の水分子の電離を起こし，DNA代謝やタンパク質合成，酸化リン酸化代謝などを障害する．紫外線や可視光線，赤外線はレーザーにより，光熱的作用や光機械的作用を生ずる．マイクロ波は，不導体を透過し，マイクロ波加熱を生じ，超短波，短波，中波は誘電加熱や誘導加熱で熱エネルギーを発生する．

一方，超音波は音波の1つである．音波は物質を構成する媒質の振動が連続的に伝搬する弾性振動波の総称であり，媒質がない真空では伝搬しない．超音波も単位に周波数を用いるが，電磁波でなく弾性振動波である．一般に超音波とは20 kHz以上の周波数の音波を指す（表3）．高エネルギーの超音波を発生させ，それを一点に集めることで衝撃波や高熱を生ずる．

レーザー・IPL

LASER（レーザー）とはLight Amplification by Stimulated Emission of Radiation（放射の誘導放出による光増幅）の頭文字からできた略語で，そ

---

* Taro KONO，〒259-1193　伊勢原市下糟屋143
東海大学医学部外科学系形成外科学，教授

表1. レーザー・ラジオ波(高周波)・超音波の特徴

	レーザー	ラジオ波(高周波)	超音波
波の種類	電磁波	電磁波	音波
主たる生体作用	光熱作用 光機械的作用	誘電加熱 誘導加熱	熱的作用 機械的作用 (キャビテーション)
生体色素の影響	− 〜 +++	−	−
目の保護 (眼瞼の治療を除く)	必要	不要	不要

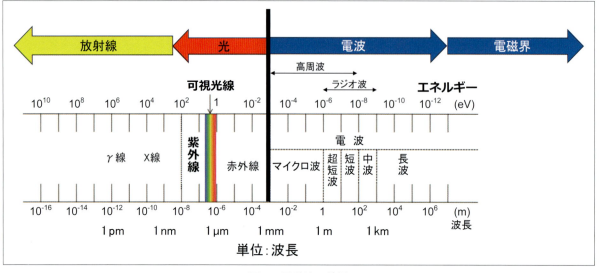

図1. 電磁波の種類

表2. 電磁波の種類(利用例, 波長と周波数の関係)

種 類			周波数(Hz)	波 長	利用例
電磁波	放射線	ガンマ線 エックス線	$3×10^{18}$ $3×10^{16}$	0.0000001 mm 0.00001 mm	医療 材料検査・X線写真
	光	紫外線 可視光線 赤外線	$3×10^{15}$ $3×10^{13}$ $3×10^{12}$	0.0001 mm 0.01 mm 0.1 mm	殺菌灯 工学機器 赤外線ヒータ
	電波	サブミリ波 ミリ波(EHF) センチ波(SHF) 極超短波(UHF) 超短波(VHF) 短波(HF) 中波(MF) 長波(LF) 超長波(VLF)	300 GHz 30 GHz 3 GHz 300 MHz 30 MHz 3 MHz 300 kHz 30 kHz 3 kHz	1 mm 1 cm 10 cm 1 m 10 m 100 m 1 km 10 km 100 km	光通信システム レーダ 電子レンジ, 携帯電話 警察・消防通信, テレビ通信 FM放送, テレビ放送 アマチュア無線 AM放送 海上無線, IHクッキングヒーター加熱部 長距離通信
	電磁界	超低周波(ELF)	50	6,000 km	送配電線, 家庭電化製品

表3. 音波の種類

音波の種類	波 長	用 途
低周波音	〜20 kHz	
可聴域	20 Hz〜	
超音波	20 kHz〜	エコー検査 体外衝撃波結石破砕術 高密度焦点式超音波治療法(HIFU)

表 4. レーザー媒質の種類とその特徴

種　類		波長[nm]	発振形式
固体レーザー	ルビー	694	P（パルス波）
	アレキサンドライト	755	P
	YAG	1064	P CW（連続波）
半導体レーザー	GaAs	1	P
	InGaAsP		CW
液体レーザー	色素	300〜900	P CW
気体レーザー	He-Ne	633	CW
	アルゴン	514	CW
		488	
	エキシマ	190〜320	P
	炭酸ガス	10600	P CW

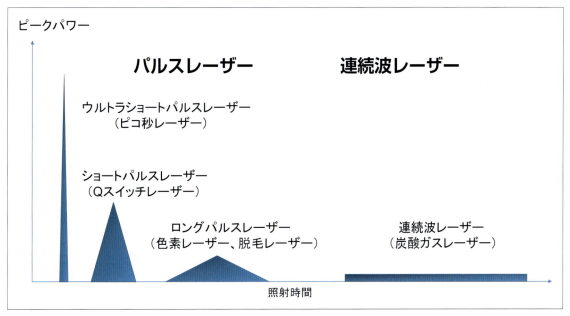

図 2. レーザーの照射時間とその特徴

のなかに light が含まれていることからわかるように，光であり，電磁波の1つである．レーザーには通常光と異なる4つの特徴がある．その特徴とは，① **単色性**，② 優れた**指向性**，③ **可干渉性**，④ **高輝度性**などの特性を持つ光源であり，波長と位相の揃ったレーザーを干渉させることにより，高いエネルギーを得ることができる．レーザー媒質は ① 固体，② 液体，③ 気体，および ④ 半導体の4つに大別される（**表 4**）．皮膚レーザー治療で頻用される固体レーザーは，ルビーレーザーや，アレキサンドライトレーザー，YAGレーザーで，液体レーザーは，色素レーザーで，気体レーザーは，炭酸ガスレーザーである．レーザーの発振形態でみると，レーザーは，大きく連続発振とパルス発振に分類される（**図2**）．250ミリ秒以上の連続発振ができるものは，連続波レーザーであり，250ミリ秒未満のものは，パルス発振レーザーである．パルス発振レーザーは，さらに通常パルス発

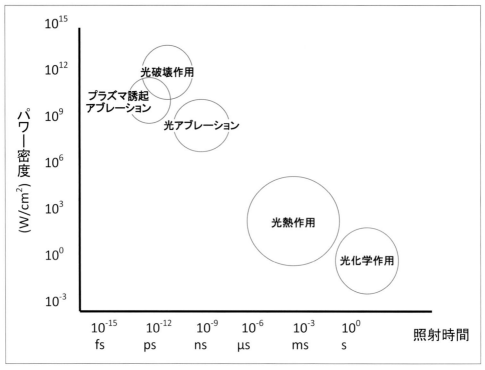

図 3. レーザーの生体作用

振(ノーマルモード,長パルス)と短パルス発振(Q スイッチ法,モードロック法,その他)に分けられる.Q スイッチパルス発振はレーザー媒質中で反転分布を十分にためて,一気にレーザーを発振させる方法で,高いピークパワーを得ることができる.

レーザーの特徴は,単色性,可干渉性で指向性が良く高輝度性であるが,光治療(intense pulsed light:IPL)はレーザーではなく,キセノンフラッシュランプなどを光源としているためレーザーの特徴と異なり,多波長,非干渉性で,散乱する光である.波長帯は,フィルターの変更もしくはハンドピースを付け替えることで選択可能である.パルス幅はほとんどの機器がミリ秒単位であり,その生体作用は光熱作用である.メラノゾームの熱緩和時間は 50～100 ナノ秒であるため,パルス幅がミリ秒単位の光治療では選択的光熱融解はできず,真皮内メラノサイトーシスは適応外である.表在性色素性疾患に対してはメラノゾームを熱源とする選択的光熱融解拡張理論による治療が可能である.痂皮形成はノーマルパルスやロングパルスレーザーよりはやや軽微である

る.パルス幅がナノ秒よりも長くなると熱的作用が強く,それよりも短いと機械的(音響的)作用が強くなる(図 3).血管病変に使用される長パルス発振(マイクロ～ミリ秒)色素レーザーや脱毛治療に使用される長パルス発振(ミリ秒)アレキサンドライトレーザーなどの生体作用は,光熱作用である.

良性色素性疾患治療に使用されるナノ秒発振ルビー,アレキサンドライト,YAG レーザーの生体作用は光機械的作用と光熱作用の両方である.ピコ秒発振レーザーの生体作用は,パルス幅が短くなるほど機械的作用が主体となり,熱的作用が減弱するため,瘢痕形成のリスクも減少する.また,短いパルス幅のため,ピークパワーが非常に高く,刺青のインクをより効果的に破壊できる.

生体組織変化に影響するレーザー照射の主な因子は,光の波長,照射パワー密度,照射時間などである.照射されたレーザー光は生体組織に吸収されて,組織は加熱される.レーザー照射により,生体組織の温度は上昇し,さらされる時間の長短により生体組織変化の度合いが変化する.

皮膚色素性疾患のみを選択的に破壊するために

表 5. 各種標的器官の熱緩和時間

標的器官	熱緩和時間
メラノソーム(0.5～1μm)	50～100 nsec
基底層	1.6～2.8 msec
表皮	3～10 msec
血管(10～300μm)	48μ～42 msec
毛包・毛嚢	3～50 ms
刺青(40～300 nm)	0.01～1 nsec

表 6. 各種疾患と頻用される代表的レーザー

	色素性疾患	脱毛	血管病変	小ジワ・毛穴・瘢痕・小腫瘤
標 的	メラニン	メラニン	ヘモグロビン	水
代表的波長	532 nm 694 nm 755 nm 1064 nm	755 nm 800 nm 810 nm 1064 nm	532 nm 585 nm 595 nm	2790 nm 2940 nm 10600 nm
レーザー媒質	KTP-YAG, ルビー, アレキサンドライト, 半導体, YAG	アレキサンドライト, 半導体, YAG	KTP-YAG, 色素	Er-YSGG, Er-YAG, CO₂

は, ① 標的組織を破壊するに十分な熱エネルギーを有し, ② 標的組織に選択的に吸収され, ③ 熱拡散が周囲組織に及ばずに標的組織のみに止まる, の 3 つが必要である(選択的光熱融解). 標的の大きさと照射時間には密接な関係がある(**表 5**).

病変部に周囲組織と異なる色素が存在すれば, 選択的に皮膚色素異常病変を破壊することが可能である. 皮膚における主な色素はメラニンとヘモグロビンである. メラニンは幅広い波長に吸収され, ヘモグロビンは 3 つのピーク(418, 542, 577 nm)の吸収特性を認める. 可視光領域では, 波長が長いほうが, 組織深達性に優れ, 波長が短いほうが, ヘモグロビンやメラニンの吸収特性が良い(**表 6**).

医療安全上, レーザーは管理が重要である. 医用レーザー機器の安全基準に従い, レーザー安全管理者の任命, レーザー安全管理区域の設定が必要となる. 警告表示や眼球保護などの安全対策を講じ, 定期的な安全教育, 安全トレーニング, レーザー機器の保守管理・点検を計画的に実施しなければならない[1)～5)].

ラジオ波(高周波)

ラジオ波は周波数 0.3～300 MHz の電磁波である. ラジオ波は英訳すると radiofrequency となるが, radiofrequency を邦訳すると, ラジオ波以外に高周波と訳される場合が多い. 高周波とは, 電波や音波のように波形を構成するスペクトラムのなかで周波数の高いものを示す. 電磁波のなかで高周波である短波(high frequency：HF), 超短波(very high frequency：VHF), 極超短波(ultra high frequency：UHF), マイクロ波(super high frequency：SHF)の周波数は 3 MHz～3THz である(**図 1**, **表 2**). 代表的なラジオ波治療器であるサーマクール®の周波数は 6.78 MHz であり, ラジオ波であり, 高周波でもあるが, ニードル RF のポテンザ®やプロファウンド®の周波数は 1～2 MHz であるため, ラジオ波ではあるが, 高周波ではなく中周波である. このように厳密にはラジオ波＝高周波ではないが, 美容医療機器ではほぼ同様の意味で使われている. また, 美容医療では高周波は, 電磁波の高周波を意味する場合がほとんどで, 音波の高周波は, 超音波と呼称している.

ラジオ波による加熱には誘導加熱と誘電加熱の

表 7. ラジオ波(高周波)による加熱

	誘導加熱	誘電加熱
加熱対象	電気伝導体	誘電体
発熱要因	渦電流のジュール熱	誘電損失 (誘電体の中で電気エネルギーが 熱エネルギーとして失われる)
周波数	数十 Hz～数十 MHz	1 MHz～数百数 MHz
製品	電磁調理器 (IH：induction heating)	電子レンジ サーマクール® フラクショナル RF ニードル RF

2種類がある(**表7**).誘導加熱は,コイルに交流電流を流すことで交番磁界を発生させ,渦電流を発生させて,そのジュール熱により伝導体自身を加熱する非接触型の加熱方式である.誘電加熱というのは,誘導加熱とは違い,電気伝導体ではなく絶縁体(誘電体)を加熱するための手法である.誘電体に印加するのは高周波の電場(電磁場)となる.水分子は直線形でないため電荷の分布がプラスとマイナスに偏り,電気双極子である.1秒間に何百万回も極性が入れ替わるラジオ波交流の電界中では電界の反転に追従しようとする双極子の激しい運動による摩擦が発熱を生ずる.電子レンジは2.45 GHzのマイクロ波で出力は500 W程度である.電気メスや美容皮膚科領域で使用されるラジオ波治療機器は主に誘導加熱により生体を発熱させる.

電極は単極式(モノポーラ)と双極式(バイポーラ),多極式(マルチポーラ)の3種類である.単極式は対極板が必要である.皮下まで組織変化を認め,タイトニング治療に使用される.一方,双極式や多極式は対極板が不要である.フラクショナルタイプであれば,フラクショナルレーザーとほぼ同様の疾患に適応がある.出力が上がれば,深達性は増す.低出力であれば,組織変化のない加熱のみであるが,出力が上がると凝固変性を生じ,さらに上がると蒸散がみられる.出力が上がれば,凝固変性や蒸散の深さや面積は増大する.

大部分が接触式であるが,針刺入式の機器もある.針刺入式の場合,機器により,通電時間が大きく異なる.発生する熱エネルギーは時間に正比例する.刺入の深さや角度でも異なるため,生体

作用はまったく異なるので注意を要する.

300 GHz以下の電磁波からの人体の防護について,WHO(世界保健機関)とILO(国際労働機関)に協力しているICNIRP(国際非電離放射線防護委員会)により,ガイドラインとして公表されている.現在,電磁波の影響については,明確な結論がでておらず,法規制はない.国際的に認められ,WHOが採用すべきと勧告しているものとして,ICNIRPのガイドラインがある.このガイドラインは,電磁波によって引き起こされる神経や組織への刺激作用に対して,十分大きな余裕をとっている.このガイドラインでは,人体が電磁波にさらされた場合に電磁波の作用により体内に流れる電流が最大となる条件(全身曝露)で設定している.しかし,治療器としての指針やガイドラインは作成されておらず,今後の作成が待たれる.

ラジオ波はメラニンやヘモグロビンなどの色素の影響を受けないため,人種や日焼けの有無などのメラニンの含有量の差や刺青などを考慮する必要はない.また,光ではないため,術者と患者ともに保護ゴーグルは不要で,鏡を置かないなどの配慮や遮光カーテンなどの光が漏れない対策も不要である.ただし,眼瞼の照射には眼球保護が必要である.

超音波

前述のレーザーや光,高周波は電磁波であるが,超音波は音波の1つであり,電磁波ではない.音波は媒質粒子の振動が伝搬する波動であり,電磁波と異なり,真空では伝搬できない.

超音波は,人の耳に感じないほど高い周波数を

もつ弾性振動波(音波)である．一般に 20 kHz 以上の周波数の音波を指す．媒質がなくても伝わるレーザーやラジオ波と異なり，超音波は，媒質がないと伝導しない．そのため，ジェルなどを使用し，空隙なく接触させなくてはならない．超音波は弾性振動波であるため，色素や電気抵抗に影響されない．日焼けや人種差による肌の色調の影響を考慮する必要はない．焦点式と非焦点式があり，検査用の超音波は非焦点式である．

超音波の作用は，熱的作用と非熱的作用の2つがある．超音波は生体内を伝搬する途中で吸収されて熱を発生する熱発生量には超音波の強さと照射時間が関係する．治療用の超音波機器の多くは，高エネルギーの超音波を発生させ，それを体内の一点に集める高密度焦点式超音波(HIFU：high intensity focused ultrasound)である．熱的作用は，超音波の機械振動による分子運動発熱で生ずる．非熱的作用は，キャビテーションで生ずる機械的破壊である．超音波は縦波(疎密波)であり，圧力の高い場所と低い場所が発生する．減圧で生まれた気泡は膨張，圧縮を繰り返し，崩壊する．これがキャビテーション(cavitation)であり，船のスクリューの破損の原因である．

非焦点式超音波機器は，主に診断的治療に使用され，焦点式超音波機器は，超音波の熱的作用と非熱的作用を利用し，美容皮膚科領域における超音波の治療的使用は，痩身(脂肪)とタイトニングである．

痩身の場合は，皮下脂肪が標的となり，超音波の焦点深度は 1〜2 cm，周波数は 0.2〜2 MHz を使用し，大量の皮下脂肪を融解・破壊するために高い出力を使用する．トランスデューサーは自走式とマニュアル式がある．また，異なる治療深度を組み合わせ，3次元的に皮下脂肪を融解・破壊する機器も開発された．タイトニングの場合は，皮膚，皮下組織，筋膜が超音波の標的となる．超音波の焦点深度は 1.5 mm，3 mm，4.5 mm，周波数はそれぞれ 10 MHz，7 MHz，4 MHz である．以前は，1.5 mm がなかったため，小ジワの治療はできなかったが，1.5 mm が加わったことで，たるみと小ジワが存在する場所を同時に治療できるようになった．痩身では，脂肪の融解・破壊が目的であるため，多くのエネルギーを必要とするが，タイトニングが目的である場合は，小範囲の局所の温度を 65℃ 以上にすればよいので，高い出力は不要である．頬部と頸部を同時に治療することで，頬のたるみと頸部のたるみを同時に治療できるだけでなく，相乗効果もある．最近では中・下顔面のたるみ治療として，複数の深さ(3 mm と 4.5 mm，6 mm など)頬部と頸部を同時に治療できるようになってきた．超音波治療は，はっきりとした治療効果がすぐにあらわれるものではないが，1，2か月後から効果が出始め，6か月以上は効果が持続する．焦点を結んだ部位以外では生体組織の影響は少ないため，光治療や高周波治療と異なり，皮膚の冷却は不要で日焼けや刺青があっても施行可能である．その反面，以下の欠点もある．焦点深度が深く，超音波が骨組織まで到達する場合は，反射による皮膚損傷の可能性がある[6)7)]．眼周囲に治療を行うと眼障害のリスクがある[8)9)]．また，非選択性であるため，ジェルの厚みを考慮に入れずに治療すると目的とする深さより浅い部分が加熱される．トランスデューサーが皮膚に対して水平でない場合も同様である．超音波治療の長所の1つとして，反復治療の安全性である．表皮のダメージがほとんどないため，深度を変えて2パス，3パス治療を行うことが可能なだけでなく，レーザーや光治療，注入療法との併用も可能であり，若返り治療の選択肢の1つとして確立されつつある．

近年，高エネルギーの超音波を発生させ，それを体内の1点に集める高密度焦点式超音波ではなく，同期平行型超音波ビームを用いて非焦点式の超音波機器超音波機器が開発された．周波数は 10〜12 MHz であり，皮膚冷却装置を装備し，FDA(アメリカ食品医薬品局)の承認を取得済みの機器である．1.5 mm の真皮層のあたりを中心に数秒間超音波照射することで，等間隔に円柱型

の熱変性を生じさせる．高密度焦点式超音波のように瞬時に点状に熱変性させるのではなく，ややゆっくりと線上に熱変性させる．また，高密度焦点式超音波と異なり，1.5 mm 以外の治療深度は選べない．現時点ではエビデンスに乏しく，有効性と合併症も含め，今後の研究報告が待たれる．

2001 年に超音波診断装置の安全性に関わる国際規格 IEC 60601-2-37 が制定され，2005 年にこれを翻訳して JIS として，JIS T0601-2-37：2005 を制定したが，超音波診断装置の安全性の基準であり，治療機器の基準ではない．熱傷や眼障害などの合併症の報告も続いており，美容領域治療としての安全指針やガイドラインは作成の早急な作成が待たれる．

まとめ

レーザーや IPL，ラジオ波，超音波でエネルギーの発生するメカニズムと伝わり方が異なる．また，組織構成の違いで，それぞれの生体反応が変化するため，機器の原理や分類，用語も含め，それぞれの特性を理解したうえで治療に臨む必要がある．

引用文献

1) 橋新裕一：医用レーザー機器の安全基準・ユーザーズガイド．日レ医会誌，**40**(2)：144-152，2019.
2) 佐藤俊一：レーザー医療に関わる安全教育の現状と課題．日レ医会誌，**40**(2)：140-143，2019.
3) 石場義久：レーザー用保護めがねの使用時における留意点．日レ医会誌，**40**(2)：132-139，2019.
4) 尾花　明：美容外科施設で Nd:YAG レーザー治療の練習中に黄斑円孔を生じた 1 例．日レ医会誌，**40**(2)：114-118，2019.
5) 大城貴史ほか：皮膚科・形成外科領域におけるレーザー安全について　当院の取り組み．日レ医会誌，**40**(2)：119-123，2019
6) Friedmann DP, et al：Complications from micro-focused transcutaneous ultrasound：Case series and review of the literature. *Lasers Surg Med*, **50**(1)：13-19, 2018.
7) Shek S, Yu C, Yeung CK, Kono T, et al：The use of focused ultrasound for non-invasive body contouring in Asians. *Lasers Surg Med*, **41**(10)：751-759, 2009.
8) Ikoma T, et al：Acute cataract by a high-intensity focused ultrasound procedure：a case report. *BMC Ophthalmol*, **22**(1)：164, 2022.
9) Levinger N, et al：Acute cataract development in a 43-year-old woman after an ultrasound eyelid-tightening procedure. *Am J Ophthalmol Case Rep*, **24**：101226, 2021.

◆特集／皮膚科アンチエイジング外来

I. 総論
美容皮膚科治療におけるカウンセリングのコツ

花房崇明*

Key words：患者説明（patient explanation），トラブル防止（trouble prevention），患者同意取得（patient consent acquisition），患者満足度（patient satisfaction），クーリングオフ制度（cooling-off system），法的文書（legally valid documents）

Abstract 美容皮膚科治療の普及により，患者が手軽に美容医療を受けられるようになった反面，トラブルも増加している．治療前のカウンセリングでは，患者のニーズと期待を正確に把握し，患者が納得して治療を受けるための患者説明と同意取得が重要である．問診では，患者の具体的な治療への動機や期待する治療結果，予算，許容できるダウンタイムの期間などを詳細に聴取し，患者との信頼関係を築き，最適な治療選択肢を提供する．また患者満足度を上げ，トラブルを防ぐために，症例写真などのビジュアル資料を活用して患者の理解を深め，治療方法，期待できる結果，副作用や合併症のリスク，費用を明確に説明する．医療脱毛などを含む一部の美容医療サービスはクーリングオフ制度の対象となることにも注意する．適切なカウンセリングと法的に有効な同意書を取得することにより，患者の治療満足度を向上させるとともにトラブルを防ぐ．

はじめに

近年，美容皮膚科治療の普及により，患者のアクセスが容易になり，手軽に美容医療を受けられるようになった．患者の外見上のコンプレックスを美容皮膚科治療で解消し，患者がより若々しく明るく健やかに暮らす手助けを我々がする機会が増えた反面，そのトラブルも増加している．国民生活センターのウェブサイトによると全国の消費生活センターなどに寄せられる，医療美容医療サービスに関するトラブルの相談件数は年々増加傾向にあり，2022年度は3,000件を超え過去5年で最多になっている（https://www.kokusen.go.jp/soudan_topics/data/biyo.html）．当院でも，治療後に「期待していたほどの効果が出なかった」，「こんなに費用がかかるとは思っていなかった」，「こんなに治療に回数がかかるとは思っていなかった」，「これほど副作用が出るなら治療を受けなかった」など厳しい言葉を患者からもらうことがあるが，医療機関側の事前の説明が不十分なため，患者の治療に対する理解が不足していることが原因の1つにある．

患者が納得して治療を受け，治療後のトラブルを避けるために，美容皮膚科治療においても一般保険診療においても，治療前の患者説明と同意取得は重要であるが，両者の患者説明・同意取得のアプローチにはいくつか重要な違いがあり，それぞれの診療形態に適した患者説明の方法と同意取得のポイント，注意点を理解することが重要である．その1つとして，美容皮膚科医療では患者説明・同意取得の前に，患者の抱える本質的な問題・悩みを聞き出すカウンセリングが非常に重要である．

本稿では自費診療における美容皮膚科治療において，患者の治療満足度を最大化し，医療訴訟を含めた患者とのトラブルのリスクを最小限に抑えるために，効果的なカウンセリングと患者説明お

---

* Takaaki HANAFUSA, 〒560-0085 豊中市上新田2-24-50-1 上新田メディカルブリッジ2F 千里中央花ふさ皮ふ科，院長

よび，同意の取得方法に焦点を当てて概説する．
患者が納得して治療を受け，患者とのトラブルを
避け，治療結果の満足度を最大限に引き出し，患
者，医療機関側が双方にとってよい結果を得るた
めに，本稿が美容皮膚科治療を行う皮膚科医・形
成外科医の一助となれば幸いである．

カウンセリング

　一般保険診療は生命に関わるなど医療の必要性
に基づいて行われるが，美容皮膚科治療は医療の
必要性というよりも，通常は健康を直接左右せ
ず，QOL の問題であることがほとんどであり，患
者の自発的な選択，希望に基づいて行われる．患
者が自分の抱えるコンプレックスを完全に理解
し，治療を選択する際に患者自身が適切な意思決
定を行うためには，医療機関側の適切な情報提供
が不可欠である．これには，治療の目的，複数の
治療選択肢，治療方法，期待される結果，合併症
や副作用などのリスク，治療後のケアの方法，費
用などの包括的な説明が含まれる．自費診療の場
合は特に，治療費用が高額になることが多い．そ
のため患者は治療に対して，費用に見合うと考え
る，自分のなかでの明確な治療後のイメージを
持っているが，ときにはそのイメージが高すぎ
る，つまり期待が高すぎる場合がある．私たち医
療機関側が費用に見合った治療結果を出すのは当
然であるが，治療前に，治療について現実的，正
確な情報提供をし，高すぎる期待がある場合は現
実的なものに修正すべきである．
　また自費診療における美容皮膚科治療では，副
作用や合併症を含む治療内容について患者に正確
に説明し，同意を得ることが極めて重要である．
これには，患者が治療の内容や副作用や合併症な
どのリスク，費用負担を完全に理解し，十分な情
報に基づいて意思決定を行えるようにするための
配慮が求められる．以下に，美容皮膚科診療にお
ける問診，治療内容の説明，費用の説明について，
特に注意すべきポイントを挙げる．

1．問　診

　まず問診ではカウンセラー(当院ではトレーニ
ングを積んだ医療事務，看護師が兼任している)
が何を主訴に受診したか，治療を受けようと思っ
た理由や動機，それに対してどのような具体的な
治療を望んでいるのか，患者がどのような結果を
期待しているかなどを具体的に聴取する．一般的
に美容皮膚科治療では，シミ，シワ，たるみ，顔
の赤み，ニキビ跡，毛穴の治療や医療脱毛などを
行うが，通常の一般保険診療で扱う疾患とは異な
り，患者の主観的要素が主訴に対して大きく作用
するため，主訴は慎重に聴取する必要がある．ま
た，この患者の主観的要素は治療結果に対する満
足度に対しても大きく影響するが，これについて
は後述する．
　主訴を聴取するとき，ただ「右頬のシミを薄く
したい」ということだけではなく，「なぜ」シミを
薄くしたいと思ったのかまで傾聴したい．つまり
「朝起きて，鏡で自分のシミを見る度に落ち込ん
だ気持ちで 1 日が始まるのを何とかしたい」，「シ
ミを取って夫にキレイだねと言ってもらいたい」
などの患者の気持ちまで聞き出し，患者に共感す
ることが初診の患者との信頼関係を構築する第一
歩になるであろう．
　患者にとって不要で高額な施術を勧めることは
言語道断である一方，カウンセラーは患者の潜在
ニーズを探り，患者にとって本当に必要で最適な
選択肢を提示すべきである．例えば，医療脱毛に
おいて「脇の脱毛だけ」を希望して受診した患者
が，心の中では「まずは脇の脱毛をしてそれから
ほかの部位を順々にしようかな」と考えている場
合，カウンセラーが患者の本心を聞き出し，コス
トパフォーマンス(最初からセットメニューとし
て全身脱毛をするほうが総額として安くなる)や
タイムパフォーマンス(最初から全身脱毛をする
ほうがトータルで施術時間は短くなる)の観点か
ら，脇の脱毛の選択肢だけでなく最初から全身脱
毛することを患者に選択肢として提示すること
は，患者にとってメリットがあるだけでなく，医

表 1. スキンタイプ

日本人はおよそスキンタイプⅡ〜Ⅳにあたる.

スキンタイプ	反 応
Ⅰ	常に赤くなり，決して皮膚色が濃くならない
Ⅱ	常に赤くなり，その後少し皮膚色が濃くなる
Ⅲ	時々赤くなり，必ず皮膚色が濃くなる
Ⅳ	決して赤くならず，必ず皮膚色が濃くなる
Ⅴ	皮膚色がとても濃い
Ⅵ	黒人

療機関側にとっても収益性や効率性の面からメリットが大きい.

希望する治療方法・許容できるダウンタイムの期間や予算についても聴取しておく必要がある. 例えばシミであれば，周りの人にバレても1回で治療効果を出したいのか，治療回数がかかっても周りの人にバレずに治療したいのか，ダウンタイムの期間はどこまで許容できるのか，予算はどれくらいなのかを聴取する. ダウンタイムとは，治療後の赤みや腫れなど，皮膚の状態が落ち着くまでの期間(例えば治療後に絆創膏を貼っている期間)のことをいう.

またカウンセラーは，患者に提供している施術を，可能な限り自分自身でも事前に受けてみているほうがよい. カウンセラーが患者側となり実際の施術を体験することで，効果や痛み，ダウンタイムの期間などを，身をもって知ることができる. その体験を実際のカウンセリングに活かし，施術の効果や痛み，ダウンタイムなどについて，より具体的に，より詳細に患者に説明することで，患者との信頼関係を構築することが可能になる.

その他，問診で聴取すべき基本的な内容を挙げる.

・**個人情報**：氏名，年齢，性別，職業などの基本的な情報を聴取する. また電話番号，メールアドレスなど，緊急時やフォローアップのための連絡先を確認する. 例えば職業が保育士であれば日常的に紫外線曝露があることに注意する.

・**スキンタイプ**：スキンタイプとは紫外線曝露に対する皮膚の反応を6段階に分類する尺度である(**表1**). レーザー治療においては，スキンタイプによって治療効果はもちろん，炎症後色素

沈着・熱傷などの副作用のリスクも異なる. そのため，患者のスキンタイプはレーザー機器の選択や照射方法，照射出力を決定する重要な情報である.

・**既往歴**：特にアトピー性皮膚炎，皮脂欠乏症，尋常性痤瘡など，皮膚に関連する疾患や，悪性腫瘍の治療歴を含めた，過去の病歴，現在治療中の疾患，治療内容について聴取する.

・**妊娠・授乳**：妊活中も含め，妊娠・授乳の有無・可能性，習慣性流産・不育症の有無について確認する.

・**アレルギー歴**：麻酔アレルギーなどの薬物アレルギーの有無を確認する.

・**生活習慣**：上述のように職業や趣味で紫外線に日常的に曝露されるかどうか，食生活，睡眠パターン，運動習慣など，治療に影響を及ぼす可能性がある患者の生活習慣についての情報を聴取する.

・**喫煙とアルコールの摂取**：喫煙歴やアルコール摂取の習慣も皮膚の状態に影響を及ぼすため，その詳細を確認する.

・**服用中の薬**：現在服用している薬物やサプリメント，その他の治療薬をリストアップする. 例えばシミが主訴の患者であれば，低用量ピルなどを含んだホルモン剤の内服の有無を聴取する. また関節リウマチの治療に用いられる金製剤の服用歴がある場合，医療脱毛レーザーの照射により熱傷を起こすリスクがあるため，通常の一般保険診療と同様に美容皮膚科治療でも過去も含めた患者の内服薬を把握することは重要である.

・**過去の美容医療の治療歴**：以前受けた美容医療

や手術についての詳細（何を，いつ，どのくらいの頻度で治療を受けたか）を聴取し，過去の治療に対する効果の評価や，不満だった点などを把握する．美容医療においては近年SNSやウェブサイトなどでかなりの知識を有し（ときに間違った知識をもった患者もいるが），過去色々なクリニックで既に様々な美容施術を経験している，いわゆる「美容マニア」も患者の中にはいる．そのため，例えば同じピコ秒レーザーでもメーカーによる波長の違いなどの特性を医療者側も十分に学習し，美容マニアの質問にもしっかり回答できるようにカウンセラーも入念に準備をしておく必要がある．

・**患者が希望する治療**：美容皮膚科治療においては，SNSやウェブサイトなどに溢れる情報を患者が誤解して，治療方法を自分で勝手に決め打ちして受診してくることがある．例えば「顔が赤いのでVbeam Primaによるレーザー治療をして欲しい」と受診した患者の顔の「赤色」が湿疹の紅斑に伴って赤いのであれば，湿疹に対してレーザー治療を照射してはいけないように，治療適応ではないにもかかわらず，患者の希望するままに治療を開始してはいけない．

上記の情報をカウンセラーが網羅的に聴取し収集することで，カウンセリング後の医師の診察で患者1人1人に最適な美容治療プランを策定し，期待に応えることが可能となる．問診は治療の成功に不可欠であり，患者との以後の信頼関係の構築にも寄与する．

2．診 察

医師の診察は患者の治療希望の悩みや部位を診断し，症状の程度を把握するという最も大事なプロセスである．例えば，シミであれば，最も重要なのはシミの診断である．詳細は他稿（p.53）に譲るが，シミの種類によって治療法は大きく異なるため，患者が治療を希望しているシミが老人性色素斑，雀卵斑，肝斑，炎症後色素沈着，後天性真皮メラノサイトーシス（acquired dermal melano-cytosis：ADM）のどのシミなのか，複数のシミが混在しているのかを診断するのは重要である．またシミを色素性母斑や悪性黒色腫，脂漏性角化症などと鑑別するために，視診や触診はもちろん，いつからシミが生じたのかなどのシミの発症経過を聴取し，形状や部位，左右対称に顔面に分布しているかどうかなども観察することでできるだけ正確にシミの診断を行う．ダーモスコープやVISIA®（ビジア），NeoVoir®（ネオヴォアール）などの皮膚画像解析システムを用いて病変を観察するのも重要である．医療脱毛希望の患者の場合は，皮膚のスキンタイプ，毛量，毛の密度などを観察し，脱毛レーザーの照射方法や照射回数を検討する．治療後に治療効果を客観的に評価するため，シミ治療において「シミが取れていない，薄くなっていない」や医療脱毛において「ヒゲが抜けない」などの患者からのクレームに備えるためにも前述の皮膚画像解析システムや写真などで治療前の状態を撮影し電子カルテなどに保存しておくのも重要である（**図1**）．上記に加え，患者の皮膚状態がレーザー照射などの治療に適しているかについても診察する．例えば基礎疾患として湿疹，アトピー性皮膚炎，尋常性痤瘡などの有無を確認し，シミ治療のレーザーや脱毛レーザーが照射可能かどうか診察する．また診察の結果，診断や症状の程度によっては治療対象ではないことを説明し，患者に納得してもらうのも医師側の責務である．

3．治療についての提案・説明

美容皮膚科治療において一般皮膚科治療と大きく異なるのは，一般皮膚科治療では客観的な治療結果がより重要なのに対して，美容皮膚科治療においては患者の主観的満足度が大きく影響することも知っておかなければならない（**図2**）[1]．つまり保険診療では治療の効果と必要性の説明に重点を置く一方，美容皮膚科治療では患者の治療への（ときには過剰な）期待を，我々の説明によって現実的な，適切なものへと調整することが重要である．例えばシミ治療において「今より少しでも

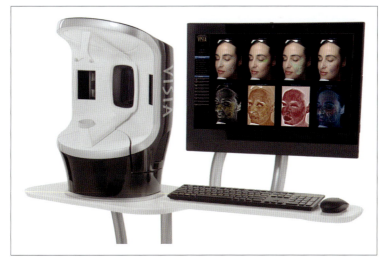

図 1. 皮膚画像解析システム
VISIA®(ビジア)などによる皮膚画像解析システムや写真などで治療前の状態を撮影し，電子カルテなどに保存しておく．

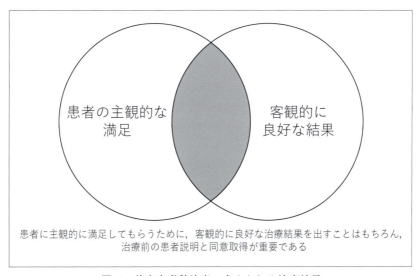

患者に主観的に満足してもらうために，客観的に良好な治療結果を出すことはもちろん，治療前の患者説明と同意取得が重要である

図 2. 美容皮膚科治療で求められる治療結果
(文献1を引用，改変)

(30%でも)シミが薄くなればよい」と思って受診された患者と，「シミがまるで消しゴムで消したかのように完全に消える」と期待して受診した患者では，シミ治療の結果に対する初期の期待値が違う．その結果，同じ治療結果(30%シミが薄くなったという結果)にも，患者の満足度はまったく異なるため，前者の患者には喜ばれ，後者の患者とは最悪の場合トラブルに発展することもある．これはシミ治療だけでなくたるみ治療，ニキビ跡の凹みの治療であったり医療脱毛においても同様である．「期待していた結果とは違う」というトラブルを避けるために，治療結果には個人差があり，現実的な治療結果や，治療が100%の効果を保証するものではないことを明確に伝え，患者の期待する結果を現実的なものに落とし込まなければならない．そのためiPad®やパソコンを用いたビジュアル資料を活用し，予想される結果や可能性のある副作用や合併症について実際にレーザーを照射している動画や，症例写真や図を用いて視覚的に情報を提供し，説明することで，患者

の理解を深めるのが重要である．いわゆる治療前後の「ビフォーアフター」写真も患者の理解を深めるのには非常に効果的ではある．ただし，治療効果が最も理想的に顕著に現れた，いわゆる「チャンピオンデータ」の「ビフォーアフター」写真だけでは，患者の過剰な期待を煽ってしまうため，複数症例の現実的な「ビフォーアフター」写真，副作用・合併症の写真も患者に示し，得られる効果には個人差があること，副作用や合併症の可能性があることを視覚的に理解してもらう．

また例えば，同じ主訴に対して，複数の治療選択肢がある場合は，患者のニーズを把握しながら，治療選択肢を提示する必要がある．例えば，老人性色素斑に対する治療でも，当院ではQスイッチルビーレーザーやピコ秒レーザー，ピコ秒レーザーを用いたレーザートーニング，光治療などによるレーザー・光治療に加え，エレクトロポレーション，ハイドロキノンによる外用療法など様々な治療選択肢がある．それぞれの治療法に対して，治療効果についてはもちろん，費用やダウンタイム，副作用や合併症について患者に説明しなければならない．シミ治療においては，同じ老人性色素斑を治療するのでもレーザーや光治療の種類や出力によって，照射回数が1回で済むものがあれば，複数回かかるものもあったり，照射後の軟膏処置や絆創膏保護の必要性，ダウンタイムの期間，炎症後紅斑・炎症後色素沈着のリスク，取り残し・再発のリスクなども大きく異なる．そのため，ダウンタイムや治療経過を含めた症例写真などのビジュアル資料を患者に示し，患者に理解してもらう．また医療脱毛においても，レーザーの照射間隔や，効果を感じるまでは回数がかかること，髭脱毛は他部位の脱毛より回数がかかり，まだらに抜けていくこと，毛嚢炎，熱傷，硬毛化などの副作用・合併症の説明などをビジュアル資料を用いて説明し，患者の理解を深めることで，将来的に患者とトラブルになるリスクを最小限に減らすことができる．

4．費用についての説明

一般保険診療では公的医療保険制度のおかげで患者の自己負担は原則3割で，全国一律であるため，患者側にとっては費用ではなく，治療の必要性が直接的な関心事となる．一方で自費診療は全額自己負担であり，高額な治療メニューも多く，クリニックごとに価格が自由に設定できるため，患者側にとって費用が重要な要素の1つであり，事前に詳細な費用についての説明を行い，患者が納得することが必要である．

美容皮膚科治療では患者の予算や希望によって，治療内容が変わるのも一般保険診療と大きく異なる．例えばニキビ跡の陥凹の治療の場合，ケミカルピーリング，炭酸ガスフラクショナルレーザー，ダーマペン®によるマイクロニードリング，Potenza®によるマイクロニードルRF（RF：ラジオ波）などの様々な治療選択肢があるが，治療効果やダウンタイムの期間だけでなく，患者の予算も，治療法を決める重要な要素の1つである．

費用の説明が不十分で，患者の満足する結果が得られなかった場合に治療費の返還を求められたり，副作用や合併症が起きた場合の治療費の負担を求められるなどのトラブルに発展することは多い．事前に返金制度や保証制度を設計し，患者に説明しておくのがよいであろう．また医療脱毛などを含む一部の美容医療サービスはクーリングオフ制度の対象となる．クリニックでのクーリングオフ制度の運用の詳細については専門の弁護士に相談するとよい．

上記のように患者の主訴，希望する施術，許容できるダウンタイムの期間，治療回数がかかってもよいから周りの人にバレずに治療したいのか，周りの人にバレても1回で治療効果を出したいのか，予算などをカウンセラーが聴取し，その情報をもとに，医師が適切に診断したうえで，適切な治療選択肢を提案し，患者が十分に納得したうえで治療方針を決定する．

5．※クーリングオフ制度について

日本のクーリングオフ制度は，消費者が一定の

条件下で契約を締結したあとに，期間内に無条件で契約を解除できる権利を保護するための制度である．この制度は，消費者が不当な勧誘によって不利益な契約を強いられた場合に，その契約から逃れることができるように設けられている．美容医療を含む，7種類の継続的なサービス（美容医療，エステティック，語学教室，家庭教師，学習塾，パソコン教室，結婚相手紹介サービス）のうち一定の条件を満たす契約が特定継続的役務提供とされている．特定継続的役務提供にはクーリングオフ制度のほか，中途解約時の取り扱いなどのルールが適用される．2017年12月1日以降の美容医療サービスに関する契約は，特定継続的役務提供（特定CST）としてクーリングオフの対象となり得る．美容医療における主な特徴と適用条件は以下の通りである．

a）特定商取引法の対象となる美容医療サービスの定義と期間・金額の要件

美容医療とは，「人の皮膚を清潔にし若しくは美化し，体型を整え，体重を減じ，又は歯牙を漂白するための医学的処置，手術及びその他の治療を行うこと（美容を目的とするものであって，主務省令で定める方法によるものに限る）」とされている．

また期間（サービスの提供期間）が1か月を超え定期的であり，金額（消費者が支払う金銭の総額）が5万円を超える契約が要件となる．

クーリングオフが認められる美容医療の例としては医療脱毛やレーザー治療の定期契約などが挙げられる．

b）施術方法等の要件（省令）

・**脱毛**：光の照射又は針を通じて電気を流すことによる方法（例：レーザー脱毛，針脱毛など）

・**にきび，しみ，そばかす，ほくろ，入れ墨その他の皮膚に付着しているものの除去又は皮膚の活性化**：光若しくは音波の照射，薬剤の使用又は機器を用いた刺激による方法（例：レーザーや超音波を照射する機器による治療，ケミカルピーリングなど）

・**皮膚のしわ又はたるみの症状の軽減**：薬剤の使用又は糸の挿入による方法（例：ヒアルロン酸注射，糸によるリフトアップなど）

・**脂肪の減少**：光若しくは音波の照射，薬剤の使用又は機器を用いた刺激による方法（例：レーザーや超音波を照射する機器による治療，脂肪溶解注射，脂肪を冷却する機器による治療など）

・**歯牙の漂白**：歯牙の漂白剤の塗布による方法（例：ホワイトニングジェルを注入したマウストレーを装着する治療など）

c）クーリングオフの条件

(1) **期　間**：患者が契約からクーリングオフを行うことができるのは，契約書面を受領した日から起算して8日以内である．

(2) **通知方法**：患者がクーリングオフを行うには，必ず書面による通知を医療機関に送付しなければならないため，患者側は内容証明郵便などの追跡可能な方法で通知することが推奨される．

(3) **同意書取得**：カウンセリング，患者説明が終わり，治療方針が決まれば，最後に患者から同意書を取得する．美容皮膚科医療における同意書は一般保険診療の手術の際などに取得する同意書と同様に法的に重要な文書であり，患者が治療を受ける前に提供される情報を正確に理解し，その治療に同意していることを示すものである．同意書の内容は，治療内容の詳細，期待される結果，副作用や合併症などの潜在的なリスク，費用および患者の権利と責任を包括的にカバーする必要がある．以下に，美容皮膚科医療を実践するための同意書に記載すべき内容を説明する．

① **治療内容の詳細**：治療目的，計画，実施手順，使用されるレーザー機器や薬剤，治療に必要な回数および治療の各ステップについての詳細な説明を含める必要がある．これにより，患者が治療の全過程を理解し，予期せぬ事態が発生した場合の対応が可能になる．

② **リスクと副作用**：治療に伴う可能性のある合併症や副作用のリスクを明確に開示することが必

須である．一般的なものは勿論，頻度としては稀だが，重大な合併症や副作用の可能性についても記載すべきである．

③ 費用と支払い条件：治療の総費用，支払いスケジュール，返金ポリシーを記載する．これによって，費用に関する透明性を確保し，あとから発生する費用に関するトラブルなどを防ぐことができる．

④ 患者の同意の自由性：同意書には，患者がいかなる圧力も受けず，十分な情報を基に自らの自由な意志で同意を行ったことを確認する文言を含める必要がある．また，患者がいつでも治療を中断する権利を有していることを明記することも重要である．

⑤ プライバシーと機密保持：患者の個人情報と治療に関連するすべてのデータは，厳格に機密として扱われること，またその情報がどのように保護され，誰がアクセス可能であるかについての詳細を含める必要がある．

⑥ 同意の撤回：患者が同意を撤回する権利について説明し，そのプロセスを文書化する必要がある．これには，同意撤回をどのように，いつまでに通知すれば有効であるかの明示すべきである．

⑦ 緊急事態への対応：万が一の事態に備えて，緊急連絡先情報と，患者が迅速に適切な医療を受けられるようにするための手順を明記する．

美容皮膚科治療における同意書は，これらの要素を網羅的に記述することで，患者と医療者双方の権利と安全を守る法的文書としての役割を果たす．適切に構成された同意書によって，治療に対する信頼を深め，患者満足度を高める一方で，医療訴訟を含む潜在的な法的リスクを最小限に抑えることができる．

まとめ

美容皮膚科治療のカウンセリング，患者説明，同意書取得のプロセスは，患者の治療満足度の向上および医療訴訟を含む患者とのトラブルのリスクを減らすために重要である．患者の主観的な満足度を満たすとともに客観的に有効な治療結果を出すため，患者のニーズやコンプレックスを詳細に聴取し理解したうえで，写真や動画などのビジュアル資料などを用いて正確かつ適切な治療の情報を提供することが重要である．また一般保険診療とは異なり，美容皮膚科治療においては，全額自己負担となるため，治療内容だけでなく，費用に対する患者の理解と同意が非常に重要となる．以上をしっかり説明し，患者から法的に有効な同意書を取得することで，患者が治療内容とそのリスクを完全に理解したうえで治療を受けることが可能になる．これらのプロセスを適切に実行することで，美容皮膚科治療において，患者との信頼関係を築き，治療結果に対する患者の治療満足度を最大限に上げ，患者とのトラブルのリスクを最小限に抑えることが可能になる．

参考文献

1）宮田成章編著：Non-Surgical 美容医療超実践講座．全日本病院出版会，2017．

◆特集/皮膚科アンチエイジング外来
I. 総論
美容皮膚科をめぐる消費者保護，法律

尾見徳弥*

Key words：美容医療(aesthetic medicine)，法規制(legal regulation)，消費者保護(consumer protection)，PIO-NET

Abstract 1990年代よりレーザー治療の進歩や社会的な要請に伴って美容皮膚科は大きな進歩を遂げた．しかし，美容外科を含めた美容医療は治療を目的としたいわゆる「医療」ではなく，被施術者は患者というよりは消費者に該当するとみなされる．現在，消費者との間での種々のトラブルの件数も増大している．そのため，消費者保護を目的とした様々な枠組みができあがっているとともにそれに合わせた法改正も実施されている．美容医療を実施するうえで，消費者保護の過程を理解し，その結果として医療法，医薬品医療機器等法の改正がなされ，経済的な消費者トラブルを防ぐために美容医療が割賦販売法，特定商取引法(特商法)の対象となってしまったことに対して謙虚な対応をするべきである．また，PRPなどの施術にあたっては再生医療法，発表や研究にあたっての倫理委員会などについても理解する必要がある．そして消費者を守り，寄り添う医療を提供することが美容医療において一番求められていることである．

はじめに

1990年代よりレーザー治療の進歩や社会的要請に伴って美容皮膚科は大きな進歩を遂げている．しかし，美容外科を含めた美容医療は治療を目的としたいわゆる「医療」ではなく，被施術者は患者というよりは消費者に該当すると考えられる．現在，美容医療の実施件数は非常に増加しているがそれに伴って，消費者との間での種々のトラブルの件数も増大している．そのため，消費者保護を目的とした様々な枠組みが出来上がっているとともにそれに合わせた法改正も実施されている．以下では消費者保護のために行政が取り組んでいる現状や美容医療を行ううえで知っておきたい法律の知識について述べたい．

美容医療の普及化と消費者問題

戦後の日本の「美容」とはメイクアップとヘアスタイリングから始まったが，1970年代に各大学で形成外科が独立するのと並行して「美容外科」が発達した．1990年代に皮膚科領域のレーザーの進歩[1]やfillerなどの美容医療の手技が進歩したことで美容皮膚科はいわば「切らない美容医療」としての地位を確立し，アメリカ皮膚科学会でもサブスペシャリティーを獲得している．日本では2007年に日本皮膚科学会が美容皮膚科・レーザー指導専門医制度を定めた．消費者側においての美容医療のニーズの高まりについていくつかの経済研究所の分析(図1)だと，少子高齢化に伴う労働力の減少，男女雇用機会均等による女性労働人口の増加で女性の地位向上や競争が起こるとともに「きれい」願望が普遍化して美容医療市場が拡大しているとされている．このような背景のもとで「儲かる医療」として美容医療に参入する医師数も増大しており，2023年12月に日本医学会連合[2]は，

---

* Tokuya OMI, 〒220-6208 横浜市西区みなとみらい2-3-5 クイーンズタワーC 8F クイーンズスクエアメディカルセンター皮膚科，部長/日本医科大学皮膚科，客員教授

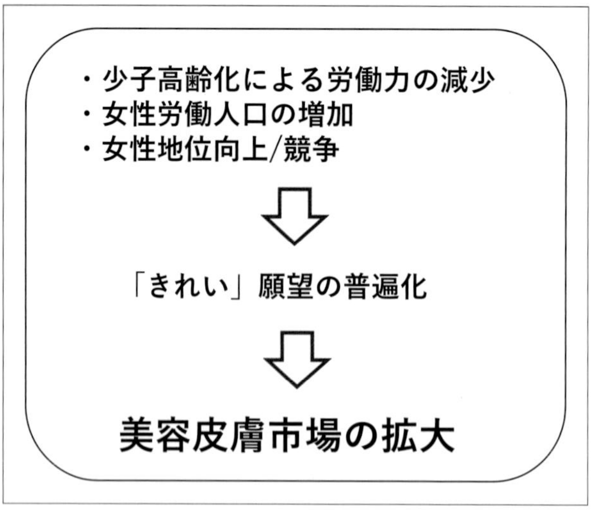

図 1. 消費者側においての美容医療にニーズの高まり
少子高齢化に伴う労働力の減少，男女雇用機会均等による女性労働人口の増加で女性の地位向上や競争が起こるとともに「きれい」願望が普遍化して美容医療市場が拡大している．

医学部卒業生や臨床研修医が十分な臨床的修練を経ずに保険診療以外の領域への大量流出（確定的な数値ではないが，2023年度の関係諸機関の調査で，美容領域で医学部2つ分に相当するような多数の新規の医師採用があった）に繋がる危険をはらむという点から専門医制度，診療科偏在における危機感を政府に対して要望書として提出している．市場の発展とともに美容医療におけるトラブルも顕在化している．

Practical Living Information Online Network System：PIO-NET（全国消費生活情報ネットワークシステム）は，国民生活センターと全国の消費生活センターをネットワークで結び，消費者から消費生活センターに寄せられる消費生活に関する苦情相談情報（消費生活相談情報）の収集を行っているシステムである．消費者トラブルの相談内容，事業者名，相談者の属性，処理結果などが情報化されており，この PIO-NET に基づいて国民生活センターは情報の収集・分析を行っている（図 2）．このようにして収集された消費者問題のなかで「美容医療」の占める問題が大きくなってきたことから[3]，2011年12月に消費者委員会（図 3）は「エステ・美容医療サービスに関する消費者問題についての建議」を厚生労働大臣，内閣府特命担当大臣に対して行った．このなかで美容医療に関しては大きく2つの項目が挙げられている．

1つは「美容医療サービスを利用する消費者への説明責任の徹底」でインフォームドコンセントによる副作用，施術前後のケアなどの説明および同意の徹底をするようにとの項目であり，もう1つが「広告」の問題である．同意の徹底にあたって厚生労働省はホームページでも消費者に注意を喚起している（図 4）．

美容医療の問題は健康危害のみならず，料金や施術内容に伴う消費者問題もクローズアップされるようになっている．関係省庁によって，2013年9月に美容医療サービス等の自由診療におけるインフォームドコンセントの取扱い等についての指針が出され，2016年6月には「美容医療」を含む特定商取引法を改正，2017年12月に「美容医療」を割賦販売法の規制の対象に追加するなど規制が強まり，2018年6月に「医療広告規制」を含めた改正医療法が施行された．

このような方策にもかかわらず，PIO-NET による実態調査で，美容医療の相談件数は未だにほぼ一貫して増加傾向にあり[4]，2018年度は1,980件，2019年度は2,036件，2020年度は2,209件，2021年度は2,767件，2022年度は3,709件，2023

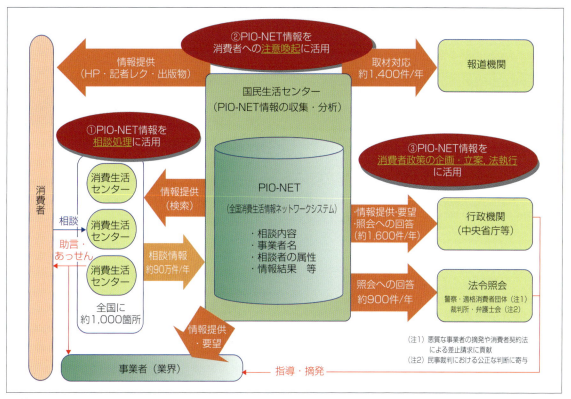

図 2. PIO-NET(Practical Living Information Online Network System)(全国消費生活情報ネットワークシステム)
消費者トラブルの相談内容，事業者名，相談者の属性，処理結果などが情報化されており，このPIO-NETに基づいて国民生活センターは情報の収集・分析を行っている．
(「国民生活センター」ウェブサイトより)

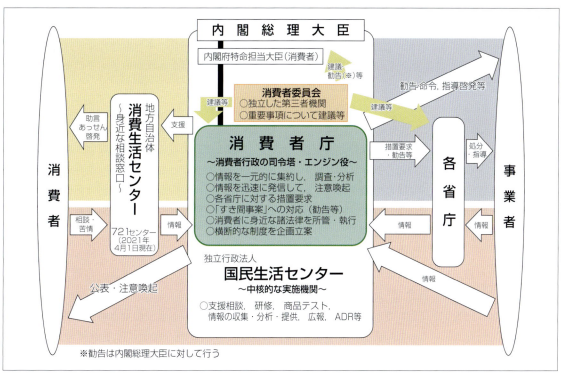

図 3. 消費者行政の基本的な枠組み
消費者委員会は，独立した第三者機関として，主に以下の機能を果たすことを目的として，2009年に内閣府に設置され，消費者問題について，自ら調査・審議を行い，消費者庁を含む関係省庁の消費者行政全般に対して意見表明(建議等)を行う機関である．
(「国民生活センター」ウェブサイトより)

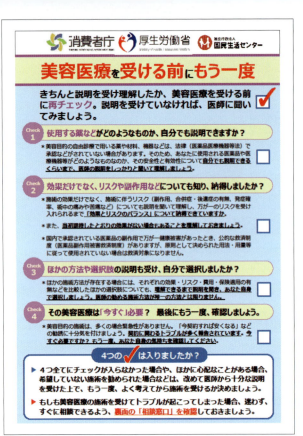

図 4. 厚生労働省の消費者へのチラシ
（厚生労働省ウェブサイトより）

年度は7月31日までの半年で1,845件であり，2018年から5年間でほぼ倍増している（図5）．内訳をみると，2022年度の契約当事者は女性が約8割を占め，年代別件数は男女とも20歳代が最も多くみられる．契約当事者年代別の相談件数の推移をみると，すべての年代で相談件数が増加しており，契約当事者が18歳，19歳の相談が大きく増加し，2022年度の相談件数は223件であった．20歳未満・20歳代の若者の相談内容をみると，30歳以上で1位になっている「施術不良」（術後の出来栄えに対する不満）よりも，高額な料金に納得できないという「高価格・料金」が上位になっている．またインターネット広告がきっかけとなっている「電子広告」も上位になっているという特徴がある．この若年層のトラブル増加の背景には成人年齢が18歳に引き下げられたこともあるとみなされる．現在も多発する美容医療トラブルを受け

て，厚生労働省は2024年6月より「美容医療の適切な実施に関する検討会」を開催している．検討会の方向がどうであれ，患者相手の無知に付け込むようなトラブルが増加する現状では国民の美容医療に対する理解は得られそうにないと考えられ，次の項で述べる法改正も以上の消費者問題が背景にあることは自明であり，美容医療は病気の治療ではなく本人にとって必須の治療でないことから，もっと消費者に寄り添った対応が必要である．

美容医療に必要な法律の知識

美容皮膚科の施術は医療であることから，その対象となる法律は種々に及ぶ．特に重要なものは医師法，医療法，医薬品医療機器等法である．さらに近年，美容医療における消費者トラブルが顕著になっており，美容医療は，割賦販売法，特定商取引法（特商法）の対象となっている．また，platelet rich plasma（PRP）などの施術にあたっては再生医療法，臨床研究にあたっても法律の知識が必要となってくる．

前述したように，医療法上の広告に関しての見直しもされており，ホームページガイドラインに従った広告内容かどうかのネットパトロールも行われている．

1．医師法

医師法の規定によって，医師免許がないと日本で医療活動をすることは出来ない．同様に無診察で治療をすることもできない．美容皮膚科治療が医師法において問題となる事例は施術における問題である．例えば脱毛行為は医療行為とされていることから，医療用のレーザー照射を看護師免許などを持たない無資格の者が実施した場合には医師法違反となり，過去に逮捕，有罪となった事例もある．

医師の診断のもとでの看護師の施術は問題ないと考えられるが，なかには看護師の施術によるレーザー照射で熱傷をきたしたり，水光注射（浅い部分への細い針による導入法）によって瘢痕を生じたりする事例もみられ，損害賠償請求の訴訟

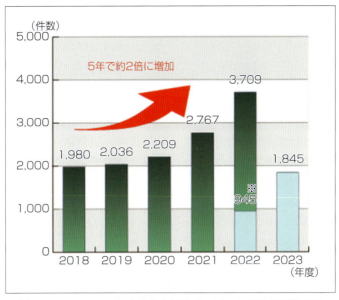

図 5. PIO-NET における美容医療サービスに関する相談件数
年度別相談件数：2018 年度は 1,980 件，2019 年度は 2,036 件，2020年度は 2,209 件，2021 年度は 2,767 件，2022 年度は 3,709 件，2023年度は 7 月 31 日までで 1,845 件であった．
※ 2022 年度同期件数（2022 年 7 月 31 日までの登録分）は 945 件
（独立行政法人 国民生活センター調べより）

を起こされている場合もみられる．注入や高出力の装置を用いた施術は，やはり医師自身による施術が望ましい．

2．医療法

美容医療の問題は，料金や施術内容に伴う消費者問題もクローズアップされるようになった．関係省庁によって，2013 年 9 月に美容医療サービス等の自由診療におけるインフォームドコンセントの取扱い等についての指針が出され[5]，2016 年 6 月には「美容医療」を含む特定商取引法を改正，2017 年 12 月に「美容医療」を割賦販売法の規制の対象に追加するなど規制が強まって，2018 年 6 月に「医療広告規制」を含め改正医療法が施行された．

このうち，医療広告の定義としては，患者の受診を誘引する意図があること（誘因性）と医業もしくは歯科医業を提供する者の氏名もしくは名称もしくは診療所の名称が特定可能であること（特定性），2 条件をともに満たすことが必要されている．医療広告としてみなされないものには学術論文，学術発表など，新聞や雑誌などでの記事，患者が自ら掲載する体験談，手記，院内掲示，院内で配布するパンフレットなどがあり，逆に禁止される広告には「絶対安全な手術です」，厚生労働省の認可した○○専門医（専門医の認定は学会が行う），加工修正した術前・術後写真，「○パーセントの満足度」（根拠・調査法の掲示がない）などが虚偽広告として挙げられ，「肝臓がんでの治療では日本有数の実績です」，「当院は県内一の医師数を誇ります」，「芸能プロダクションと提携しています」，「著名人も推薦しています」などが比較優良広告として挙げられ，手術の効果・有効性を強調するものや「比較的安全な手術です」（何と比較しているかがわからない）などが誇大広告として挙げられ，これらに関しては禁止されているとともに，いわゆる「ネットパトロール」によって監視も行われている．

ただし，法的な広告規制をかいくぐるような広告も相変わらず散見されるほか，インスタグラムなどの SNS では規制をまったく考えていない広告も数多くみられる．特定商取引法においても，法の範疇にならないようするために 1 か月で施術が完結するプランにしたり，1 回の施術が高額な

例も散見され問題となっている. 法令遵守はもちろんだが, 美容医療を行ううえでは美容サービスの役割を認識して, 消費者からの期待に応えることが大切である. 消費者が何を期待し, 何に苦情を言い, 何を求めているかを把握することにより, 消費者からの信頼の獲得が可能となると考えられ, さらなる美容医療の発展に寄与すると考えられる.

このほか, 2014 年の医療法改正では医療機関の管理者は, 「医療事故が発生した場合には, 厚生労働省令で定めるところにより, 速やかにその原因を明らかにするために必要な調査を行わなければならない」と規定している. そして, この調査が終了したならば, 管理者は調査結果を遅滞なく医療事故調査・支援センターに報告しなければならないとしている.

もっともこの制度の対象となる医療事故は, 医療に起因する指導で, 管理者が予期しなかったものであり, 美容皮膚科治療においてはほとんど問題とならないと考えられる. しかし, 麻酔薬によるアナフィラキシーショックや filler による塞栓などは死亡事故に発展する可能性もあり知識として注意が必要である.

3. 医薬品医療機器等法

医薬品医療機器等法(以下, 薬機法)の正式名称は, 「医薬品, 医療機器等の品質, 有効性及び安全性の確保等に関する法律」である. この薬機法は, 医薬品, 医薬部外品, 化粧品, 医療機器及び再生医療等製品に関することを定めた法律で, 以前は薬事法とされていた. これは 2013 年の改正前(2014 年施行)の名称で, 改正によって法律名がかなり長くなったため, 「医薬品医療機器等法」, 「薬機法」と略称で呼ばれることが多い.

薬機法の対象と適用範囲は, 第 1 条に書かれてあるように医薬品, 医薬部外品, 化粧品, 医療機器及び再生医療等製品が対象で, 条文にさらに詳しく書かれている.

＜医薬品＞
(1) 日本薬局方に収められている物

(2) 人又は動物の疾病の診断, 治療又は予防に使用されることが目的とされている物であって, 機械器具等でないもの

(3) 人又は動物の身体の構造又は機能に影響を及ぼすことが目的とされている物であって, 機械器具等でないもの

＜医薬部外品＞
次に掲げる物であって人体に対する作用が緩和なもの.

イからハまでに掲げる目的のために使用される物であって機械器具等でないもの

(イ) 吐き気その他の不快感又は口臭若しくは体臭の防止

(ロ) あせも, ただれ等の防止

(ハ) 脱毛の防止, 育毛又は除毛

＜化粧品＞
人の身体を清潔にし, 美化し, 魅力を増し, 容貌を変え, 又は皮膚若しくは毛髪を健やかに保つために, 身体に塗擦, 散布その他これらに類似する方法で使用されることが目的とされている物で, 人体に対する作用が緩和なもの

医療機器は細かく分かれて書かれている.

＜医療用具＞
人若しくは動物の疾病の診断, 治療若しくは予防に使用されること, 又は人若しくは動物の身体の構造若しくは機能に影響を及ぼすことが目的とされている機械器具等であって, 政令で定めるもの

＜管理医療機器＞
高度管理医療機器以外の医療機器であって, 副作用又は機能の障害が生じた場合において人の生命及び健康に影響を与えるおそれがあることからその適切な管理が必要なものとして, 厚生労働大臣が薬事・食品衛生審議会の意見を聴いて指定するもの

＜一般医療機器＞
高度管理医療機器及び管理医療機器以外の医療機器であって, 副作用又は機能の障害が生じた場

合においても，人の生命及び健康に影響を与える
おそれがほとんどないものとして，厚生労働大臣
が薬事・食品衛生審議会の意見を聴いて指定する
もの

　　＜特定保守管理医療機器＞
　医療機器のうち，保守点検，修理その他の管理
に専門的な知識及び技能を必要とすることからそ
の適正な管理が行われなければ疾病の診断，治療
又は予防に重大な影響を与えるおそれがあるもの
として，厚生労働大臣が薬事・食品衛生審議会の
意見を聴いて指定するもの

　　＜再生医療等製品＞
　次に掲げる物（医薬部外品及び化粧品を除く）で
あって，政令で定めるもの．
(1)次に掲げる医療又は獣医療に使用されること
　が目的とされている物のうち，人又は動物の細
　胞に培養その他の加工を施したもの
　(イ)人又は動物の身体の構造又は機能の再建，
　　修復又は形成
　(ロ)人又は動物の疾病の治療又は予防
(2)人又は動物の疾病の治療に使用されることが
　目的とされている物のうち，人又は動物の細胞
　に導入され，これらの体内で発現する遺伝子を
　含有させたもの

　薬機法の広告規制で，医療機関において以下の
各項に抵触して問題とされている場合も見受けら
れるので注意が必要である．
　　・誇大広告の禁止（製造方法・効能効果などにつ
　　　いて虚偽または誇大に広告することを禁止）
　　・特定疾病用の医薬品及び再生医療等製品の広
　　　告の制限（政令で定めるがんその他の特殊疾
　　　病に使用されるものについての制限）
　　・承認前の医薬品，医療機器及び再生医療等製
　　　品の広告の禁止

　さらに現在,5年ごとの改正を目的として，2019
年9月から医薬品医療機器制度部会が開かれ検討
されている．また，美容皮膚科領域にも関連する

と思われる内容で，革新的な医薬品・医療機器等
への迅速なアクセス確保・安全対策の充実とし
て，「条件付き早期承認制度」や「先駆け審査指定
制度」の手続きなどを明確化し透明性を高める観
点から，制度化すべきではないか．同時に，市販
後調査を含めた安全対策をどのように充実させる
のか．市販後に恒常的な性能等が変化する医療機
器について，医療機器の改善・改良プロセスを評
価することにより，市販後の性能変化に併せて柔
軟に承認内容を変更可能とする方策を踏まえた迅
速・効率的な審査が可能となるように制度の改善
を検討すべきである，との内容が公表されている．
　現在，厚生労働省は最先端の医療機器や効果の
ある美容機器について認可を進める方向で，医療
従事者は薬機法について理解し，特に化粧品の効
能効果や広告に関して十分留意する必要がある．

4．再生医療法
　美容皮膚科領域で実施される幹細胞,PRPを投
与する施術は再生医療法によって規定される（**図
6**）．これは再生医療等技術による施術のことで，
この技術とは，ア）人の身体の構造又は機能の再
建，修復又は形成，イ）人の疾病の治療又は予防を
目的とした医療技術であって（要件1），細胞加工
物を用いるもの（要件2）のうち，次の①〜③まで
に掲げる医療技術以外のものをいう．①細胞加工
物を用いる輸血，②移植に用いる造血幹細胞の移
植，③人の精子又は未受精卵に培養その他の加工
を施したもの，である．
　細胞加工物とは，人又は動物の細胞に培養その
他の加工を施したものであり，再生医療等製品も
含まれる．細胞加工物として再生医療等製品を用
いる場合にあたっては，当該再生医療等製品のみ
を当該承認の内容に従い用いるものは法の対象外
となる．
　その他，①については，細胞加工物を用いる輸
血は，要件1および要件2にあてはまるが，当該
医療技術については政令に列挙されているため，
法の対象外となる．ただし，遺伝子導入等の血球
成分の性質を変える操作を加えた血球成分を用い

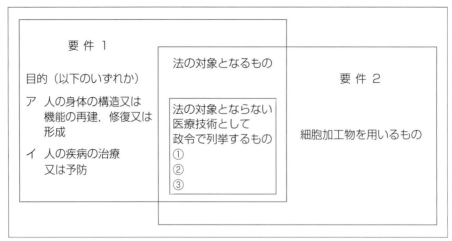

図 6. 再生医療法の対象範囲についてのイメージ
ア）人の身体の構造又は機能の再建, 修復又は形成, イ）人の疾病の治療又は予防を目的とした医療技術であって（要件 1）, 細胞加工物を用いるもの（要件 2）のうち, 次の ①～③ までに掲げる医療技術以外のものをいう. ① 細胞加工物を用いる輸血, ② 移植に用いる造血幹細胞の移植, ③ 人の精子又は未受精卵に培養その他の加工を施したもの

る輸血や, iPS 細胞などから作製された血球成分を用いた輸血については, 法の対象となる. なお, 血球成分を含まない輸血については, 上記要件 2 にあてはまらないことから, 法の対象外となる. ② については, 造血幹細胞移植の際には, 造血幹細胞について加工が施されることから, 造血幹細胞移植は要件 1 および要件 2 にあてはまるが, 当該医療技術については政令に列挙されているため, 法の対象外となる. なお, 遺伝子導入等の造血幹細胞の性質を変える操作を加えた造血幹細胞を用いる造血幹細胞移植, また, iPS 細胞などを用いて造血幹細胞自体を作製し, 当該造血幹細胞を移植する技術については, 法の対象となる. ③ については, いわゆる生殖補助医療を目的とした医療技術については法の対象とならない.

また, 再生医療の内容において一種から二種, 三種まで分類されている. 細かい内容は省略するが, 例えば PRP を皮膚, 口腔内に注入することは第一種だが, 関節腔内のような血流の乏しい組織へ投与する場合は第二種に分類される.

そして, 再生医療を提供しようとする医療機関の管理者は, 再生医療等提供計画について認定再生医療等委員会の意見を聴いたうえで, あらかじめ, 厚生労働大臣または地方厚生局長に提出しなければならない. この提出がない場合, 医師が実施した場合には再生医療法違反として法で罰せられることがあり, 特に海外の製品を用いて実施する場合には注意が必要である. 近年, 再生医療委員会の認可を必要としないとされる幹細胞由来成分やエクソソームなどが代理店経由で医療機関に導入されているが, 安全性がはっきりしないこと, 再生医療法での責任の所在は医療者側にあることをしっかりと認識すべきである.

5. 倫理委員会

ヒトを用いた研究においてはいかに被験者の安全や個人情報を守るかということが重要である. 海外では様々な人体実験への反省から倫理委員会に関する法の整備が進んでいる. 現在日本においては, 一般の臨床試験やその他人間を対象とした研究・実験を実施する場合に倫理委員会を設置することに関する法令による定めはない. しかし, 学会発表や論文発表, 公的研究費の申請に当たっては倫理委員会の承認を必要とする場合が多い.

ただし薬機法における未承認・適応外の医薬品等の臨床研究, 製薬企業等から資金提供を受けて実施される当該製薬企業等の医薬品等の研究は特定臨床研究とされ, 実施計画による実施の適否等について, 厚生労働大臣の認定を受けた認定臨床

研究審査委員会の意見を聴いたうえで，厚生労働大臣に提出することを義務付けている．

まとめ

母斑や血管腫のレーザー治療や多汗症のボツリヌストキシン治療など保険適用となっている治療もあるが，美容皮膚科の施術の大半は自費診療である．また，いわゆる疾病でないことから施術の必要性も高くはない．

このような施術を実施するにあたっては，医療者側に比べ，施術を受ける市民はどうしても知識レベルにおいて不利な立場に置かれ，適正価格の判断もできないと考えられる．度重なる法改正の裏にはこの消費者問題があり，ちょうど様々な消費者問題を経て，金融投資や不動産売買が透明性のある制度になってきたこととも符合する．

しかし，患者サイドの信頼をつなげることが，医療において必須である．美容皮膚科においても消費者問題から逃げるのではなく，消費者を守り，消費者サイドの想いに寄り添う医療を提供することで上記の法規制の問題はほぼクリアできると考えられる．

文　献

1) 尾見徳弥ほか：レーザー治療の現状．皮膚と美容，**35**(1)：16-20，2003.
2) 日本医学会連合：専門医等人材育成に関わる要望書．2023 年 12 月 21 日.
3) 独立行政法人国民生活センター相談調査部調査室：美容医療にかかわる消費者被害の未然防止に向けて―調査研究報告書―．pp.17-65，2004.
4) 独立行政法人国民生活センター相談調査部調査室：増加する美容医療サービスのトラブル―不安をあおられたり，割引のあるモニター契約を勧められても慎重に判断を！―，2023 年 8 月 30 日.
5) 厚生労働省医政局総務課：美容医療サービスに関する対応について．2015 年 5 月.

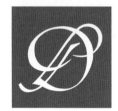

◆特集／皮膚科アンチエイジング外来
I. 総　論
美容医療と訴訟

今田　覚*

Key words：美容医療(aesthetic medicine)，医療過誤(medical malpractice)，損害賠償(compensation for damage)，消費者契約法(consumer contract act)，訴訟(lawsuit)，説明義務違反(violation of obligation to explain)，診療記録(medical record)，患者の合意(consent of the patient)

Abstract　医師の診察や施術に不満を持った患者が医師に対して損害賠償を求めて訴訟を提起するケースは多い．本稿では，患者が医師に損賠賠償を求める事案のうち，説明義務違反を理由とするものに焦点を当てて，具体的な内容を検討する．

　医師は患者に対し説明義務を負っている．具体的には，① 患者の有効な承諾を得るための説明義務，② 療養方法の指導のための説明義務，などを負う．① の説明義務について，最高裁判所は「医師は，患者の疾患の治療のために手術を実施するに当たっては，診療契約に基づき，特別の事情のない限り，患者に対し，当該疾患の診断(病名と病状)，実施予定の手術の内容，手術に付随する危険性，ほかに選択可能な治療方法があれば，その内容と利害得失，予後などについて説明すべき義務がある」と判示している．② の説明義務については，その当時の医療水準によって決まるという考え方が一般的である．以上は医療一般についてのものであり，美容医療業界においては一層高度なものが求められると考えられる．

　医師が十分な説明義務を果たしていても，不満を持つ患者が訴訟を提起することはありえる．その場合に備えて，診療記録や患者の合意書を適切に作成しておく必要がある．

はじめに

　昨今テレビやインターネットなどでも頻繁に美容医療に関する広告を目にするようになり，一般の方々にも美容医療が普通のこととして受け入れられてきた．美容医療の市場が拡大することに伴い，これに関する紛争の数も大幅な増加傾向を示している．独立行政法人国民生活センターのPIO-NET[※1]に登録された美容医療関連の苦情件数は，2018年が1,980件であったのに対し，2020年が2,209件，2021年は2,766件となり，2022年には約2倍の3,701件となり，この傾向は今後も続く見込みとなっている．

　相談の内容は，不安を煽られて不必要な施術を受けてしまったというものから，事前に説明を受けていなかった副作用が発生してしまったというものまで多岐にわたる．

　もちろん，相談のなかにはカスタマーハラスメントとしか評しえないものも含まれているだろうが，不適切な対応をとってしまったばかりに，医療機関側が損害賠償責任を負わなければならないというケースもある．また，最終的に損害賠償責任を負わないケースであっても，インターネット上の口コミサイトに悪口を書かれたり，裁判を起こされてしまい応訴に多大な時間を費やすことになったりと，トラブルとなること自体が，医療機関にとって大きな痛手となることもある．

　本稿は，実際の裁判例を取り上げながら，患者とのトラブルを回避するために必要な情報を提供

---

* Satoru IMADA，〒100-0005 東京都千代田区丸の内3-4-1 新国際ビル8階827区　弁護士法人 Winslaw，代表

することにより，医師の先生方，特に美容医療に携わる先生方が安心して医療行為を行っていただけることを願って作成した．

裁判では何がどう争われるのか

1．裁判で何が争われるのか

医師の診察や施術に不満をもった患者は，医師に対し「診療報酬は支払わない」，あるいは「損害を賠償せよ」などと請求してくる．これを法的に解釈すると，前者は，医師と患者の診療契約を取り消したうえで，契約を取り消したのだから治療費を支払う必要はない，というものであり，後者は，診療契約が存続していることを前提に，契約の債務不履行（もしくは不法行為）を理由に損害賠償を請求するものと考えられる．

それでは，実際にどのような形で争われるのか，それぞれ紹介していく．

a）診療契約の取消しを主張されるケース

実際の裁判においては，医療機関が患者に対し未払いの診療報酬を請求したところ，患者の反論として，診療契約を取消した旨の主張が出されることがある．

契約の一般的な取消事由には，錯誤（＝誤信した）（民法95条）や詐欺（＝騙された）（民法96条），契約当事者が未成年者の場合（民法5条）などがあるが，診療契約においては，実務上，消費者契約法による取消しが重要である．同法4条2項本文は「消費者は，事業者[2]が消費者契約の締結について勧誘をするに際し，当該消費者に対してある重要事項又は当該重要事項に関連する事項について当該消費者の利益となる旨を告げ，かつ，当該重要事項について当該消費者の不利益となる事実（当該告知により当該事実が存在しないと消費者が通常考えるべきものに限る．）を故意又は重大な過失によって告げなかったことにより，当該事実

が存在しないとの誤認をし，それによって当該消費者契約の申込み又はその承諾の意思表示をしたときは，これを取り消すことができる．」と規定する．この規定による取消しを「不利益事実の不告知による取消し」と呼ぶことがある．ありていにいえば，消費者に都合の良いことばかり並べて消費者に不利益な事実を告げない，という場合には契約が取り消されるおそれがある，ということである．

例えば，包茎手術に付随して行われる亀頭コラーゲン注入術について，「仮に亀頭コラーゲン注入術が医学的に一定の効果を有するものであったとしても，当該術式が医学的に一般に承認されたものとは言えない場合」には，その事実は同法4条2項の「当該消費者の不利益となる事実」に該当する，と述べる裁判例がある（東京地判平成21年6月19日判例時報2058号69頁）．

患者としては，効果がある施術であれば受けたいと思うであろうが，他方で，当該施術が一般的に承認されたものではない，となれば当該施術を受けることを躊躇するかもしれない．患者が適切に判断するためには，患者にとって不利益な事実も説明しておく必要がある，ということになる．

b）損害賠償請求を受けるケース

診療契約の取消しのケースは，医療機関側が診療報酬の請求を断念しさえすれば紛争化しない可能性があるが，損害賠償請求の場合には事情が異なる．後者の場合，患者が納得しない場合には，訴訟にまで発展する可能性が高く，医療機関が受けるダメージはより深刻である．

損害賠償請求における患者の典型的な主張は，診療契約が締結されたことを前提に，①医師が必要な説明をしなかった，②検査や施術など診療行為において医師が十分な注意義務を果たさなかった，③①の説明義務違反や②の注意義務違反よ

---

[1] 国民生活センターと全国の消費生活センターをネットワークで結び，消費者から消費生活センターに寄せられる消費生活に関する苦情相談情報（消費生活相談情報）の収集を行っているシステム

[2] 医師は消費者契約法における「事業者」に該当するものと考えられる（安達敏男ほか「消費者法実務ハンドブック（第2版）」日本加除出版株式会社など参照）．

り損害が生じた．だから損害を賠償せよ．という
ものである．

①で説明した不利益告知の不告知も，医師の説
明が不十分であることを理由として取消しを認め
るものであった．損害賠償請求においても，医師
の説明義務は重要な意味合いをもつ．もちろん②
の注意義務違反や，③因果関係論・損害論も重要
である[3]．ただ，誌面の都合上，以下では，診療
契約に基づく説明義務に焦点を絞って検討するこ
とにする．

2．説明義務とはなにか

a）なぜ説明義務を負うのか

そもそも，医師はなぜ患者に説明義務を負うの
だろうか．医師が患者に対し医療行為を施す場
合，通常は医師と患者との間には診療契約が締結
されている．診療契約のような契約を準委任契約
といい，準委任契約の受任者は委任者に対して善
管注意義務を負うとされている[4]ことから，医師
は患者に対して善管注意義務を負うことにな
る[5]．善管注意義務とは，「善良な管理者の注意を
もって委任事務を処理する義務」をいい，診療契
約においては，「医師が患者に対して医療行為の
内容等について十分な説明をする義務」が重要な
義務の1つとされている[6]．

b）どのような説明義務を負うのか

医師の患者に対する説明義務には，①患者の有
効な承諾を得るためにしなければならないという
説明義務，②療養方法の指導のためにしなければ

ならないという説明義務，などがある[7,8]．

①の説明義務とは，例えば手術をするにあた
り，患者の承諾を得るために，病状や手術の内容，
そのリスクなどを十分に説明する必要があること
を指す．②の説明義務は，診療後などに発生が予
見される危険を回避するための対処方法を患者に
説明する必要があることを意味している．①は，
患者が手術を受けるか否かを自分自身で決める権
利（患者の自己決定権）を保護するために必要とな
るものである．②は，医師が自ら対処するのが事
実上困難であるために患者にそれを委ね，患者の
生命身体を保護するために求められる．

①の説明義務違反が争われた事例として，最判
平成17年9月8日判例タイムズ1192号249頁が
ある[9]．胎児が骨盤位（いわゆる逆子）であるため
母親は帝王切開による分娩を希望していたのだ
が，担当医は「経腟分娩に問題はない」，「どんな場
合にも帝王切開術に移ることができるから心配は
ない」などと説明して経腟分娩をとったところ，
出生した子が間もなく死亡した，という事案であ
る．医師は，帝王切開を希望する母親に「この条件
で産めなければ頭からでも産めない．もし産道で
詰まったとしても，口に手をいれてあごを引っ張
ればすぐに出る．もし分娩中に何か起こったらす
ぐにでも帝王切開に移れるのだから心配はない．」
などと説明し，両親は結局経腟分娩を受け入れ
た．最高裁は，こうした医師の説明について，「医
師は，両親に対し，一般的な経腟分娩の危険性に

---

[3] ③因果関係・損害論として，例えば「説明義務を十分に果たしたとしても患者は施術を受けていた」という場合，それでも
　説明義務違反による損害を賠償する必要があるのか，などの問題がある．

[4] 民法644条

[5] 福田剛久ほか編「最新裁判実務体系 第2巻 医療訴訟」青林書院，p.432.

[6] 患者の請求を不行為と構成して信義則上の義務と位置付ける考え方もある（福田ほか編前掲書 p.432）．契約成立前の説
　明義務についても，債務不履行や不法行為によって基礎づけられると考えられている（中田裕康「債権総論第四版」岩波書
　店 p.150）．

[7] 中村也寸志・最判解民平成13年度（下）p.723，福田ほか前掲書 p.433，秋吉仁美編著「リーガル・プログレッシブ・シリー
　ズ 医療訴訟」青林書院，p.335 など．

[8] ①②のほか，③転医説明義務，④病状を適切に説明する義務，⑤医療行為の結果を説明すべき義務などを挙げる見解も
　ある．ただ，③は本文の①や②に含まれるという見解があるなど，①②とは異なり，必ずしも定まった分類と位置付け
　られているわけではない（畔柳達雄ほか編「民事弁護と裁判実務⑥損害賠償Ⅱ（医療事故・製造物責任）」ぎょうせい，p.226，
　根本　久編「裁判実務体系 第17巻 医療過誤訴訟法」青林書院，p.189，秋吉前掲書 p.336 など．）．

[9] ほかに最判平成12年2月29日民集54巻2号582頁，最判平成13年11月27日民集55巻6号1154頁，最判平成18年10
　月27日判例時報1951号59頁など（中田前掲書 p.149）．

ついて一応の説明はしたものの，胎児の最新の状態とこれらに基づく経腟分娩の選択理由を十分に説明しなかった上，もし分娩中に何か起こったらすぐにでも帝王切開術に移れるのだから心配はないなどと異常事態が生じた場合の経腟分娩から帝王切開術への移行について誤解を与えるような説明をした」として，医師の説明義務違反を認めた．

②の説明義務の具体例として最判平成7年5月30日判例タイムズ897号64頁がある[10]．未熟児で黄疸のみられる状態で退院した新生児に脳性麻痺の後遺症が生じたため，新生児とその両親が産婦人科の医師に損害賠償請求をした，という事案である．医師は退院時に「何か変わったことがあればすぐ医師の診察を受けるように」という一般的な説明しか与えなかった．最高裁は，「退院させることによって自らは新生児の黄疸を観察することができなくなるのであるから，新生児を退院させるに当たって，これを看護する両親に対し，黄疸が増強することがあり得ること，及び黄疸が増強して哺乳力の減退などの症状が現れたときは重篤な疾患に至る危険があることを説明し，黄疸症状を含む全身状態の観察に注意を払い，黄疸の増強や哺乳力の減退などの症状が現れたときは速やかに医師の診察を受けるよう指導すべき注意義務を負っていたというべき[11]」として，医師の措置が不適切であったと断じた．

c）どの程度説明すればよいのか

では，①や②の説明をどの程度すれば，説明義務を果たしたということになるのだろうか．

①の説明義務について説示した判例として，最判平成13年11月27日判例タイムズ1079号198頁がある．この判例は「患者が自らの身に行われようとする療法（術式）につき，その利害得失を理解した上で，当該療法（術式）を受けるか否かについて熟慮し，決断することを助けるために行われ

る」説明について，「医師は，患者の疾患の治療のために手術を実施するに当たっては，診療契約に基づき，特別の事情のない限り，患者に対し，当該疾患の診断（病名と病状），実施予定の手術の内容，手術に付随する危険性，他に選択可能な治療方法があれば，その内容と利害得失，予後などについて説明すべき義務がある」と判示した．

②の説明義務は，診療行為の一環として行われるものであるから，当時の医療水準によって決まるという考え方が一般的である[12]．最判昭和57年3月30日判例タイムズ468号76頁は，当時実験的に試みられ始めた光凝固法の説明について，「人の生命及び健康を管理すべき業務に従事する者は，その業務の性質に照らし，危険防止のため実験上必要とされる最善の注意義務を要求されるが（中略），右注意義務の基準となるべきものは，診療当時のいわゆる臨床医学の実践における医療水準である」と述べて，説明義務違反はない，と判じた．

これらの裁判例からすると，医師に課せられた説明義務の内容は，その患者が，治療を受けるべきかどうか，受ける場合にはどの治療を選ぶのか，治療にはどのようなリスクが存在するのかなどを，自らの意思に基づいて判断できるだけの個別，具体的な内容であることが必要であり，一般的な説明では足りないと考えられる．

3．美容医療における説明義務

以上で述べたことは，医療訴訟一般における議論である．では，いわゆる美容医療においても，以上の議論がそのまま当てはまるのだろうか．

美容医療を他の医療分野と比較すると，① 緊急性と必要性が少ない，② その効果の宣伝による患者の誘引が行われている，③ 自由診療である，などの特色を挙げることができる．こうした特色に着目すれば，美容医療に携わる医師にはより高度

---

[10] ほかに最判平成7年5月30日判例時報1553号78頁，最判平成14年9月24日判例時報1803号28頁など（中田前掲書 p.149）.

[11] 判例の引用にあたっては便宜のため当事者等の表記を変えている（例えば原文では「原告」「被告」「上告人」「被上告人」などとなっているところを適宜「患者」「医師」などと変更している．以下の判例や裁判例でも同様とする.）.

[12] 判例タイムズ1079号198頁など参照.

な説明義務が課せられるという考え方もあり得る。実際，多くの裁判例はこうした考え方をとっている。

①や③の点について，大阪地判平成27年7月8日判例時報2305号132頁は，「美容診療は，生命身体の健康を維持ないし回復させるために実施されるものではなく，医学的に見て必要性及び緊急性に乏しいものでもある一方，美容という目的が明確で，しかも，ほとんどの場合が自由診療に基づく決して安価とはいえない費用をもって行われるものであることを考えると，当該美容診療による客観的な効果の大小，確実性の程度等の情報は，当該美容診療を受けるか否かの意思決定をするにあたって特に重要と考えられる。そして，美容診療を受けることを決定した者とすれば，医師から特段の説明のない限り，主観的な満足度はともかく，客観的には当該美容診療に基づく効果が得られるものと考えているのが通常というべきである。そうすると，仮に，当該美容診療を実施したとしても，その効果が客観的に現れることが必ずしも確実ではなく，場合によっては客観的な効果が得られないこともあるというのであれば，医師は，当該美容診療を実施するにあたり，その旨の情報を正しく提供して適切な説明をすることが診療契約に付随する法的義務として要求されているものというべきである。したがって，医師が，上記のような説明をすることなく，美容診療を実施することは，診療対象者の期待及び合理的意思に反する診療行為に該当するものとして，説明義務違反に基づく不法行為ないし債務不履行責任を免れないと解するのが相当である。」と述べて，美容医療に携わる医師においてはより高度な説明義務が求められることを示唆している。

②について，東京地判平成7年7月28日判例時報1551号100頁は「被告はアサミ式吸引法に関する著書の宣伝を多数の女性週刊誌に掲載し，その記事において，傷痕を残すことなく腋臭や多汗症を完治させることができるとの極めて楽観的な記述をしているのであるから，被告は，その記事を読み，これを信じて被告医院を訪れる患者が多いことも当然知っていたはずである（むしろ，そのようにして多数の患者を誘引していたものと解される）。したがって，被告は，原告に対し，宣伝記事には載っていない治療効果の限界や危険性について，患者の誤解や過度の期待を解消するような十分な説明を行うべきである。」として説明義務違反を認めた。

美容医療の分野における説明義務の内容については，まだまだ今後の議論が待たれるところではあるものの，少なくとも，ほかの医療分野における説明義務よりも高度な義務が課されるということは共通の認識として固まってきたように思う。

したがって，より一層丁寧な説明を心がけるべきであるということがいえる。

4．何をしておくべきか

医師がまずもってなすべきことは，患者が不満を持たないように平素から十分に説明をしておくことである。患者に十分な説明を施したうえで治療の合意をもらうことである。

では，きちんと説明をしておけば問題はないのだろうか。残念ながら，必ずしもそうとはいえない。医師がいくらきちんと説明をし，あるいは患者が「十分に理解しました。施術をお願いします。」と話しても，事後的に患者が医師を訴えるケースは十分にあり得る。

このような万一の事態に備えて，何をしておけばよいのだろうか。

a）診療記録が大切である

いざ裁判となれば，医師として十分に説明したという事実を裁判所に認めてもらう必要がある。そのためには，十分に説明したという事実を推認させる証拠を提出する必要がある。では，どのような証拠を提出すればよいのだろうか。

医療訴訟における証拠としてとにかく重要なのが，診療記録である。東京高判昭和56年9月24日判例タイムズ452号152頁は，母子手帳とカルテとで記載内容が異なっていたという事案で，母子手帳の記載の真実性を肯定した原審の判断を覆

し，カルテの記載内容こそ正しいと判断した．その際，「医師法二四条は，『医師は診療をしたときは，すみやかに診療に関する事項を診療録に記載しなければならない．』と規定し，医師に対し診療録の作成義務を課している．また，医師法施行規則二三条は，診療録の記載事項を，(1)診療を受けた者の住所，氏名，性別及び年齢，(2)病名及び主要症状，(3)治療方法(処方及び処置)，(4)診療の年月日と規定している．右の内容を有する診療録は，その他の補助記録とともに，医師にとって患者の症状の把握と適切な診療上の基礎資料として必要欠くべからざるものであり，また，医師の診療行為の適正を確保するために，法的に診療の都度医師本人による作成が義務づけられているものと解すべきである．したがって，診療録の記載内容は，それが後日改変されたと認められる特段の事情がない限り，医師にとっての診療上の必要性と右のような法的義務との両面によって，その真実性が担保されているというべきである．」と述べている．要するに，特段の事情がない限り，診療録の記載内容は正しいと考えてよい，というわけである．

実際，多くの裁判例において，診療録は重要な証拠として扱われている．例えば東京地判令和3年5月28日(平成31年(ワ)第7593号)は，診療録に「ある程度の覚悟が必要」，「治療について十分考えてくること」，「合併症のない治療はない．ダウンタイムも」などと記載してあること(および同意書の記載内容)を根拠に，医師が患者に対して当該施術がダウンタイムの必要な施術であることや合併症が生じ得るものであることを説明したものと認定した．他方，東京地判平成28年9月29日(平成26年(ワ)第4327号)では，医師が「患者には，全身麻酔を行わない方針であることを詳細に説明した上，痛みを感じた場合にはその都度危険性のない範囲で麻酔液を追加投与していく，と説明した．」と主張したところ，裁判所は，診療記録上，そのような説明をしたことをうかがわせる記載がないことなどを根拠として，医師の主張を認

めなかった．

こうした裁判例から，「説明した内容を診療録に残しておくべきである」という教訓を得ることができる．

b）合意書の取り方

患者の承諾を得るための説明については，患者が合意書にサインすれば大丈夫なのだろうか．確かに，患者が合意書にサインしていれば，医師が合意書の記載内容を十分に説明し，患者はそれを理解して合意した，ということをある程度推認させるかもしれない．

しかし，訴訟では「医師は合意書を交付しただけで，何も説明していない．」などという主張を患者がすることがある．その場合，医師としては，十分に説明したことを裁判所に認めてもらう必要がある．

過去の裁判例においても，他院で二重瞼手術を受けた約2年後に修正手術を受けた結果，施術の効を奏せず，かえって睫毛の外反が生じた事案において，手術の危険性等について，医師の患者に対する説明義務違反が認められたことがある(東京地判平成9年11月11日判例タイムズ986号271頁)．当該裁判例では「説明は，必ず口頭でされなければならないものではなく，必要な説明が記載された書面を依頼者に閲読させることによっても不可能ではないが，専門的知識を有しない通常の施術依頼者に対しては，説明を要する事項について十分な理解が得られるように，率直，かつ分かり易い説明を工夫すべきものであり，単に注意事項を列挙した書面を交付するだけで事足りりとすることはできない．医師は，患者に本件手術の説明をするに際し，それが極めて困難な手術であって，手術の結果も術前の状態に戻ってしまう可能性があるとか，原告の希望に添うためには数度の施術を必要とする場合もあるとか，さらには，本件のような結果を生ずることもあるとかといった本件手術の危険性に関して，口頭で具体的に平易に説明することをしなかった．」ことから，本件手術の危険性に関する説明を尽くさなかった違法が

あるとした．もっとも，裁判所は，患者が本件手術の限界が記載された書面を見せられたにもかかわらず，これを読まなかった過失を斟酌して，1割の過失相殺を認めた．当該裁判例のように，患者に合意書にサインしてもらい，それを交付するだけでは説明義務違反となる可能性があることに注意が必要である．

そのためには，先に述べたとおり，患者に説明した内容などを診療録に記載しておくことが重要である．それに加えて，合意書の署名欄の記載にも留意する必要がある．東京地判令和2年2月7日（平成30年（ワ）第35326号）は，「署名欄の直上には，書面に記載された内容を全て理解し，治療に際して不明な点が一切ない場合に署名するようにという注意書きが記載されている」ことに言及したうえで，説明義務違反を否定する判断をしている．この裁判例を踏まえれば，合意書の署名欄に，上のような記載をしておくことも検討するべきである．

まとめ

以上述べてきたように，医師には，医療の専門家として説明義務が課されており，特に美容医療に関しては，一般の医療行為における医師の説明義務よりも重い説明義務が課されている．その根拠は，美容医療の特色として ① 緊急性と必要性が少ない医療行為であること，② その効果の宣伝による患者の誘引が行われている，③ 自由診療であるといった点に求められることはこれまで述べてきたとおりである．美容医療に携わる医師にはより高度な説明義務が課せられるという考え方は日本の裁判における一般的な考え方であり，実際，多くの裁判例はこうした考え方をとっている．

患者との紛争に発展しないためにしっかりとリスクも含めた説明を行うこと，その説明をしたこと，その説明に対する患者の反応などを医療記録に残しておくこと，合意書として説明義務を果たしたことを書面化しておくことなどは非常に重要な防衛手段になる．

また，裁判になれば，裁判官や弁護士だけでなく，ほかの医師も医療記録を精査することになる．そのときに医療記録に記載された内容が一般的な医療水準に足りるものなのか，過剰な医療行為になっていないかなども問題にされる可能性があるので，医療記録や合意書だけに頼るのではなく，その医療行為が適切なものなのかという点は，十分に説明できるものである必要があることになる．

◆特集／皮膚科アンチエイジング外来
Ⅱ．検査，評価
機器等を用いた肌評価

室田浩之*

Key words：毛髪(hair)，血流(blood flow)，色調(skin color)，皮脂(sebum)，汗(sweat)，温度(temperature)

Abstract 実臨床では必要に応じて皮膚や皮膚付属器の性状や機能を機器や評価スケールを用いて計測している．本稿では各種測定方法と，それら機器や評価スケール，特に皮膚の特徴，毛髪，皮脂や汗の分泌や機能の評価方法に関して既報や知見を基にレビューを試みたい．

毛 髪

脱毛症は比較的診察する機会の多い皮膚疾患である．最も一般的な臨床症状は，1つまたは複数の境界明瞭な円形または楕円形の脱毛斑からなり，その直径は様々で，遠心性パターンで拡大する円形脱毛症(alopecia areata：AA)である．通常型 AA の型には，単発型：脱毛斑が単発のもの，多発型：複数の脱毛斑を認めるもの，全頭型 AA：脱毛巣が全頭部に拡大したもの，汎発型 AA：脱毛が全身に拡大するもの，蛇行型 AA (ophiasis)：頭髪の生え際が帯状に脱毛するもの，などがある．AA は，非侵襲的にトリコスコピー，抜毛テストなどの所見が鑑別診断に，近年では severity of alopecia tool(SALT)による客観的な病勢の評価が行われている．

1．抜毛テスト(pull test)

機器を用いた評価ではないものの，50～60本の毛髪を選び，その束を親指，人差し指，中指で挟んで頭皮に密着させる．次に，指が毛幹を滑るようにゆっくりと牽引しながら，手櫛のように毛束を引っ張る．その際，速く力強く引っ張ることは避ける．次に，引っ張られた毛を数える．引っ張る際に，束から落ちる切れ毛は抜け毛のカウントに含めない．各毛束の10%以上の毛が頭皮部位から抜けた場合，抜毛テスト陽性と判定される．AA では，患部の毛髪牽引テストのみが陽性となることがある[1]．

2．トリコスコピーによる観察

トリコスコピーは，頭皮の皮膚や毛髪を拡大して観察できる，非侵襲的で有用な方法である．ダーモスコープを使用して，トリコスコピーを行うことができる．トリコスコピーは，毛髪構造を検出し，脱毛症を正確に診断するために使用できる簡単な方法で患者にもよく受け入れられている．ダーモスコピーは，浸漬オイルの有無にかかわらず，偏光および非偏光が用いられる．トリコスコピーは AA の重症度と活動性を判定し，治療効果をモニターするのにも有用である．トリコスコピーで観察される主な所見として，頭皮側が先細りになる漸減毛/感嘆符毛，断裂毛，黒点，短軟毛，黄点などが観察される[2]．

3．SALT，眉毛

近年，断髪症の重症度は，頭皮全体の脱毛の程度を基準としている．重症度判定ツール(severity of alopecia tool：SALT)は，頭部の脱毛の定量化を標準化するために開発され[3]，臨床試験にお

---

* Hiroyuki MUROTA, 〒852-8501 長崎市坂本1-7-1 長崎大学大学院医歯薬学総合研究科皮膚病態学，教授

いて頭皮脱毛量の定量化に一般的に使用されている. 最初の開発では, 重症度は S0 = 脱毛なし, S1 = 1〜24% の脱毛, S2 = 25〜49% の脱毛, S3 = 50〜74% の脱毛, S4 = 75〜99% の脱毛, S5 = 100% の脱毛に分類された. S4 はさらに S4a = 75〜95% 脱毛, S4b = 96〜99% 脱毛に細分化され, S4b は S4a より予後的に発毛確率が低いという根拠がある. SALT II は, オリジナルの SALT に基づき, 頭皮表面積を 1% のセグメントに分割することで, より小さな脱毛斑をより精密に評価できるようにしたものである. 最近, 頭皮脱毛の重症度スペクトラムを記述するための Investigator Global Assessment ツールが開発された[4]. 患者・医療従事者間の shared decision making の際, SALT スコア≦20, すなわち頭皮脱毛 20% 以下が治療目標であるという点でコンセンサスが得られている. また, SALT のカテゴリーを, 脱毛なし = 0%, 限定的 = 1〜20%, 中等度 = 21〜49%, 重度 = 50〜94%, 非常に重度 = 95〜100% と表現することについてもコンセンサスが得られている.

血 流

1. 触診, 視診

皮膚の色調, 触診上の温度感で, ある程度判断することが可能である.

2. 皮膚組織灌流圧

組織灌流を表す指標として確立されている皮膚組織灌流圧(skin perfusion pressure ; SSP)を測定する検査手技である. 指先などにカフを巻き, カフを膨らませ一時的に血流を遮断したのち, カフの空気を抜いて血流が再び戻る圧を測定する. このことで微小循環, 毛細血管中の血流を把握できる. 40 mmHg 以上ならば皮膚潰瘍治癒の可能性が高く, 30〜40 mmHg で下肢動脈硬化症(arterio-sclerosis obliterans : ASO)の診断, 30 mmHg 未満では皮膚潰瘍が治癒しにくい重症虚血肢の診断となる[5].

3. レーザードップラー法

位相の揃ったコヒーレント光を照射してその散乱光を検出することで, 皮膚浅層の毛細血管内血流を非侵襲に測定する方法である. 血管内の赤血球からの散乱光を検出しており, 赤血球が移動すると散乱光の位相差が生じる. 具体的には動かない赤血球にコヒーレント光を当てると, 同じ位相の散乱光が返ってくるので, 当てた光と散乱光の間に位相差は生じない. 一方, 動いている赤血球から跳ね返ってくる散乱光の位相は時間とともに変化するため位相差が生じる. この時間的変化の程度を測定することで赤血球の流速度を測定できる[6]. 組織血流量(通常, 生体組織重量 100 g あたり単位時間に流れ込む血液量 mL/min/100 g)も測定可能である.

皮膚色

1. Wood 灯

Robert William Wood(1868〜1955 年)はバリウム・ナトリウム・ケイ酸ガラスに酸化ニッケルを混合したフィルターを製作した. これは可視光を遮断し 365 nm(range 320〜400 nm)の紫外線を透過させるもので, 診断機器として用いられてきた. 特に感染症や色素脱失の判断に用いられる. 例えば, Wood 灯に照らされると *Pseudomonas* 属は緑色の蛍光を発し, *Corynebacterium* 属はポルフィリンを産生するので赤サンゴ色の蛍光を発する. 頭部白癬の原因真菌として比較的頻度の高い *Microsporum canis* は緑白色を呈するため, Wood 灯で病変部を照らすことで菌の存在が視認できる. メラニンのない白斑部は Wood 灯に照らされると青白く光るので病変の視認が容易である[7].

スマートフォンに blue image(青の壁紙)をダウンロードした画像を背景にして, そのスクリーンから発せられる青い光で Wood 灯の代用が可能であったとの報告もある[8].

2. 分光測色計

分光測色計は, 対象物の色を L*C*h という 3 要素の表色系によって数値として定量的に表示可能な装置である. これらは国際的に標準化された表色系で, 任意の色を L*(明度), a*(+ で赤方向,

−で緑方向），b*（＋で黄方向，−で青方向）で示される色空間の中の1点として捉え，その空間座標で色を表現する際に用いる座標系の1つである．L*は色の明るさを表す座標軸で，その数値が正の方向に大きくなるほど白色に近く，負の方向に大きくなるほど黒色に近いことを示す．C*は色のあざやかさを示す座標軸で，0の場合は完全な白黒に相当し，数値が大きくなるほど実際の色彩に近くなる．hは色合いを示す座標軸で，純粋な赤を角度0°として，90°が純粋な黄色，180°が純粋な緑，270°が純粋な青を示し，特定の色合いが色空間内でこれら4色のうちどれに近いかを角度で示す．皮疹の色調を定量的に評価する場合などに用いられる．

皮膚厚

Modified Rodnan Total Skin Thickness Scoreは，検者が皮膚をつまんだ感覚で皮膚硬化の程度を0～3のスコアで表す．0は正常皮膚，皮膚硬化を認める場合にはさらに軽度(1)，中等度(2)，高度(3)の3段階に分ける．検者が拇指と示指の末節指腹で大きく患者の皮膚をつまみ上げた際に感じる皮膚の厚さで判定する．二段階つまみ法（two-step pinching method）をもとにしたおおよその基準がある．日常診療では強皮症など皮膚硬化をきたす疾患の病勢評価で頻用されている[9]．

皮　脂

1．油取り紙

一定時間，一定圧力で皮膚表面に当てて，脂質成分を転写し重量法，皮脂成分の抽出などに用いられる．Miescher & Schönberg法は直径7cmの無脂肪ろ紙を前腕に置き，アルミホイルで覆い，その上から水銀計30mmでカフを膨張させ軽く圧迫する．ろ紙は6分ごとに新しいものと交換し，取り除いたろ紙から石油エーテルで皮脂成分を抽出する[10]．

2．間接法

脂質が付着した樹脂テープは光透過性が変化す

る特徴を応用し，樹脂テープに転写された脂質総量を簡便かつ迅速に評価する方法である[11]．代表的な機器としてSebumeter(Courage＋Khazaka社)がある．

皮膚温

体表温は体表面を取り巻く温度，湿度，風などの環境条件や周囲の熱源などによって左右される．さらに，実際の体表温は非常に多くの物理的および生理的要因によって影響を受けることが知られている．体表温は環境温と平衡状態にあり，定常状態では体表から環境への熱放散と体内から体表への熱の流入が釣り合って決定される．体表からの熱放散は放射，対流および発汗による蒸発などの生理的要因に依存し，一方，体内の熱源は主に血流，伝導および組織の代謝による熱産生が関与している．皮膚血流量を増減させる主な要因は血圧と皮膚血管の収縮/拡張の2つである．環境温と皮膚温の関係では，一般的に環境温が低いと皮膚血管が収縮して血流量が減少し，皮膚温は環境温に近づく．逆に，環境温が高いと皮膚血管が拡張して血流量が増加し，皮膚温は上昇する．このように，皮膚温を決定する最も大きな要因は皮膚血流量である．ここでは便宜上，皮膚温測定法を紹介する．

1．触　診

触診による皮膚の温感，冷感を感じる．

2．サーモグラフィー

サーモグラフィーは異なる温度を呈する被験部位の皮膚温の分布を表示できる．なお，ヒトは環境温が約20℃以下になると生体は筋振戦による熱産生が生じ，30℃以上の環境では発汗と蒸散による熱放散が生じ得る．すなわち，環境温が20～30℃の範囲かつ無風の状態であれば皮膚温は皮膚血流量にほぼ完全に依存する．温度による血管反応は交感神経が支配しているため，環境温20～30℃でのサーモグラフィ検査は自律神経機能を反映する．サーモグラフィー検査において病変部位の温度異常を観察することで臨床症状を踏まえ疾

患を推測することができる[12]. サーモグラフィーで計測された温度の情報は，多くの場合，機器によって解析されてディスプレイ画面上などに表示される．情報を正確に評価するためには中心温度，フレーム加算，温度ステップ，表示色調階調などの設定が必要となり，必ず機器ごとの取扱書を参照していただきたい．経時的に評価を行う場合は，初回の測定条件の設定を変更しないよう留意する．撮影を開始する前に，検査室の室温が25℃付近に保たれていること，室内が無風状態であることを確認する．同環境下で20分以上被験者を安静にさせて順応させたあとに測定を開始する．虚血あるいは炎症病変など，局所の温度を確認し，健常な対照部位と比較して評価する．一般的には0.2℃以上の差をもって有意差ありと判定されている．経時的な温度変化を観察することも可能である．たとえばレイノー症状では冷却負荷後に患部の皮膚温回復は遅延する．疼痛医療の領域では，疼痛の有無の他覚的な評価に応用されている．血管性の片頭痛では頭痛期に患側の頭部に温度上昇を呈することがある．サーモグラフィー検査は200点の保険点数が付いているが，医療機器の承認を得たサーモグラフィー機器の新規購入は困難な印象である．

発汗評価

直接的に汗自体を評価する方法と，電位差や皮膚温(サーモグラフィー)による間接的評価方法が用いられる．サーモグラフィー検査の実際は上述した通りである．検査，発汗機能検査を概説した．全身温熱発汗試験は保険点数が600点であるが，"全身"の検査であることに留意したうえで対照疾患を確認して算定する必要がある．

発汗検査

1．Minor 法(ヨウ素-デンプン反応関連法)とその周辺

ヨウ素の存在下でデンプンを発色させることで発汗の有無と発汗部の局在を調べることができ

る．古典的なMinor法ではヨウ素溶液(ヨウ素3 g，ヒマシ油20 g，エタノール200 mL)を皮膚に均一に塗装し，乾いたのちにデンプン粉末を振りかける．この方法は，中等度から重度の発汗を評価するのに適している．

佐藤のヨウ素デンプン法では，ヨウ素と混合した可溶性デンプン(それぞれ500 gと5 g)を約1週間密封し，ヨウ素の昇華によって黄色に変化した可溶性デンプンを体表面に均一に振りかける．この方法は高感度，簡便などの利点が挙げられる．一方，粉末を体の曲面上に均一に振りかけるのが難しい．

和田のヨウ素デンプン反応法では，最初に2～3%のヨウ素溶液を皮膚に均一に塗布し，続いてデンプン-ヒマシ油(それぞれ50～100 gと100 g)の混合懸濁液を塗装する．この修正により，汗の検出感度が向上する．筆者の経験では，本法は微量な汗の検出に優れるが，多汗症は汗とともにデンプン-ヒマシ油が流れ落ちるため不適である[13].

筆者らの施設では無汗症症例に対して全身Minor法を推奨しており，簡易サウナを利用して全身の発汗分布を確認している．無汗症の診断に部分的なヨウ素デンプン反応を実施したとの報告も散見するが，この方法では分節型，髄節型の発汗異常を見逃すリスクがあることに留意しなくてはならない．

2．汗滴のレプリカ

汗滴のレプリカを入手する最も身近な方法がヨウ素紙法である．横関の改良法では，熱風乾燥したコピー用紙(100 g)をヨウ素(1 g)とともに密封されたデシケーターに約1週間保管する．ヨウ素の昇華により黄色変化したコピー用紙(ヨウ素紙)は長期保存に耐え得る．検査時には，試験する皮膚にヨウ素紙を直接貼付する．接触時間は数十秒までで，汗の量に応じて調整する．汗滴のレプリカは，ヨウ素紙に描出される．このヨウ素紙試験結果は永久的なものではないため写真などで記録する[13].

3．その他の汗滴と汗孔のレプリカ

活動汗腺の解剖学的局在を調べるためにシリコ

ンゴムを使用することがある．歯の模型を作るための一般的な医療用シリコンゴムを皮膚に貼り，それが硬化するまで放置する．汗をかくと汗が未硬化のシリコンゴムを押し上げ，シリコンゴムの上に汗滴のレプリカを形成する．この方法はShioharaらによってImpression mold法として本邦で紹介された[14]．

4．重量法

ろ紙に汗を吸わせ，その重量を測定することで発汗量を測定されてきた．この測定では，環境湿度の影響を回避するために，試験対象となる皮膚の表面に気密空間を設ける必要がある．重量測定ろ紙を皮膚上の気密空間に入れ，発汗後に回収する．発汗前後のろ紙の重量差が汗の量を表す．

5．換気カプセル法

換気カプセルを皮膚に接着させ，皮膚表面からの水分蒸発量を定量的に測定する．カプセル内に送り込まれる乾燥空気とカプセルから押し出される空気の両方の湿度を測定し，湿度の差を発汗量とみなす．この技術は，汗量のリアルタイムおよび時間的変化を定量的に測定することを可能にする．

6．定量的軸索反射性発汗テスト(quantitative sudomotor axon reflex test：QSART)

換気カプセル技術は，軸索反射を介した発汗の量を定量的な測定に応用可能である．このテストでは，換気カプセルの周りにイオントフォレーシスの役割を担うカプセルを設置する．その外カプセルから，アセチルコリン(約100 mg/mL)がイオントフォレーシスによって皮膚に投与され，軸索反射を介して発汗を誘発する．QSARTは軸索反射を介した発汗量と発汗潜時を評価できる．発汗量が少なく，潜時が長い場合は，節後交感神経の異常または汗腺周囲の微小環境の異常を示唆している[13]．

7．交感神経皮膚反応(sympathetic skin response：SSR)

末梢神経に電気刺激を加えた際，手掌と手背，足底と足背それぞれの間に生じる電位変化を測定する，自律神経機能評価法の1つである[15]．この電位差はコリン作動性神経刺激に伴う汗分泌時にエクリン汗腺内で生じるナトリウムイオンの濃度勾配によるものと考えられている[16]．そのため，発汗機能を評価することに応用されている．

引用文献

1) McDonald KA, et al：Hair pull test：Evidence-based update and revision of guidelines. *J Am Acad Dermatol*, **76**(3)：472-477, 2017.

2) 大山 学：円形脱毛症と鑑別疾患の見分け方．日臨床医誌，**38**(4)：611-617，2021.

3) Olsen EA, et al：Alopecia areata investigational assessment guidelines--Part Ⅱ. National Alopecia Areata Foundation. *J Am Acad Dermatol*, **51**：440-447, 2004.

4) Wyrwich KW, et al：The Alopecia Areata Investigator Global Assessment scale：a measure for evaluating clinically meaningful success in clinical trials. *Br J Dermatol*, **183**(4)：702-709, 2020.

5) Castronuovo JJ Jr, et al：Skin perfusion pressure measurement is valuable in the diagnosis of critical limb ischemia. *J Vasc Surg*, **26**：629-637, 1997.

6) Berne BJ, et al：Dynamic Light Scattering, John Wiley, New York, p. 376, 1976.

7) Asawananda P, et al：Wood's light in dermatology. *Int J Dermatol*, **38**：801-807, 1999.

8) Agrawal S, et al：Using the blue screen of a smartphone as an alternative to Wood's lamp for examination of vitiligo. *J Am Acad Dermatol*, **88** (1)：e5-e6, 2023.

9) Clements PJ, et al：Skin thickness score in systemic sclerosis：an assessment of interobserver variability in 3 independent studies. *J Reumatol*, **20**：1892-1896, 1993.

10) Miescher G, et al：Untersuchungen über die Funktion der Talgdrüsen. *Bull Schweiz Akad Med Wiss*, **1**：101-111, 1944.

11) Cunliffe WJ, et al：A modified photo- metric technique for measuring sebum excretion rate. *J Invest Dermatol*, **75**：394-398, 1980.

12) 濱口眞輔：【最近話題の慢性疼痛における診断機

器と治療機器 2020】診断機器：医療用サーモグラフィ計測機器. 医機学, **90**(3)：258-265, 2020.

13) 村山直也ほか：【日常診療のコツとヒント—基本に立ち返って考えよう】Part 1. 意外に知らない診察の基本. *Visual Dermatol*, 20：(4)387-391, 2021.

14) Shimoda-Komatsu Y, et al：A novel method to assess the potential role of sweating abnormalities in the pathogenesis of atopic dermatitis. *Exp Dermatol*, **27**：386-392, 2018.

15) Shahani BT, et al：Sympathetic skin response--a method of assessing unmyelinated axon dysfunction in peripheral neuropathies. *J Neurol Neurosurg Psychiat*, **47**：536-542, 1984.

16) Mitani H, et al：Equivalent current dipole estimated from SSR potential distribution over the human hand. *Clin Neurophysiol*, **114**：233-238, 2003.

◆特集/皮膚科アンチエイジング外来
Ⅲ．治療，各論
AGA に対する薬物療法，LED 治療

乾　重樹*

Key words：フィナステリド(finasteride)，デュタステリド(dutasteride)，ミノキシジル(minoxidil)，light emitting diode：LED

Abstract　男性型脱毛症(androgenetic alopecia：AGA)の病態にはアンドロゲンが大きく関わっている．アンドロゲン経路に関わる治療薬には 5α-還元酵素阻害剤フィナステリドとデュタステリド内服薬がある．両者ともに十分なエビデンスがあり，臨床実地でもよい効果が認められる．ミノキシジルはアンドロゲン経路によらず，成長期を直接延長させる効果をもった薬剤である．OTC 外用薬として市販されているが，フィナステリド，デュタステリドに対して上乗せ効果が示されている．赤色 LED もアンドロゲン経路によらない治療法であるが，フィナステリドやデュタステリドの内服やミノキシジルの外用との比較も行われていないので，上乗せ効果を期待すべき補助的治療というポジショニングがふさわしい．

男性型脱毛症の病態におけるアンドロゲンの関与

　男性型脱毛症(androgenetic alopecia：AGA)の本態は，成長期が短縮しながら毛周期を繰り返すうちに毛包構造がミニチュア化(miniaturization)し，十分に太い毛幹を形成できなくなり，その結果，前頭部や頭頂部の硬毛が軟毛に変化する(vellus transformation)ことである(**図 1**)．この現象にアンドロゲン(男性ホルモン)が大きく関わっているが，ここではその作用メカニズムを考えてみたい．循環血中ではアンドロゲンは活性の弱いテストステロン(testosterone：以下，T)として存在する．T は脂溶性のホルモンであるので自由にアンドロゲンの標的細胞の細胞膜を透過し，細胞質にある 5α-還元酵素(5α-reductase)により弱いホルモンである T から強力なジヒドロテストステロン(dihydrotestosterone：DHT)に変換される．DHT が細胞質内のアンドロゲン受容体に結合すると受容体-DHT 複合体は核内に移行し，転写因子として標的遺伝子の転写を調節する[1]．その結果，TGF-$β_1$[2]や dickkopf 1(DKK-1)[3]などの因子が産生され，成長期を短縮させている．

5α-還元酵素阻害剤内服薬

　前述の病態経路中 T を DHT に変換する 5α-還元酵素を阻害する，フィナステリドとデュタステリド内服薬が AGA 治療薬として広く用いられている．5α-還元酵素には活性の至適 pH が 6〜9 のⅠ型と 5.5 のⅡ型が存在するが，フィナステリドは内服時生体内濃度ではⅡ型 5α-還元酵素を特異的に阻害し，他方デュタステリドはⅠ型とⅡ型両者を阻害する(**図 2**)．これら 5α-還元酵素阻害剤内服薬には AGA に対して十分なエビデンスがあり，臨床実地でもよい効果が認められる(**図 3**)．フィナステリドのジェネリック製剤についての筆者らの 11 例の検討では，6 か月投与により毛髪

---

* Shigeki INUI，〒542-0081　大阪市中央区南船場 3-5-11　心斎橋フロントビル 4 階　心斎橋いぬい皮フ科，院長/大阪大学医学部皮膚科学，招聘教授

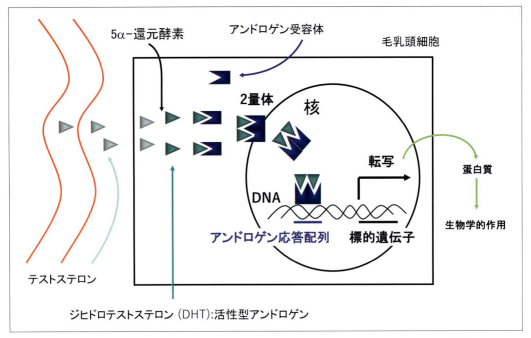

図 1. 男性ホルモンの標的細胞における作用メカニズム；アンドロゲンの作用機構

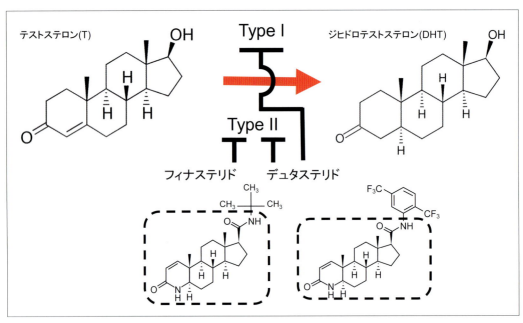

図 2. フィナステリドおよびデュタステリドの作用機序

数，軟毛率，毛径のいずれも有意な改善効果を認めた[4]（図4）．両剤を比較すると，デュタステリドではフィナステリドに比較して前頭でより優れた効果が示唆されている[5]（図5）．アンドロゲン経路においては抗アンドロゲン剤もAGAの治療となり得るが，性機能低下や女性化乳房など副作用が強過ぎるためAGAに実用はできない．

ミノキシジル外用薬

ミノキシジルはアンドロゲン経路によらず，成長期を直接延長させる効果をもった薬剤である．もともと降圧内服薬として開発されたものの，多毛症の副作用が生じたことから一部の国を除いて内服薬の製造はされなくなった．その後，その副

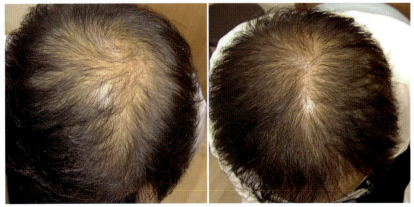

a．治療開始時　　　　　　　　b．6か月後

図3． フィナステリドの臨床効果

47歳，男性．フィナステリド1 mg/日を開始6か月で著明な毛髪数増加を認めた．

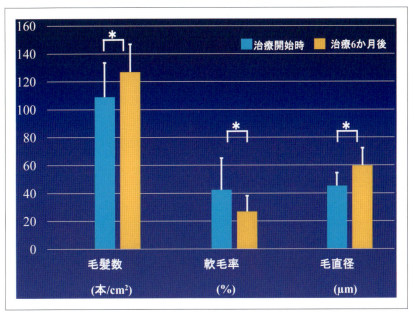

図4． AGAに対するフィナステリド1 mg/日の毛髪数，軟毛率，毛径への効果
(*paired-*t* test：p＜0.05，n＝11)

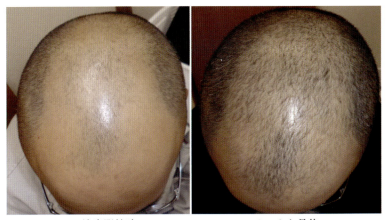

a．治療開始時　　　　　　　　b．8か月後

図5． デュタステリドの前頭部への臨床効果

36歳，男性．デュタステリド0.5 mg/日内服によって特に前頭部で良好な効果を得た．

表 1. 男性型脱毛症の男性 428 名へのフィナステリド内服薬(n＝154)，
ミノキシジル外用薬(n＝122)，両者併用(n＝152)の効果

18～50 歳の男性 428 名をランダム化したうえ，154 名にフィナステリド 1 mg/日，122 名に 5％ミノキシジル外用薬，
152 名にその両者の治療を 12 か月継続し，効果を比較した．

	著明改善(%)	中等度改善(%)	軽度改善(%)	不変(%)	軽度悪化(%)	中等度悪化(%)	著明悪化(%)
フィナステリド	14.92	32.47	33.13	14.93	4.55	0	0
ミノキシジル	8.2	15.57	35.25	23.77	13.11	3.28	0.82
両者併用	30.93	26.97	36.18	3.95	1.97	0	0

反応を逆に利用し AGA 治療のためのローションが開発された．ミノキシジルはカリウムチャンネルオープナーであり，毛乳頭細胞からの成長期延長因子 VEGF の産生を増強させる[6]．さらに ERK や Akt を介して毛乳頭細胞の増殖を促進し，Bcl-2/Bax 比を増加させてアポトーシスを抑制する[7]．AGA に対しては 5％ローションが over the counter(OTC)として市販されている．女性に対しては 1％ローションが本邦では使われているが，海外では 5％ローションが使用可能となっている．

その作用機序はアンドロゲンとは無関係なので，前述のフィナステリド，デュタステリドに対して上乗せ効果を想定することができる．18～50 歳の男性 428 名をランダム化したうえ，154 名にフィナステリド 1 mg/日，122 名に 5％ミノキシジル外用薬，152 名にその両者の治療を 12 か月継続し，効果を比較した臨床試験が報告されている[8]．治療の前後比較にて頭髪の臨床写真を，著明悪化＝－3，中等度悪化＝－2，軽度悪化＝－1，不変＝0，軽度改善＝1，中等度改善＝2，著明改善＝3 の 7 ポイント評価を施行した．治療開始 12 か月後のスコア(**表 1**)では，フィナステリド内服群はミノキシジル外用群より有意に優れた効果を示し(p＜0.01)．さらに両者併用群は各々単独使用群より有意に強い効果が示された(p＜0.01)(**表 1**)．すなわち，フィナステリド内服薬に対し，ミノキシジル外用は上乗せ効果があることがわかった．デュタステリド内服薬に対してはこのようなエビデンスはないものの，前述のように各薬剤の作用機序から考えて同様に上乗せ効果が期待できる．

他方，ミノキシジル内服薬が用いられているが，本邦では使用が認可されておらず，診療ガイドラインにおいても推奨度 D：行うべきではない，とされている．さらに厚生労働省より内服時肝障害の注意喚起がされている．ブラジルの男女 435 名の検討[9]では，副作用として下肢浮腫(6％)，めまい(5％)，動悸(4％)，失神(1％未満)が生じたという．また，近年の研究ではミノキシジル外用薬と内服薬の間に AGA[10]および女性型脱毛症[11]に対する効果のはっきりした差がないという結果が得られており，内服薬によるリスクを患者に負わせるに足るエビデンスはまだないと言うよりない．

赤色 LED

赤色 LED もミノキシジル同様アンドロゲン経路によらず，成長期を直接延長させる効果を有する．筆者らは赤色 LED(波長 638 nm，週 3 回，1.0 J/cm²)が毛成長を促進するかどうかを 7 週齢 BL-6 マウス背部毛で検討した．その結果，統計学的有意差をもってコントロール群より LED 照射群は毛成長促進効果が観察された[12]．培養ヒト毛乳頭細胞を用いた実験では，赤色 LED 照射によって成長期を誘導もしくは延長する HGF，レプチン，VEGF-A の産生が増加した[12]．したがって，赤色 LED は毛乳頭からの HGF，レプチン，VEGF-A の分泌を刺激し，これらがパラクライン的に働き毛成長を促進している．

赤色 LED 照射(N-LED 5000 DK(アデランスメディカルリサーチ社)，1.35 J/cm²，週 1 回，6 か月)を施行した自験 AGA および女性型脱毛症 4 例の検討では，3 例において毛髪数，軟毛率，毛直径について改善効果があった[13](**図 6**)．循環器系副作用のためミノキシジル外用薬を使いづらい高

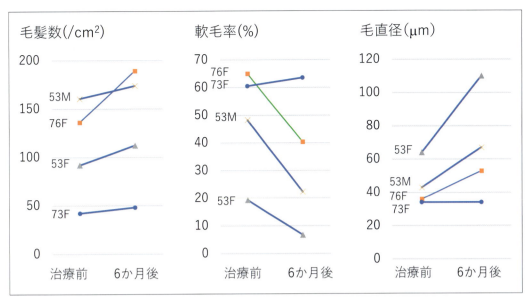

図6. 赤色LED照射による毛髪数，軟毛率，毛直径の変化
AGAおよび女性型脱毛症の自験4例にN-LED 5000 DK（アデランスメディカルリサーチ社），1.35 J/cm², 週1回，6か月）を施行した．計測はFotoFinder（FotoFinder Systems GmbH）を用いた．

（文献13より引用）

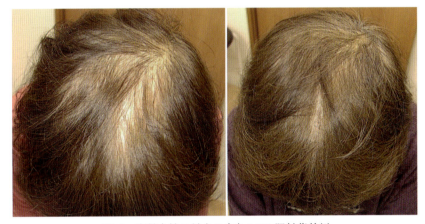

図7. 高齢女性に対する赤色LED照射著効例
76歳，女性．高齢のためミノキシジル外用薬が使えず赤色LED照射（N-LED 5000 DK（アデランスメディカルリサーチ社），1.35 J/cm², 週1回，6か月）を施行した．計測はFotoFinder（FotoFinder Systems GmbH）を用いた．
 a：開始時（毛髪数136.2本/cm²，軟毛率65％，毛直径36μm）
 b：6か月後（毛髪数189.2本/cm²，軟毛率40.4％，毛直径53μm）

（文献13より引用）

齢女性では赤色LEDはよい適応となる（**図7**）．しかしながら，フィナステリドやデュタステリドの内服やミノキシジルの外用との比較も行われていないので，これらの治療に代わるというよりは上乗せ効果を期待すべき補助的治療というポジショニングがふさわしいと考えられる．

おわりに

AGA治療について現時点で行うべき選択肢として標準的薬物療法と赤色LEDについて解説した．治療選択肢が拡がったことは福音ではあるが，どの治療を選ぶのが適切かという問題が生じ

る．さらに今後新しい治療法が開発される可能性もあり，知識のアップデートも求められるであろう．そのような状況において，AGA 治療は皮膚科的専門知識をもった皮膚科専門医こそが行うべきであることを強調したい．

文　献

1) Inui S, et al：Androgen actions on the human hair follicle：Perspectives. *Exp Dermatol*, **22**：168-171, 2013.

2) Inui S, et al：Androgen-inducible TGF-β_1 from balding dermal papilla cells inhibits epithelial cell growth：A clue to understand paradoxical effects of androgen on human hair growth. *FASEB J*, **16**：1967-1969, 2002.

3) Kwack MH, et al：Dihydrotestosterone-inducible dickkopf 1 from balding dermal papilla cells causes apoptosis in follicular keratinocytes. *J Invest Dermatol*, **128**：262-269, 2008.

4) 乾　重樹：男性型脱毛症診療の最前線. *J Visual Dermatol*, **22**：1120-1123, 2023.

5) Gubelin Harcha W, et al：A randomized, active- and placebo-controlled study of the efficacy and safety of different doses of dutasteride versus placebo and finasteride in the treatment of male subjects with androgenetic alopecia. *J Am Acad Dermatol*, **70**：489-498, 2014.

6) Lachgar S, et al：Minoxidil upregulates the expression of vascular endothelial growth factor in human hair dermal papilla cells. *Br J Dermatol*, **138**：407-411, 1998.

7) Han JH, et al：Effect of minoxidil on proliferation and apoptosis in dermal papilla cells of human hair follicle. *J Dermatol Sci*, **34**：91-98, 2004.

8) Hu R, et al：Combined treatment with oral finasteride and topical minoxidil in male androgenetic alopecia：a randomized and comparative study in Chinese patients. *Dermatol Ther*, **28**：303-308, 2015.

9) Sanabria B, et al：Adverse effects of low-dose oral minoxidil for androgenetic alopecia in 435 patients. *J Am Acad Dermatol*, **84**：1175-1178, 2021.

10) Asilian A, et al：Clinical efficacy and safety of low-dose oral minoxidil versus topical solution in the improvement of androgenetic alopecia：A randomized controlled trial. *J Cosmet Dermatol*, **23**：949-957, 2024.

11) Ramos PM, et al：Minoxidil 1 mg oral versus minoxidil 5% topical solution for the treatment of female-pattern hair loss：A randomized clinical trial. *J Am Acad Dermatol*, **82**：252-253, 2020.

12) Fushimi T, Inui S, et al.：Narrow-band red LED light promotes mouse hair growth through paracrine growth factors from dermal papilla. *J Dermatol Sci*, **64**：246-248, 2011.

13) 乾　重樹：LED 機器による発毛メカニズム. *Bella Pelle*, **7**：14-18, 2022.

◆特集/皮膚科アンチエイジング外来
Ⅲ. 治療, 各論
シワに対する高周波 HIFU 治療
クリニックで使う適応と実践

今泉明子*

Key words：高密度焦点式超音波(high intensity focused ultrasound：HIFU), 表情ジワ(wrinkles), タルミ治療(sagging treatment), タイトニング(tightening)

Abstract　形態的な老化現象は，萎縮が主体であり，ほか各組織の萎縮による下垂(たるみ)，さらに，萎縮が繰り返されることにより起こる拘縮から成る．一般的にシワは，表情筋の過緊張による動的シワ，静止時にも刻まれている静的シワの2種類に分けられる．一般的に動的シワに対してボツリヌストキシン療法が効果的であるのに対し，静的シワは，シワの程度(成因)により皮膚充填剤治療から機器まで様々な治療法が効果的である．これらの静的シワに対して，HIFU(高密度焦点式超音波)は，超音波素子が極小範囲に集束することにより皮膚表面でなく SMAS や筋組織に熱凝固を与え，特定の層に創傷治癒や組織の再構築を促す．これによりシワやたるみに効果的であると知られている．今回，顔面の骨格や肌の老化を念頭に置き，HIFU によるシワ治療の効果について触れ，日常診療にて実践しやすいテクニックを紹介する．

はじめに

　最近，注入や医療機器による非侵襲性治療は，ダウンタイムが少なく効果がわかりやすいという点で急速に普及している．シワ治療において，表情筋の収縮による動的なシワに対してはボツリヌス毒素治療，これに対し皮膚の乾燥や表情筋の繰り返される収縮により出来る静的なシワに対しては皮膚充填剤や機器による治療が一般的とされている．静的なシワに対する治療は，その程度によりアプローチ方法が異なる．様々な治療を組み合わせることによりシワに対してさらなる効果を期待することが可能となる．

シワの種類と成因

1. シワの種類

　顔面のシワは，2種類に大別される．1つめは，表情を動かした時に目立つ動的シワ(dynamic line)で，もう一方は静的シワ(static line)と呼ばれるものである(図1)．これは，皮膚表面の乾燥によるちりめんジワ，皮下組織〜骨の萎縮などによるたるみジワ，さらには度重なる筋肉の収縮による拘縮が起因する(たるみ)大ジワなどに分けられる(図2)．

2. シワの成因—老化メカニズム—

　一般的に，動的シワは筋線維の走行に対して垂直に刻まれ，表情筋の反復収縮により起こることは広く知られている．静的シワは，表情筋の収縮などにより徐々に刻まれていき目立つようになる状態である．また，加齢による皮膚の菲薄化，皮膚の水分量低下による乾燥はちりめんジワの原因となり，皮下のtypeⅠ&Ⅲコラーゲン線維や基質

---

* Akiko IMAIZUMI, 〒106-0032 東京都港区六本木 7-18-8　第三大栄ビル 6F　今泉スキンクリニック，院長

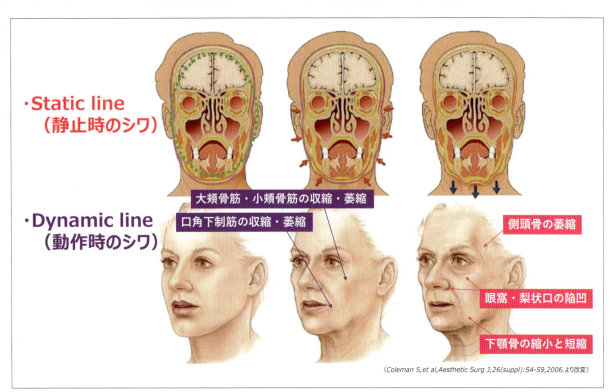

図 1. シワの種類と成因

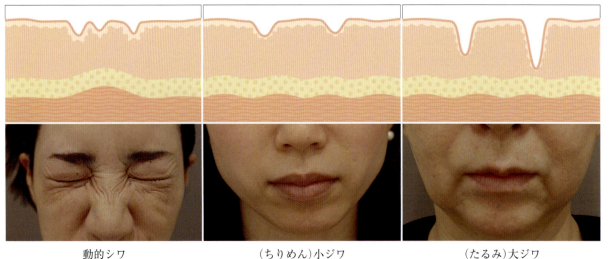

図 2. シワの種類

の減少による弾力低下は,シワを固定しやすくする.さらに,脂肪組織や筋肉,骨の萎縮による局所的なボリュームロスは,前額のシワやほうれい線などの深いシワを引き起こすと考えられる(図3).

3. シワに対する治療アプローチ

静的なシワのなかでも浅いシワに対しては,医療機器を用い,さらに骨の萎縮や皮下組織のボリュームロスなどによる深いシワに対しては皮膚充填剤を用いることが多い.各々の単独治療でも高い効果を得られる一方で注入治療と医療機器を用いたコンビネーション治療を行うことでより高い効果,患者満足度を得ることが期待できるといえよう.

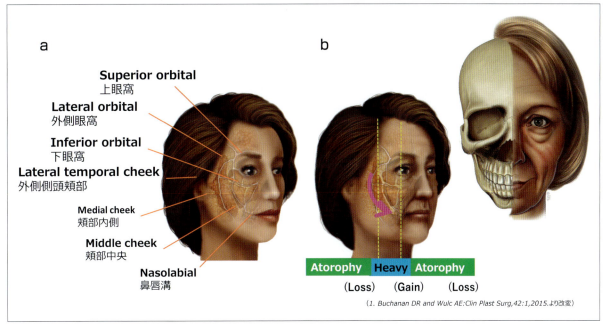

図 3. 皮下組織・骨の萎縮とたるみ
皮下組織(a)や骨(b)の萎縮による局所的なボリュームロスによりたるみジワが生じる.

HIFU を用いたシワ治療

1. 原　理

　HIFU(高密度焦点式超音波)は，標的組織に強度 1 kW/cm^2 程度の超音波を集束して，数秒間で焦点熱傷を起こし，加熱凝固するという癌治療の応用として始まったものである[1]．美容領域では，半球状，凹面状の振動子で超音波を発振し，皮膚内で極小範囲に超音波を集束させ，組織温度を急上昇させ損傷を起こす(図4)[2]．ただし，皮膚表面に熱傷は起こさず，真皮～皮下，SMAS などの構造に強い熱損傷を与える．HIFU の作用機序は，タンパク変性を起こす高温(一般的に 60℃ 以上)によりコラーゲンの熱変性と収縮など即時効果が起き，次いで，変性したコラーゲンやエラスチンに創傷治癒機転が働き，組織のリモデリングと長期的な収縮効果によりたるみが改善すると考えられる[3]．

2. 適　応

　本来，HIFU の熱ダメージにより期待できる効果は，タイトニング効果・拘縮(たるみ)改善効果である．実際のところ米国では 2009 年以来，唯一

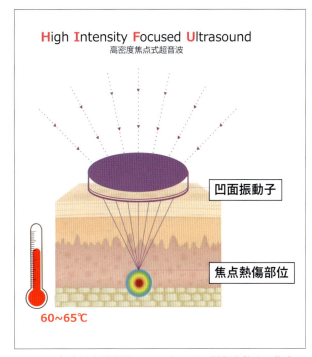

図 4. 超音波伝達部位でのエネルギー損傷を抑え，焦点部位に点状に熱損傷を起こす.

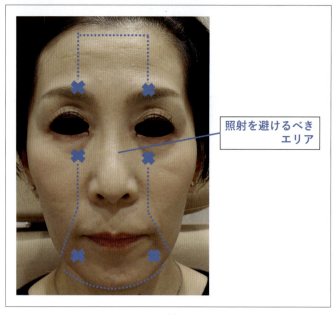

図 5. HIFU 照射のマーキング

の非侵襲的たるみ治療機器として承認を取得している．さらに2013年にはデコルテ領域のシワ改善効果に対する承認を取得しているHIFU機器もある[4]．先述のように二次収縮となる長期的組織収縮や弾力改善の過程で静的な浅いシワの改善が期待できるといえよう．特に眼周囲・口周囲・頸部など比較的皮膚が薄いエリアに関して効果が出やすい．

しかしながら，動的シワ，深く刻まれたシワの改善は乏しいため治療の際には適応を厳密に理解する必要がある．

3．治療の実際と注意点

a）準　備

多くの患者は，術前の状態を記憶しておらず，表情筋の動きを含む顔面の左右差を自覚していないことも多いため術前後の写真記録は必須である．麻酔は，通常麻酔クリームなど外用薬を用いるが最近では疼痛を軽減している機器も多いので患者の希望により行う．振動を加えることにより疼痛緩和につながるため，筆者は術中に振動を加えるようにしている．

b）治療の実際

顔面の解剖に留意して治療を行う必要がある．誤って神経の走行部位に照射してしまうと一時的に知覚麻痺を生じてしまう可能性もあるため，筆者はマーキングしてから施術を行うことが多い（図5）．端子には超音波ゲルを塗布し，トランスデューサーの液体成分の中を超音波が伝播するように密着させる．1.5 mm，2.0 mm，3.0 mm，4.5 mm などトランスデューサーは，機器により設定できるので皮膚の厚さを考慮して行うと効果的である．また，皮膚を少し伸展し，わずかに移動しながら一定の圧力で行うと真皮〜筋膜まで均一に点状凝固を生じることとなる．気になる部分（シワ）に対して同一部位への照射数を通常の2〜3倍ほど多く照射すると効果が得られやすい[5]．効果は，施術4週後ほどで皮下の引き締まりや小ジワの改善などが認められる．しかしながら，2〜3か月経過して効果が弱い（実感が少ない）場合は，部分的に追加照射を行うこともある．

c）注意点[6]〜[8]

（1）**熱傷および発赤，腫脹**：トランスデューサーが密着せず圧抵が不十分なとき，または塗布したジェルが多すぎたときなど熱だまりが生じた際に熱傷や腫脹を起こすことが多い．ただし，頸部など皮膚が薄い部位では正しく照射しても発赤・腫

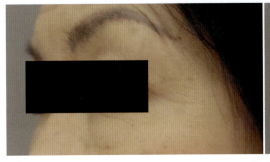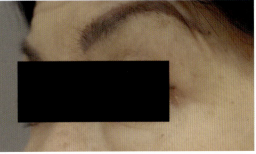

図 6.
同部位に対する HIFU 重複照射による小ジワの改善を認める.
a：治療前
b：治療 1 か月後

脹が起こりやすいので，あらかじめ患者に話しておくとよい．

(2) 皮下出血：皮膚が薄い口角周囲や側頭部などにおいて起こることがあるため，明らかに太い血管が透見している場合は注意が必要である．

(3) 神経麻痺：これが HIFU における最も注意すべき事象である．前額部(内側)，眼窩下部，口角下方(オトガイ領域)では，知覚麻痺を起こしやすいので施術を避けるのが好ましい．マーキング後，施術を推奨するとよい．一旦痺れや違和感など知覚麻痺を起こすと数週間にわたり患者は苦痛を強いられるので解剖を十分に理解して照射することが望ましい．また，口角下方(マリオネット線)～下顎部は顔面神経損傷のリスクが高いので照射は避けるべきである．鼻唇溝より内側は顔面神経枝が走行しているため誤って照射してしまうと一時的に口唇周囲に感覚麻痺を生じてしまう可能性もあることを念頭に置くべきである．

4. 治　療

先述したように，適応を見極めることは患者満足度を向上させるために重要である．HIFU 治療による静止時の浅いシワに対して同部位に複数回照射することにより改善が認められる(図 6)．また，HIFU と皮膚充填剤注入によるコンビネーション治療は，HIFU によるタイトニング効果；reduction(減らす)と，注入治療による volumlizing 効果；gain(増やす)を同時に行うことが可能となるので単独治療より高い効果を期待できる．

さらに，HIFU とボツリヌストキシン治療を組み合わせた場合，目尻ボツリヌストキシン治療により眼輪筋が弛緩，HIFU を眼輪筋(眼窩部外側)に集中的に照射することによりタイトニング相乗効果が高まり開眼しやすくなることが多い．一方で，咬筋に対するボツリヌストキシン治療と組み合わせることにより咬筋の突出部が改善され輪郭がシャープとなり小顔効果を期待できるだけでなく，タイトニング・リフトアップ相乗効果を期待できるといえる(図 7)．これらコンビネーション治療は，両者の効果持続性を鑑みて 4～6 か月に 1 回の間隔で行うことを推奨する．

さらに，頬のボリュームロス(reduction)を目的として，脂肪溶解注射や小顔注射(NLM®，BNLS® 注射など)などを併用すると劇的な変化を得られることも多い(図 8)．これらのコンビネーション治療を行う際には，解剖学的観点から状態を正確に把握するだけでなく，経済的観点，時間的観点も考慮し，治療の優先順位をつけることが重要であると考える．

最後に

最近，様々な HIFU が登場し，タイトニング効果のみならず肌質改善効果も期待することが可能となっている．また，ダウンタイムの比較的少ない HIFU と皮膚充填剤・ボツリヌストキシン注入による併用治療は，シワ・たるみの改善が期待できる．

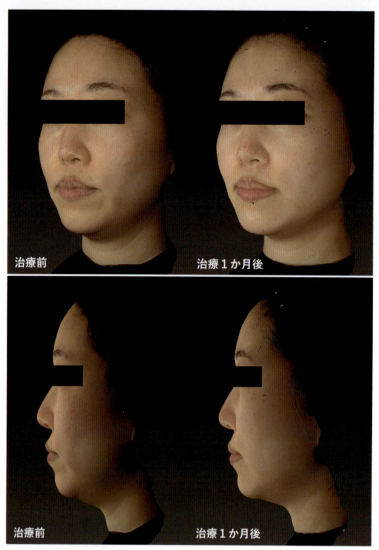

図 7. HIFU＋咬筋ボツリヌストキシン治療
a：口角周囲のリフトアップ効果を認める．
b：フェイスラインの引き締め効果を認める．

　これらの治療を行う際には，解剖学的観点を考慮してアプローチすることが大切である．治療の順序においては特に推奨があるわけではないが，タイトニング⇒reduction（減らす）べきか，gain（増やす）⇒タイトニングすべきか，患者ごとに変化させていくことが肝要だと考える．HIFUに対する基礎知識を念頭に置き，安全かつ効果的に照射を行い，今後さらにHIFUの魅力を見出すことに期待したい．

文　献

1) Hsiao YH, et al：Clinical Application of High-intensity Focused Ultrasound in Cancer Therapy. *J Cancer*, **7**(3)：225-231, 2016.
2) 石川浩一：【イチから始める美容皮膚科マニュアル】HIFU．*MB Derma*，**321**：34-43，2022．
3) Oh S, et al：High-Intensity Focused Ultrasound Increases Collagen and Elastin Fiber Synthesis by Modulating Caveolin-1 in Aging Skin. *Cells*, **12**(18)：2275, 2023.
4) Fabi SG, et al：Evaluation of microfocused ultra-

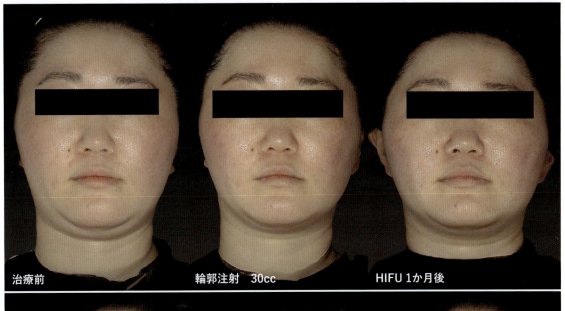
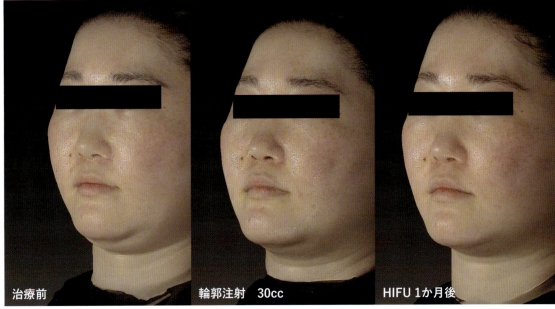

図 8. HIFU 照射＋NLM® 注射
a：リフトアップ効果を認める．
b：明らかなフェイスラインのタイトニング効果を認める．

sound with visualization for lifting, tightening, and wrinkle reduction of the décolletage. *J Am Acad Dermatol*, **69**(6)：965-971, 2013.
5) Han HS, et al：Safety and efficacy of high-intensity focused ultrasound for treatment of periorbital, perioral, and neck wrinkles：Prospective open single-center single-arm confirmatory clinical trial. *Dermatol Ther*, **35**(5)：e15420, 2022.
6) Sathaworawong A, et al：Nerve injury associated with high-intensity focused ultrasound：A case report. *J Cosmet Dermatol*, **17**(2)：162-164, 2018.
7) Hwang Y, et al：The efficacy of high-intensity focused ultrasound treatment for sagging upper and lower eyelids. *Aesthet*, **3**(1)：1-5, 2022.
8) 宮田成章：【Troubleshooting‼ 教えて！ 診療トラブル解決法】第 16 回　HIFU 治療によるトラブルとその予防．*Bella Pelle*, **6**(2)：116-117, 2021.

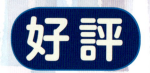

大好評書の改訂版!!

イチからはじめる 美容医療機器の理論と実践 改訂第2版

著 宮田成章
みやた形成外科・皮ふクリニック 院長

2021年4月発行 B5判 オールカラー
定価 7,150円（本体 6,500円＋税）

イマイチわからなかった、**レーザー**、**高周波**、**超音波**の仕組みや、美容医療の基礎から臨床の実際までを幅広く、丁寧に扱う本書。大好評の第1版から「**理論**」&「**実践**」ともにさらにボリュームアップし、新項目として「**ピコ秒レーザー**」や「**痩身治療**」も追加いたしました。
ページの各所にちりばめられたこぼれ話、業界話や診療に役立つコラムもさらに充実し、美容医療を**イチから**学びたい方はもちろん、すでに美容医療を行っている方々にも必携の教科書です。

主な目次

総論
- Ⅰ 違いのわかる美容医療機器の基礎理論
- Ⅱ 人体におけるレーザー機器の反応を知る
- Ⅲ 料理をベースに美容医療を考えてみよう
- Ⅳ 肌状態から考える治療方針・適応決定
- Ⅴ 各種治療器
  - レーザー・光：波長による分類
  - レーザー・光：パルス幅による分類
  - 高周波
  - 超音波
  - そのほか

治療
- Ⅰ ほくろに対するレーザー治療の実際
- Ⅱ メラニン性色素疾患に対する治療
- Ⅲ シワやタルミの機器治療
- Ⅳ 毛穴・キメや肌質に対する治療
- Ⅴ 痤瘡後瘢痕の機器治療
- Ⅵ レーザー脱毛
- Ⅶ 痩身治療
- Ⅷ 最新の機器に対する取り組み

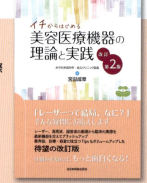

詳しい目次はこちら

全日本病院出版会
〒113-0033 東京都文京区本郷 3-16-4
Tel：03-5689-5989
Fax：03-5689-8030
www.zenniti.com

INTENSE ULTRA

医療機関専用機器

～ 肌管理の新常識 ～

インテンスウルトラで新しいスキンケアを始めてみませんか？

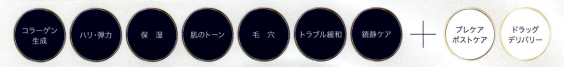

コラーゲン生成 / ハリ・弾力 / 保湿 / 肌のトーン / 毛穴 / トラブル緩和 / 鎮静ケア ＋ プレケア ポストケア / ドラッグデリバリー

こんなお肌のお悩みありませんか？

● **エイジングサインの気になる方**
コラーゲンを生成することで肌の弾力を取り戻し、肌のコンディションを整えます。

● **肌のハリ、ツヤを取り戻したい方**
ヒアルロン酸を活性化し水分保持力を上げることで肌のハリやツヤを向上させます。

● **肌のトーンと質感を向上したい方**
不均一な肌のトーンやざらつきを改善し、滑らかで均一な肌に導きます。

● **敏感肌や赤みが気になる方**
肌のバリア機能を強化し、外部刺激に対する耐性を高めます。

● **レーザー、注入施術、外科手術後のダウンタイムが気になる方**
肌の創傷治癒を促すことで、赤み、熱感、内出血を軽減。また、注入製剤の肌への吸収を高め相乗効果を発揮します。

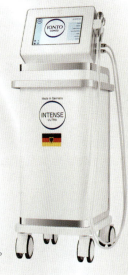

【敏感肌】　【赤み】　【エイジングサイン】　【脂肪吸引後の内出血】

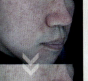 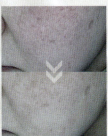 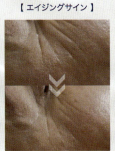 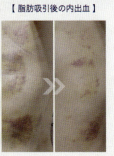

Instagram

INTENSE ULTRA（高密度超音波機器）TECHNICAL DATA

本体

外寸	420mm x 260mm x 265mm（専用カート含まず）
重量	6.5kg
電圧・周波数	100～240V　50/60Hz
消費電力	80W
超音波出力周波数	単一波長　1MHz・3MHz・10MHz

10MHz ハンドピース

有効面積	2.0㎠
最大超音波強度	10MHz 1.0W/㎠
重量	320g（接続ケーブル含む）

1/3MHz ハンドピース

有効面積	2.5㎠
最大超音波強度	1MHz:2.0 W/㎠　3MHz:1.0 W/㎠
重量	340g（接続ケーブル含む）

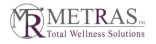　TEL: 03-6256-0181　FAX: 03-6256-0183　info@metras.jp　

メトラス株式会社　〒100-0005 東京都千代田区丸の内2-3-2 郵船ビルディング7階　www.metras.jp

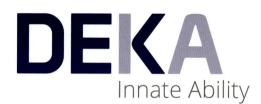

広いスキンタイプに対応、
施術者にも患者にも優しいレーザー脱毛器

症状別で選べるハンドピース

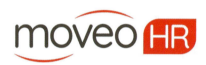

脱毛用

2種の波長（アレキサンドライト・Nd: YAG）を組み合わせ、脱毛効果が強化されたハンドピース

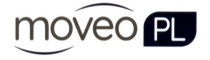

色素性病変用

アレキサンドライトレーザー搭載。皮膚良性色素性疾患にも優れたハンドピース

販　売　名：Motus AZ+ モータスエーゼットプラス
承認番号：30600BZI00004000
適　　　応：長期的な減毛、表在性の皮膚良性色素性疾患

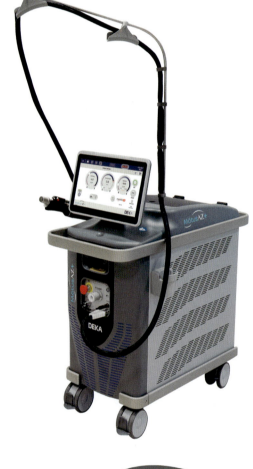

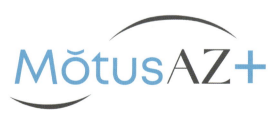

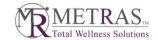 TEL: 03-6256-0181　FAX: 03-6256-0183　info@metras.jp
メトラス株式会社　〒100-0005 東京都千代田区丸の内2-3-2 郵船ビルディング7階　www.metras.jp

◆特集／皮膚科アンチエイジング外来

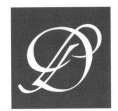

Ⅲ．治療，各論
シミに対するレーザー治療

葛西健一郎*

Key words：老人性色素斑(solar lentigo)，後天性真皮メラノサイトーシス(aquired dermal melanocytosis)，肝斑(melasma)，ナノ秒Qスイッチレーザー(nanosecond Q-switched laser)，ピコ秒レーザー(picosecond laser)

Abstract レーザー治療機械の発達と治療理論の進歩により，シミの治療は大きく進歩した．老人性色素斑は，表皮角化細胞の腫瘍性増殖なので，表面の色素を焼く各種レーザー治療が有効である．ADM(後天性真皮メラノサイトーシス)は，真皮メラノサイトを破壊するために，真皮内深達性の高いナノ秒Qスイッチレーザー，またはピコ秒レーザーの高フルエンス照射のみが有効である．肝斑やPIH(炎症後色素沈着)は，炎症を消退させることが治療の第一義的目標となるので，治療にレーザーが用いられることは少ない．各種シミ病変を適切に診断し，それぞれに対し，正しい対処を行えば，シミを確実に改善させることができる．

はじめに

近年，レーザー治療機械が発達し，同時にシミに対する治療理論が進歩したことにより，シミの治療成績は大きく向上した．ただし，シミはまったく性質の異なるいくつかの疾患の集合体であるから，その鑑別が重要である[1]．シミのなかの各疾患の本質を考えて，その病態に適合した治療を行わないと，思わぬ増悪や副作用に泣くことになる．各レーザーや治療法の効果発現のしくみを理解して，各種シミに対する治療を組み立てることが重要である．

シミ治療に用いられる各種レーザーの原理

シミ治療に用いられる各種レーザーの作用機序についてまとめておこう(表1)．Intense pulsed light(IPL)などの光治療器は，光線治療器であって，厳密にはレーザーではないが，ここでは一緒にまとめて取り扱うことにする．そもそも，レーザーによるシミ治療には，ダウンタイム(テープなどを貼る必要があって生活に支障のある期間)があってもよいからできるだけ少ない回数の治療でシミを取ろうとする「強いレーザー治療」と，1回の治療による改善度は少なくてもよいからダウンタイムのない(生活に支障のある期間のない)治療を繰り返すことで改善を得ようとする「弱いレーザー治療」がある．

「強いレーザー治療」は，ナノ秒Qスイッチレーザー(Q-RubyやQ-Alexなど)を高フルエンス照射する方法が主流である[2]が，ピコ秒レーザーを高フルエンス照射しても同じ効果が得られる．メラニンに対する選択性が高いので正常組織の熱傷害を最小限にして色素を持つ細胞を破壊できる．照射時間幅が短く，ピークパワーが大きいレーザーを用いれば，真皮内の色素細胞(例えば真皮メラノサイト)も選択的に破壊できる点が特筆される効果である．隆起性のシミ(脂漏性角化症など)に対しては，表面を削るタイプのレーザーとして主に炭酸ガスレーザーが用いられる[3]が，周

---

* Kenichiro KASAI，〒541-0053 大阪市中央区本町3-6-4 本町ガーデンシティ2F 葛西形成外科，院長

表 1. シミ治療に用いられるレーザー
＜強いレーザー治療と弱いレーザー治療＞

＜強いレーザー治療＞ ・ダウンタイムがあってもよいから，できるだけ少ない回数でシミを取る	・高フルエンスナノ秒 Q スイッチレーザー（Q-Ruby など） ・高フルエンスピコ秒レーザー ・炭酸ガスレーザー/Er:YAG レーザー
＜弱いレーザー治療＞ ・シミは 1 回で取れないが少しずつ改善する ・ダウンタイムのない治療を繰り返して効果を高める	・低フルエンスナノ秒 Q スイッチレーザー（いわゆるレーザートーニング） ・低フルエンスピコ秒レーザー（いわゆるピコトーニング） ・光治療（IPL など） ・ロングパルスレーザー（Alex など）

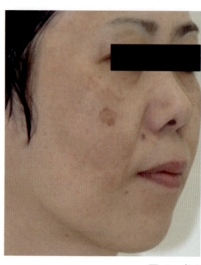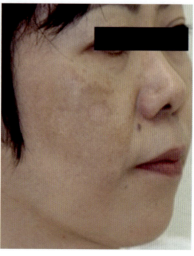

図 1. 老人性色素斑　　　　　　　　　　　　a｜b
a：治療前
b：高フルエンスピコ秒アレキサンドライトレーザー 1 回治療後

囲の熱損傷がさらに少ない Er:YAG レーザーが用いられることもある．

「弱いレーザー治療」は，1 回あたりの効果は小さくても，ダウンタイムのない治療を繰り返すことによって，少しずつ改善度を高めていこうとする治療である．この治療には，古くはロングパルスレーザー（Alex など）や光治療器（IPL など）が用いられていたが，低フルエンスナノ秒 Q スイッチ Nd:YAG レーザーを用いるレーザートーニングや，ピコ秒レーザーを用いるピコトーニングも行われるようになってきている．

各種シミの本質とレーザーの適応

1．老人性色素斑

老人性色素斑は表皮角化細胞の良性腫瘍性変化である．厚みが出てくると脂漏性角化症と呼ばれるが，本質的には同じものである．大きく盛り上がることはあるが，真皮深くまで浸潤することは少なく，基本的に浅い病変である．異常角化細胞は，多くの場合メラニンを豊富に含有しているため，茶色の「シミ」として見える．レーザー光を，このメラニンに吸収させて発生した熱により異常角化細胞を熱壊死させるのが，レーザー治療の原理である．強い光で異常細胞を一気に破壊すれば「強いレーザー治療」になり，1 回で除去できることが多い（図 1）が，術後表皮剝脱の状態になるので上皮化まで約 10 日のガーゼ処置が必要で，それがダウンタイムとなる．また一定期間発赤や炎症後色素沈着（post-inflammatory hyperpigmentation：PIH）をきたしやすい．それに対して，弱い光で表皮剝脱にならない程度の治療を行い，ダウンタイムなく少しの改善を得るというのが「弱い

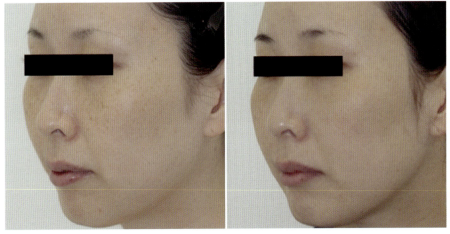

a|b　　図 2. 多発老人性色素斑
　　a：治療前
　　b：低フルエンスピコ秒アレキサンドライトレーザー 5 回治療後

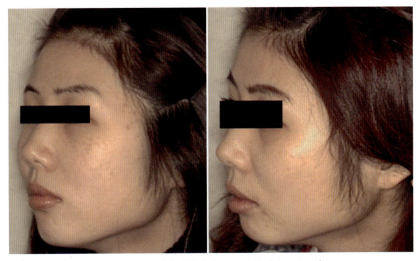

a|b　　図 3. ADM（後天性真皮メラノサイトーシス）
　　a：治療前
　　b：ナノ秒 Q スイッチルビーレーザー 1 回治療後

レーザー治療」である．ダウンタイムなく，発赤や PIH もきたしにくく，1 回当たりの効果は低いものの繰り返せばそれなりに効果が得られる（図 2）ということで，人気が高い．老人性色素斑に対しては，この 2 種類の治療がどちらも可能である．

2．後天性真皮メラノサイトーシス（aquired dermal melanocytosis：ADM）

ADM の本質は，通常メラニンを作らない真皮メラノサイトの異常な活性化である．責任真皮メラノサイトを選択的に破壊する必要があるので，ピークパワーの大きな Q-Ruby などのナノ秒 Q スイッチレーザーの高フルエンスレーザー照射が有効である（図 3）．ピコ秒レーザーの高フルエンス照射でも治療は可能である．責任細胞が真皮深くに存在するため，どんな短パルスレーザーでも低フルエンス照射（トーニング・ピコトーニング）は無効である．また，光治療やロングパルスレーザーでは決して改善は得られないことに注意を要する．

3．雀卵斑

雀卵斑は，小児〜青年期の顔面色素分布の失調状態であり，年齢とともに回復するので，日焼けを

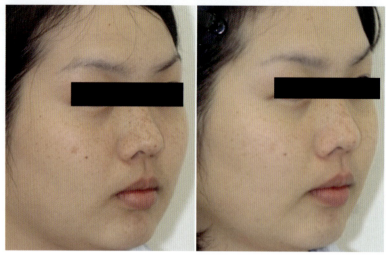

図 4. 雀卵斑
a：治療前
b：低フルエンスピコ秒アレキサンドライトレーザー 1 回治療後

避けて症状の悪化を防ぎながら自然治療を待つのが基本となるが，各種レーザー治療は色調軽減効果がある．弱いレーザー治療で十分効果が得られる(図4)が，強いレーザー治療を施行してもよい．

4．肝　斑

肝斑は，肌のこすりすぎを中心とした刺激過多による慢性炎症性色素沈着状態である．肌をこすらない生活指導を行い，補助的に内服・外用薬を用いる「保存療法」が基本となる(図5)．肝斑に対して低フルエンスナノ秒 Q スイッチ Nd:YAG レーザー治療(レーザートーニング)や低フルエンスピコ秒レーザー治療(ピコトーニング)が有効だという説があるが，根拠がない．おそらく，合併する老人性色素斑が改善しているのを肝斑の改善と誤認していると考えられる．真の肝斑にこれらレーザーを当てた場合には，肝斑の増悪や白斑形成などの重篤な副作用をきたす(図6)リスクがあるので，十分な注意が必要である．

5．炎症後色素沈着(post-inflammatory hyperpigmentation：PIH)

PIH は，熱傷・外傷・レーザー後はもちろん，各種皮膚炎のあとにも生じる．基本的には，原因となる炎症が消退していれば，あとは時間の経過とともに必ず自然消退するので特に治療は要さない(図7)．むしろ，患者が患部を触りすぎたり妙なものを塗ったりしないように注意しながら，何もしないことを徹底させることが重要であり，筆者はこれを積極的無治療と呼んで推奨している．ただ，皮膚の炎症が高度になるとメラニンが真皮に滴落し，それをマクロファージが貪食し，血管周囲などにメラノファージとして停留することがあり(組織学的色素失調状態)，そうなると PIH が長い時間消えないということが起こり得る．その場合は，ナノ秒 Q スイッチレーザーなど真皮病変を破壊するレーザー治療が必要となる．

複数のシミが重なっている場合の考え方

1．老人性色素斑と ADM が合併している場合

どちらもレーザー治療が有効だが，ADM には「弱いレーザー治療」は効果がないことに注意する必要がある．「弱いレーザー治療」を繰り返していると，老人性色素斑ばかりが減って，ADM がまったく取れずに残ることになる．思いきって「強いレーザー治療」を施行したほうがよい．

2．肝斑と老人性色素斑(または ADM)が合併している場合

老人性色素斑・ADM はレーザーが有効だが，必然的に合併する肝斑にレーザーが当たることになるので肝斑の増悪や副作用が出やすい．できれば保存的治療で肝斑を改善させてからレーザー治

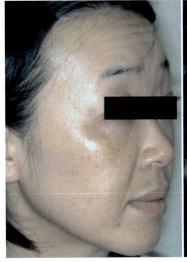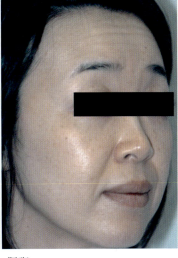

図 5. 肝斑
a：治療前
b：保存的治療 7 か月後（レーザー治療は行っていない）

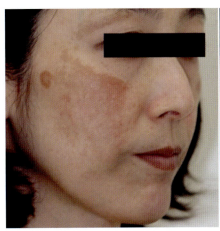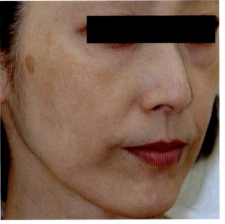

図 6. 不適切なレーザートーニングによる肝斑増悪
a：他院でレーザートーニングを 5 回受けてシミが増悪したと言い，来院した．肝斑と老人性色素斑が濃くなり一部まだら状に白斑を形成している．
b：当院で保存的治療を 4 か月行い改善したが，まだ残っている．

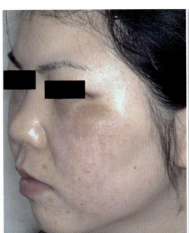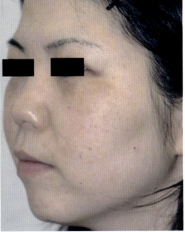

図 7. すり傷による外傷性色素沈着
a：治療前
b：無治療（積極的無治療）4 か月後

表 2. 各種シミに対するレーザーの適応

	強いレーザー	弱いレーザー
老人性色素斑	◎	○
ADM	◎	×
雀卵斑	◎	○
肝斑	×	×
PIH	×	×

療を行ったほうが安全である.

考　察

　シミは,複数の異なる疾患の集合体である.すべての病変について,正確な診断を下して適切な治療を施せば,確実に改善させることができる.

　肝斑に対して,低フルエンスナノ秒Qスイッチ Nd:YAG レーザー治療(レーザートーニング)が有効であるという意見があるが,学会や論文で提示されている写真をよく見ると,肝斑が改善しているのではなく,合併する老人性色素斑が改善しているものがほとんどである.そもそも初めの診断に問題がある.多発老人性色素斑を肝斑と誤認しているのである.低フルエンスピコ秒レーザー治療(ピコトーニング)もまったく同様の問題がある.診断が重要である.

　「強いレーザー治療」を行った場合に,レーザー後の一時的 PIH に見舞われ,悩まされることがある.ただ,一定以上の濃さと厚みを持った完成されたシミを完全に破壊した場合には,それなりの組織破壊が起きて一定期間 PIH が残ることは避けられない.患部を刺激しないようにして待っていれば半年もかからずに消退するのだが,無理に早く消退させようとして,例えばトレチノインやハイドロキノンなどを外用して,効果があればよいのだが,刺激で炎症が再燃して PIH が増悪することもある.静かにしていれば消えていくのがわかっている物に対してあえて危険を犯す治療を行

うのはいかがなものか.あるいは,レーザー後の PIH が怖いから「強いレーザー治療」を行わずに「弱いレーザー治療」に逃げるという考え方も,よく目にする.確かに安全性の高い治療方針だが,回数がかかるうえに,色素が薄くなると,薄くなったシミはレーザーに反応しにくくなるので,なかなか完全に取れないという決定的な問題点がある.「強いレーザー治療」で一発で決めるという勇気も必要だと思う.

　PIH が少ないレーザー治療がよいレーザー治療だという意見を耳にする.たしかに PIH は必要以上に出さないほうがよいし,できれば出てほしくない現象だが,一定以上の完成されたシミを破壊した場合には,組織破壊が大きくなるので PIH の発生はある程度避けられない.PIH が起きてしまっても,慌てず騒がず消退を待つということでよいのではないだろうか.それよりも確実に完全にシミを取るということに注力してよいのではないかと考える.

まとめ

　シミの治療は診断が重要である.正しい診断をつけたうえで,それぞれのシミに合う特性のレーザー(表2)を使用して治療すれば必ず好結果が得られる.

文　献

1) 葛西健一郎:各論.シミの治療第2版(葛西健一郎著).文光堂,pp. 15-184,2015.
2) 葛西健一郎:各論.Qスイッチルビーレーザー治療入門(葛西健一郎著).文光堂,pp. 35-161,2008.
3) 葛西健一郎:SK.炭酸ガスレーザー治療入門第2版(葛西健一郎著).文光堂,pp. 60-73,2021.

◆特集/皮膚科アンチエイジング外来
Ⅲ．治療，各論
肝斑治療 ①
―私はこうしている―

上中智香子*

Key words：肝斑(melasma)，メラニン(melanin)，メラノサイト(melanocyte)

Abstract 肝斑の治療法は，薬物療法や機器を用いた治療など多岐にわたるものの保険適用外治療である．肝斑の病因には，スキンタイプ，人種，太陽光線，女性ホルモン，化粧品や薬剤性などが挙げられる．治療前の診断と病因，色素斑の重症度を判定し，まずは遮光とスキンケアの徹底が重要である．

　第1選択の治療は美白薬の外用や内服治療であり，機器を用いた治療は，十分効果の得られない場合に併用療法として行うとされている．また，治療効果と副作用の確認目的として，視診や，ダーモスコピー，肌画像解析装置といった写真撮影などで，メラニンの分布や脱色素斑の有無，真皮内血管の状態を治療前後で検討する．なお，肝斑は再発性難治性疾患のため，出来るだけ副作用の少ない，患者の病態やニーズに沿った治療方法を選択する．

はじめに

　肝斑(melasma)は，主に30代以降の女性において，顔面露光部に左右対称性に生じる再発性の後天性斑状色素沈着症である．肝斑の病因には，スキンタイプ，人種，太陽光線，女性ホルモン，化粧品や薬剤性などが挙げられる[1]．

　肝斑の治療法は，薬物療法や機器を用いた治療など多岐にわたるものの保険適用外治療である．また，一旦色素斑が消失しても，上記の病因により再発しやすいため，出来るだけ副作用の少ない，患者の病態やニーズに沿った治療方法を選択する．

肝斑の治療；スキンケア

　肝斑治療ではスキンケアが最も重要で，遮光，保湿，摩擦などの肌への刺激を防ぐ，皮膚の清潔などが挙げられる．

---

* Chikako KAMINAKA，〒649-6414 紀の川市打田1282　公立那賀病院皮膚科，科長

1．遮　光

　肝斑の病理組織学的所見では慢性の紫外線障害を認め[2]，夏季に症状が悪化するため，遮光が最も重要である．ノンケミカルの刺激の少ない，可視光線を含めた広域波長を遮断するサンスクリーン剤を適切に用い，日傘などといった物理的な遮光も十分行うことが望ましいとされている[1]．

2．保　湿

　肝斑では角層が菲薄化し角層のバリア機能不全があり[3]，皮膚が乾燥しやすいため，保湿剤などでの保湿を十分に行うよう勧める．ただし，保湿を行う場合でも，化粧水の叩き込みは避け，コットンを用いる場合も肌をこするような摩擦は避けるように指導する．洗顔時の摩擦も皮膚への刺激や炎症に繋がるので，過度の洗顔は避けるように指導する．なお，スクラブ洗顔や剃毛により摩擦が生じ，角層・皮脂除去に偏りすぎて乾燥させる場合があり，中止するよう勧める．

表 1. 美白外用薬と主な作用機序
（太字は肝斑における代表的な美白外用薬）

	メラニン合成前 色素細胞への情報伝達抑制	メラニン合成 チロシナーゼ活性抑制	メラニン合成後 メラノソーム輸送阻害	メラニン排出促進	その他 機序など
ハイドロキノン		○			色素細胞に対する細胞毒性
アルブチン		○			
ルシノール® (4-n-butylresorcinol)		○			
コウジ酸		○			
エラグ酸		○			
アゼライン酸		○			
ビタミンC(アスコルビン酸)誘導体		○			メラニン還元作用
システアミン		○			抗酸化・還元作用
甘草エキス		○			
オウゴンエキス		○	○		
ビタミンE (トコフェロール)		○			抗酸化作用
マグノリグナン® (5,5'-dipropyl-biphenyl-2,2'-diol)		○			
グルタチオン		○			
ロドデノール® (ロドデンドロール)		○			色素細胞に対する細胞毒性
リノール酸		○		○	
トレチノイン (レチノイン酸)				○	
α-ヒドロキシ酸		○		○	
アデノシン―リン酸ナトリウム				○	
カモミラ ET (カミツレエキス)	○				
トラネキサム酸	○				・表皮におけるプラスミン活性の抑制 ・メラニン合成抑制 ・色素細胞の増殖抑制 ・抗炎症作用
ニコチン酸アミド (ナイアシンアミド)			○		

肝斑における美白外用薬療法

　肝斑には様々な美白外用薬があり，その作用機序は，メラニン合成の前段階，メラニン合成段階，メラニン合成の後段階に作用し，表皮の色素沈着を改善させる．① 色素細胞への情報伝達抑制(メラニン合成前)，② メラニン生成に関わる酵素であるチロシナーゼの活性抑制(メラニン合成)，③ メラノソームの色素細胞から表皮細胞への輸送阻害(メラニン合成後)，④ 表皮細胞のターンオーバー促進によるメラニン排出促進(メラニン合成後)などが考えられている[4]．外用療法は，全身作用がなく，機器を用いず簡便な治療方法であるが，接触皮膚炎を含めた副作用について注意が必要である．代表的な美白外用薬および主な作用機序を表1に示す．

1．ハイドロキノン

ハイドロキノンは，チロシナーゼの拮抗阻害などにより最も強力な美白作用を示す．副作用は一時刺激や接触皮膚炎があり，また染毛剤に使用されるパラフェニレンジアミンとの交差感作の報告があり，使用前に染毛剤による接触皮膚炎の既往について確認が必要とされている[5]．その他，白皮症，尋常性白斑，組織褐変症（斑状褐色色素沈着）などがある．この副作用は，特に高濃度のハイドロキノンを長期連続使用した場合や日光曝露が原因として挙げられる．このため，必ず遮光対策を行い，濃度2～4%の外用薬を2～3か月のサイクルで使用し，次の3か月は休薬するなどの工夫と，治療効果がない場合は中止を検討する必要がある．なお，ハイドロキノンは安全性が確立していないため，妊婦・産婦・授乳婦には用いないようにする．

2．トレチノイン（レチノイン酸）[6]

トレチノインは，角化細胞のターンオーバー促進により，メラニン色素が排泄促進され美白作用を示す．副作用として，紅斑，落屑といった皮膚炎と耐性獲得が挙げられる．この皮膚剝離作用は個人差があるが，特に肝斑患者には刺激を回避する必要があるため，低濃度の製剤を用い隔日使用から始め，保湿剤を併用するよう指導する．また使用期間は，トレチノイン耐性の問題から最長で2か月程度とし，1～2か月程度の休薬期間を置くとされている．なお，トレチノインには催奇形性の問題があり，妊婦・産婦・授乳婦には用いないようにする．

3．海外における第1選択の肝斑治療

海外における第1選択の肝斑治療は，food and drug administration（FDA）認可があるトリプルコンビネーションクリーム（4%ハイドロキノン，0.05%トレチノイン，副腎皮質ステロイドである0.01%フルオシノロンアセトニドの合剤）による外用療法である[1]．この副腎皮質ステロイド外用薬の抗炎症作用により，トレチノインの副作用を回避できるとされる．しかしながら，副腎皮質ステロイドによる皮膚萎縮などの新たな副作用が出現する危険性があるため，医師の管理下で使用が勧められる．

4．ビタミンC誘導体

ビタミンC（アスコルビン酸）は水溶性・油溶性・両親媒性に分類され，両親媒性の誘導体が浸透力に優れているとされる．ビタミンCの作用としては，メラニン合成阻害作用（表1）以外に，抗酸化作用により活性酸素の抑制がある．また，ビタミンC誘導体は，医薬部外品では3%以下の濃度規制があるが，化粧品では濃度規制がなく，高濃度になると被刺激性があり注意を要する．

5．トラネキサム酸

トラネキサム酸には，色素細胞に対して直接的な作用や抗プラスミン作用を介したメラニン産生抑制作用（表1）以外に，プロスタグランディン産生を阻害することによって抗炎症作用をもつ[1]．被刺激性はほとんどなく安全性は高いが，ビタミンCと同様に薬剤濃度については2～5%と一定でないため，最適濃度などの解明が必要である．

肝斑における美白薬内服療法

肝斑における内服療法としては，前述したトラネキサム酸やビタミンC，ビタミンE，L-システイン，グルタチオン（表1）などの内服療法がある．

1．トラネキサム酸の内服療法

1979年の高用量トラネキサム酸（1,500 mg）内服試験では，肝斑12例中11例に有効とされ[7]，また，2007年のトラネキサム酸（750 mg），ビタミンC，L-システインの合剤（8週間投与）の内服試験では肝斑116例中60.6%が改善以上とされた[8]．2016年の海外でのトラネキサム酸（500 mg）の後ろ向き解析でも，肝斑の561例中89.7%が改善を示している[9]．

2．治療における注意点・問題点

トラネキサム酸内服の注意点として抗線溶作用があるため，既往歴や内服歴，嗜好歴の聴取や投与前の血液検査を行うことが望ましいとされる[1]．治療の禁忌・注意事項には，腎不全，トロ

ンビン(禁忌薬)・抗凝固薬・抗血小板薬の内服歴,経口避妊薬やホルモン補充療法といった静脈血栓塞栓症のリスクがある治療歴, および脳卒中などの動静脈血栓塞栓性疾患の既往が含まれる. 低用量では副作用である血栓塞栓症は稀であり, 最も一般的な副作用は軽度な胃腸障害と月経不順などである. なお, 最近のCOVID-19感染症の既往, 喫煙, 下腿静脈瘤, 脂質異常症や動脈硬化症の基礎疾患を有する患者も血栓症のリスクが高いことを考えると, 内服を控えるほうが望ましい[10].

このように低用量トラネキサム酸(500〜750 mg)でも有効で, 禁忌・注意事項に該当しなければ重篤な副作用は認めなかったため, 本合剤は肝斑に対する一般用医薬品として販売されている.

しかしながら, 問題点は再発率が27.2〜72%と, ほかの治療方法と同様に治療中止により再燃し, 特に重症例で再発率が高いとされている[1)9)]. また, 2か月以上の安全性は確立されておらず, 色素斑が軽快する冬季は休薬するといった, 休薬期間を設けることが望ましい.

機器を用いた治療

1. ケミカルピーリング

ケミカルピーリングは特殊な機器を必要とせず, 医師の管理下で施行する簡便な治療方法である. 肝斑に対するケミカルピーリングの作用機序は, 表皮のターンオーバーが促され, 早期にメラニンが排出される作用や, グリコール酸においてはチロシナーゼ活性抑制が報告されている[11]. 使用する試薬は, 最浅層から浅層ピーリングである20〜35%グリコール酸や乳酸といったα-ヒドロキシ酸, もしくは最浅層ピーリングである30%サリチル酸マクロゴールが比較的安全に使用できる. その他の試薬としては, 刺激の少ないフィチン酸やアミノ酸, レチノイン酸, リポヒドロキシ酸がよいとされている[1]. 治療間隔は, 2週間〜1か月間とし, 約5回の施術で最初の効果判定を行い, 治療方針を見直す. 治療前のレチノイド外用は, 炎症後色素沈着といった副作用を予防する効果が

あるが, 薬剤の過度な浸透を回避するため, ピーリングの1週間前より中止したほうがよい. 施術前後のスキンケア, 美白薬の外用・内服療法, イオン導入といった機器を用いた治療を, 個々の症例に応じて併用療法として選択することで, 治療効果が高まる. なお, 本治療は角層剥離作用があり, スキンタイプの高い患者には夏季に施術を避けることが望ましい.

2. 機器を用いた治療；注入療法・マイクロニードル・イオン導入

内服療法の副作用が懸念される場合は, 美白薬の注入療法・マイクロニードル・イオン導入が用いられている. トラネキサム酸の注入療法については, 形成外科診療ガイドラインで内服療法と同様に有効とされている[12]. 外用単独療法より治療効果はよいものの, ほかの機器を用いた治療と同様に皮膚障害(疼痛, 瘙痒, 脱色素斑)の危険性がある[1].

3. 機器を用いた治療；レーザー・光治療・双極型高周波

肝斑は, メラノサイトが活性化している病態のため, 従来のQスイッチRubyレーザー治療では炎症後色素沈着が発生し, 色素病変が増強することから禁忌とされていた[13]. 最近では, 低フルエンスQスイッチやピコ秒1,064 nm Nd:YAGレーザー(レーザートーニング)や, 光治療, 双極型高周波治療の有効性について報告がある[1]. しかしながら, 美容医療診療指針では, 脱色素斑の発生といった副作用に挙げられており, 保存的治療で十分効果の得られない場合に併用治療として行うとされている[14].

特に, 諸外国における低フルエンスQスイッチ1,064 nm Nd:YAGレーザーによる脱色素斑の報告は, energy fluence 3.0 J/cm^{2}以上や10 Hzと高値の設定, 過剰なパス数といった熱影響によるものや, また施術回数(6〜10回を超える回数)や施術間隔(1週間間隔)も関与があり, 照射設定によってはメラノサイトを破壊する危険性がある[15]. 照射設定以外に, スキンタイプの高い患者

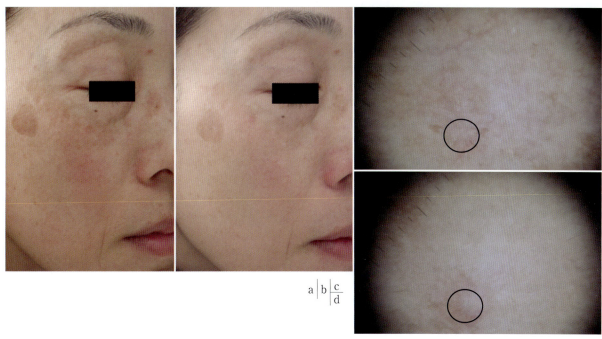

図 1. 症例1：肝斑中等症（40代，女性）．レーザートーニングの著効症例
 a：治療前　　b：10回治療終了1か月後　　c：右頬部の生検部ダーモスコピー像；治療前
 d：右頬部の生検部ダーモスコピー像；10回治療終了1か月後（○印は生検部位）

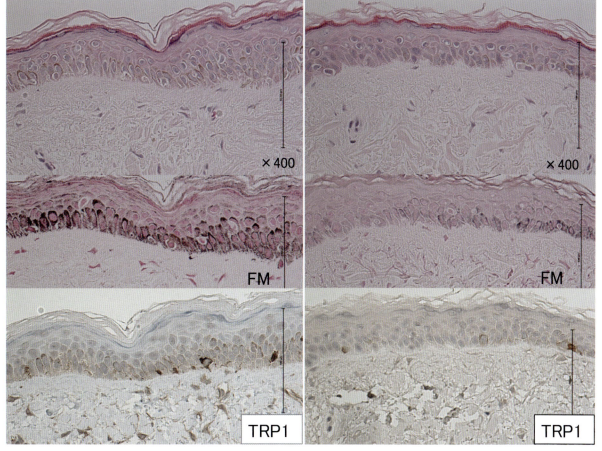

図 2. 症例1：肝斑中等症（40代，女性）．レーザートーニングの著効症例の病理組織像
　表皮の厚さは薄く，表皮基底層から上層にかけてメラニン沈着を認めるが，治療後には真皮上層の血管数や血管径，表皮のメラニン量は減少した．また，治療後には活性化メラノサイト数が減少した．
　a：治療前；上から HE 染色，フォンタナマッソン（以下，FM）染色，TRP1 抗体（以下，TRP1）染色（×400倍）
　b：治療後（×400倍）

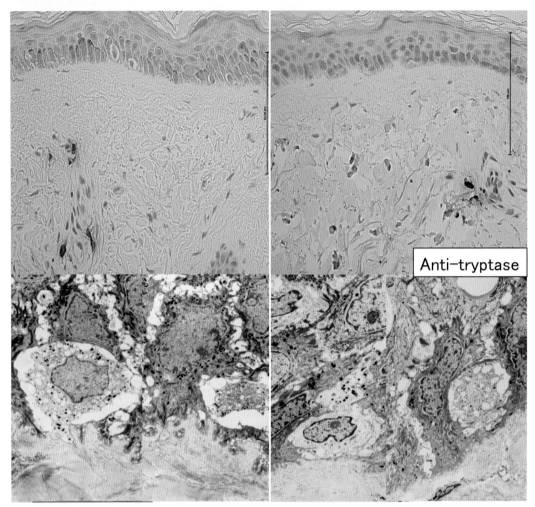

図 3. 症例 1：肝斑中等症（40 代，女性）著効例の Anti-tryptase 染色と電子顕微鏡学的所見　a | b
治療後にはマスト細胞数は減少し，電子顕微鏡学的所見では，第Ⅳ期メラノソームの減少と，一部幼若したメラノサイトを認めた．
a：治療前；上から Anti-tryptase 染色（×400 倍）と電子顕微鏡学的所見（×3,000 倍）
b：治療後

は，色素異常の発生率が高く（10〜11.9％），治療を控えたほうがよい[15]．

ここで，レーザートーニングの有効性について，著効と無効症例を比較した病理組織学的所見を示す[16]（図 1〜3）．照射方法としては，頬部片側に対して，MedLite C6（HOYA ConBio 社製）を用い，energy fluence 2.0〜2.5 J/cm^2，3 パス中空照射の設定にて，1 週間間隔で計 10 回照射した．HE 染色にて真皮上層における血管径・血管数を測定し，フォンタナマッソン染色を用いて，表皮内メラニン量，真皮内メラノファージ数を測定した．また，免疫組織化学的検討として，抗チロシナーゼ関連蛋白（TRP1）抗体を用いて活性化メラノサイト数を，抗トリプターゼ抗体を用いてマスト細胞数を測定した．電子顕微鏡学的検討として，メラノソーム数の測定と Stage 分類（Ⅰ〜Ⅳ期）を施行した．なお，本研究は，和歌山県立医科大学の倫理委員会の許可を得ている．肝斑の著効例では，治療後に真皮上層毛細血管の増生を抑制し，表皮メラニン量を減少させた．なお，電顕ではメラノサイト数の減少や破壊はなく，第Ⅳ期メラノソーム数が減少した．一方無効例では，治療

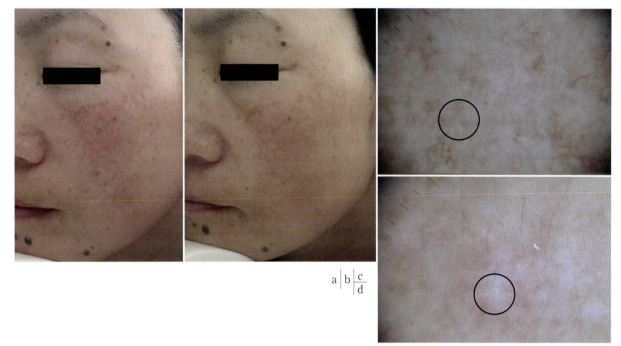

図 4. 症例2：肝斑重症(毛細血管拡張が顕著な炎症型)(40代，女性)．レーザートーニングの無効症例
a：治療前　　b：10回治療終了1か月後　　c：左頰部の生検部ダーモスコピー像；治療前
d：左頰部の生検部ダーモスコピー像；10回治療終了1か月後(〇印は生検部位)

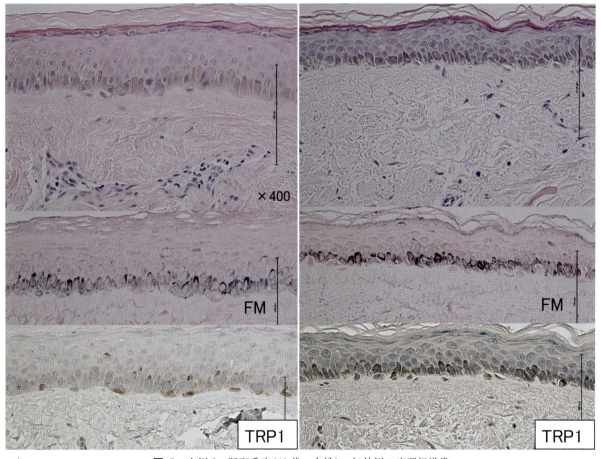

図 5. 症例2：肝斑重症(40代，女性)．無効例の病理組織像
　HE染色では治療前は，著効例と比較して著明な真皮上層の毛細血管拡張を認めた．なお，治療後にメラニン量・活性化メラノサイト数の減少を認めなかった．
　a：治療前：上からHE染色，フォンタナマッソン(以下，FM)染色，TRP1抗体(以下，TRP1)染色(×400倍)
　b：治療後(×400倍)

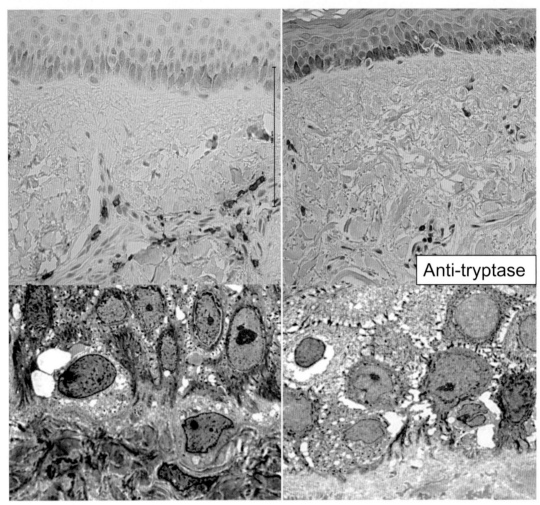

図 6. 症例 2：肝斑重症(40 代，女性)無効例の Anti-tryptase 染色と電子顕微鏡学的所見
無効症例では，治療前は，著効例と比較してマスト細胞数の増加を認めた．また，電子顕微鏡学的所見では，治療前に第Ⅱ期メラノソームの増加を示し，治療後には第Ⅳ期メラノソームの増加を示した．
a：治療前：上から Anti-tryptase 染色(×400 倍)と電子顕微鏡学的所見(×3,000 倍)
b：治療後

前は病理組織学的に真皮上層の血管増生や肥満細胞の増多が著明で，治療後に表皮メラニン量や第Ⅳ期メラノソーム数も減少しなかった(図 4～6)．このことから，毛細血管拡張の顕著な炎症型の肝斑では，レーザートーニングの効果が乏しく，抗炎症作用と血管病変に効果のある治療方法が勧められる．

終わりに

肝斑治療は，治療前の診断と病因，色素斑の重症度を判定し，まずは遮光とスキンケアの徹底が重要である．また，治療効果と副作用の確認目的として，視診や，ダーモスコピー，肌画像解析装置といった写真撮影などで，メラニンの分布や脱色素斑の有無，真皮内血管の状態を治療前後で検討し，患者の病態に応じた治療方法を選択する．

利益相反の開示

謝辞：和歌山県立医科大学寄附講座光学的美容皮膚科講座は，(株)ジェイメックの寄附金にて支援されている．

参考文献

1) Mahajan VK, et al：Medical therapies for melasma. *J Cosmet Dermatol*, **21**：3707-3728, 2022.

2) Kang WH, et al：Melasma：histopathological characteristics in 56 Korean patients. *Br J Dermatol*, **146**：228-237, 2002.

3) Lee DJ, et al：Defective barrier function in melasma skin. *J Eur Acad Dermatol Venereol*, **26**：1533-1537, 2012.

4) 須賀 康：2 外用によるシミ治療（美白剤について），特集シミ. *Bella Pelle*, **2**：20-23, 2017.

5) 関東裕美：シミの予防と治療（2），11 シミと白斑 最新診療ガイド，皮膚科臨床アセット（市橋正光ほか編）. 中山書店, pp. 50-54, 2012.

6) 吉村浩太郎：トレチノイン療法. *Aesthet Dermatol*, **19**：11-20, 2009.

7) Sadako N：Treatment of melasma with tranexamic acid. *Clin Rep*, **13**：3129-3131, 1979.

8) 川島 眞ほか：肝斑に対する DH-4243（トラネキサム酸配合経口薬）の多施設共同無作為化比較試験. 臨床皮膚, **61**：735-743, 2007.

9) Lee HC, et al：Oral tranexamic acid（TA）in the treatment of melasma：a retrospective analysis. *J Am Acad Dermatol*, **75**：385-392, 2016.

10) Kim KM, et al：The uses of tranexamic acid in dermatology：a review. *Int J Dermatol*, **62**：589-598, 2023.

11) 古川福実ほか：日本皮膚科学会ケミカルピーリングガイドライン（改訂第 3 版）. 日皮会誌, **118**：347-355, 2008.

12) 吉村浩太郎ほか：第Ⅱ編母斑・色素性疾患診療ガイドライン, 6 章色素斑. 形成外科診療ガイドライン 2021 年版（大城貴史編）. 金原出版, pp. 156, 2021.

13) Taylor CR, et al：Ineffective treatment of refractory melasma and postinflammatory hyperpigmentation by Q-switched ruby laser. *J Dermatol Surg Oncol*, **20**：592-597, 1994.

14) 美容医療診療指針（令和 3 年度改訂版）. 日美外報, **44**：24(92)-27(95), 2022.

15) Lee YS, et al：The Low-Fluence Q-Switched Nd:YAG Laser Treatment for Melasma：A Systematic Review. *Medicina（Kaunas）*, **58**(7)：936, 2022.

16) Kaminaka C, et al：The clinical and histological effect of a low-fluence Q-switched 1,064-nm neodymium：yttrium-aluminum-garnet laser for the treatment of melasma and solar lentigenes in asians：prospective, randomized, and split-face comparative study. *Dermatol Surg*, **43**：1120-1133, 2017.

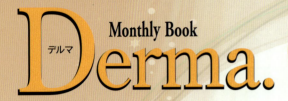

Monthly Book Derma. No.348 2024年6月増刊号

好評

達人が教える!
"あと一歩"を
スッキリ治す
皮膚科診療
テクニック

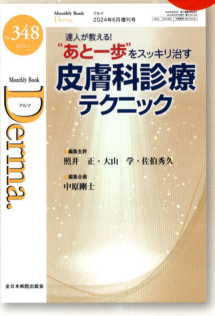

編集企画：中原剛士
　　　　　（九州大学教授）

定価 6,490円（本体 5,900円＋税）　B5判・246ページ

治りきらない皮膚疾患の治療方針に迷ったとき、
スッキリ治すための「コツ」や「ヒント」をまとめました。
日常診療で困ったときに読み返したい必携の1冊です!

詳細は
こちらへ!

Contents

- アトピー性皮膚炎の外用治療の"あと一歩"
- 新規全身治療薬でも難治なアトピー性皮膚炎治療の"あと一歩"
- しつこい手湿疹治療の"あと一歩"
- しつこい頭部脂漏性皮膚炎治療の"あと一歩"
- 皮膚瘙痒症 治療と指導の"あと一歩"
- スッキリしない蕁麻疹治療の"あと一歩"
- 遺伝性血管性浮腫 診断と治療の"あと一歩"
- 被疑薬の特定が難しい薬疹治療の"あと一歩"
- 酒皶治療の"あと一歩"：赤みをどうする？
- 虫刺症 原因の特定や患者説明，治療の"あと一歩"
- しつこい疥癬治療の"あと一歩"
- 難治性尋常性疣贅の"あと一歩"
- 爪白癬 完全治癒への"あと一歩"
- JAK阻害薬使用中のヘルペス感染症 その対策の"あと一歩"
- 伝染性軟属腫治療の"あと一歩"
- 繰り返す蜂窩織炎治療の"あと一歩"
- 非結核性抗酸菌症治療の"あと一歩"
- 円形脱毛症治療の"あと一歩"―病期別治療攻略法―
- サルコイドーシス 皮膚症状治療の"あと一歩"
- 繰り返すうっ滞性潰瘍の治療・処置の"あと一歩"
- 膠原病 皮膚症状に対する治療の"あと一歩"
- 菌状息肉症治療の"あと一歩"
- 難治性水疱性類天疱瘡治療の"あと一歩"
- 天疱瘡治療の"あと一歩"
- コロナ感染・コロナワクチン接種後の皮膚疾患 こじれた場合の"あと一歩"
- 繰り返す結節性紅斑治療の"あと一歩"
- 繰り返す胼胝・鶏眼治療の"あと一歩"
- 痤瘡瘢痕治療の"あと一歩"

全日本病院出版会
〒113-0033 東京都文京区本郷 3-16-4　Tel：03-5689-5989
www.zenniti.com　　　　　　　　　　　　 Fax：03-5689-8030

◆特集／皮膚科アンチエイジング外来
Ⅲ．治療，各論
肝斑診療 ②
—私はこうしている—

秋田浩孝*

Key words：肝斑（melasma），薬物療法（drug therapy），レーザー治療（laser treatment），intense pulsed light 治療

Abstract 肝斑は，主に 30〜50 歳代女性の顔面に生じる難治性の色素斑である．従来，ビタミン C やトラネキサム酸内服など保存的治療が主体であったが，Q スイッチやピコ秒レーザーによるトーニング治療といった機器を用いた治療も行われるようになりつつあるが，色素増強，色素脱失，中止すると再燃するなどの副作用的な反応も報告されている．Q スイッチレーザーによるトーニング治療も含め，肝斑に対する薬物療法と機器を用いた治療の適応と注意点，問題点を中心に解説したいと思う．

はじめに

肝斑は，主に 30〜50 歳代女性の顔面に生じる難治性の色素斑である．紫外線曝露（夏季に増悪，冬季に軽減），性ホルモンや副腎皮質ホルモンの異常（妊娠性肝斑や子宮性肝斑の誘発，17β 型エストラジオールの高値など），その他（避妊薬，抗痙攣薬などの薬剤，慢性過刺激性バリア破壊による色素沈着，精神的ストレス，その他）など多因子が関与している．

治療は従来，ビタミン C やトラネキサム酸内服など保存的治療が主体であったが[1〜3]，Q スイッチ[4,5]やピコ秒レーザー[6,7]などの機器を用いた治療も行われるようになりつつある．

肝斑に対する薬物療法と機器を用いた治療の適応と注意点，問題点を中心に解説したいと思う．

肝斑の臨床症状

境界明瞭な淡褐色斑が顔面，特に額，頬，頬骨部，口囲に左右対称性にみられ，眼周囲が抜けるのが特徴であり，老人性色素斑や後天性真皮メラノーシス（両側性後天性太田母斑様色素斑）と併存することも多くみられる．軽症の場合，頬の色素斑は明らかではなく，頬骨部に沿って線状，弓状にみられる（図 1）．

肝斑の分類・病理組織学的所見

病理組織学的に，表皮型（表皮にメラニン過多がみられる），または混合型（表皮のメラニン過多に加え，真皮のメラノファージによるメラニン沈着が目立つ）に分けることもできる．従来の真皮型は，免疫組織染色の解析により後天性真皮メラノーシスであると現在は考えられている．

表皮ケラチノサイトの増殖はみられず，成熟したメラノソームが充満した樹枝状突起の発達を伴うメラノサイトの活性化状態を特徴とする．

肝斑に対する治療法

1．顔面色素斑の診断を的確に行う

良性の顔面色素斑（シミ）で治療対象となる疾患として，老人性色素斑，後天性真皮メラノーシス（両側性後天性太田母斑様色素斑），肝斑，雀卵斑が多い．これらの色素性疾患は単独で存在する場合もあれば，混在することも多い．

---

* Hirotaka AKITA，〒454-8509　名古屋市中川区尾頭橋 3-6-10　藤田医科大学ばんたね病院皮膚科，准教授

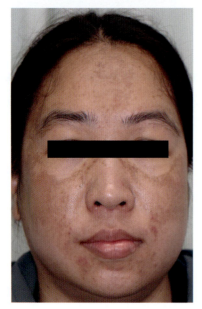

図 1. 典型的な肝斑の臨床像
境界明瞭な淡褐色斑が顔面，特に額，頬，頬骨部，口囲に左右対称性にみられ，眼周囲が抜けるのが特徴

2．治療のゴール

肝斑は寛解，再燃を繰り返し，根治が困難なことが多い．そのため色素斑を改善させた状態を可能な限りコントロールすることが重要と考える．患者にも完治を目指す治療ではなく色素斑をいかによい状態で維持することが大切かを初回に説明をすることが重要と考える．

3．発症因子の確認

紫外線曝露(夏季に増悪，冬季に軽減)，性ホルモンや副腎皮質ホルモンの異常(妊娠性肝斑や子宮性肝斑の誘発，17β型エストラジオールの高値など)，その他(避妊薬，抗痙攣薬などの薬剤，慢性過刺激性バリア破壊による色素沈着，精神的ストレス，その他)など多因子が関与している．これらの発症・悪化因子を確認することが大切である．

4．生活指導

生活指導としては，① 紫外線曝露を避けること，② 慢性過刺激性バリア破壊による色素沈着を避けることが重要である．帽子や日傘，UVB/UVAの両者を遮光するサンスクリーン剤の使用，化粧や洗顔の際などに過度の刺激を与えないことを指導する．

5．治療の考え方

治療方針としては本症の機序を考慮し，① メラニン産生を抑制する治療(トラネキサム酸内服，ハイドロキノン製剤などの各種美白外用剤)，② 産生されたメラニンを淡色化する治療(ビタミンCやトラネキサム酸を用いたイオン導入・外用など)，③ メラニン排出を促進する治療(トレチノイン外用，各種ケミカルピーリング)が主体となっている．しかし有効性の高いトラネキサム酸内服も中止すると再燃傾向が強い．

6．全身療法

トラネキサム酸，ビタミンC，ビタミンEの内服があり併用されることが多い[1)~3)]．特にトラネキサム酸は多施設共同オープン試験データでも有効性が高く処方頻度が高い[2)]．またトラネキサム酸は止血薬であるため，血中コレステロール値，動脈硬化，血栓や梗塞病変の有無を確認しつつ使用する．

処方例としてシナール(200 mg)：3錠，分3，毎食後，およびトランサミンカプセル(250 mg：保険適用外)3~6カプセル，分3，毎食後で処方されていることが多い．

7．外用療法など

ハイドロキノンは有効性が高い[8)]が，高濃度のものを長期連続使用した場合の日光曝露による色素沈着に注意し，漫然と長期使用しないことが推奨される．また接触皮膚炎や紅斑反応などの刺激反応を生じることもあり，最初は一部分を試してから全体に使用するとよい．ハイドロキノンの酸化によるベンゾキノンは刺激が強いので，純度の悪い原料を用いた製品や酸化・劣化(茶色く着色)したものを使用すべきではない．処方例としてはハイドロキノン(1.9~5%，クリーム，液，ジェル，スティック)：1日1回(使用する製剤・濃度(1.9%や2%など)によっては2回)，塗布(保険適用外)を使用することが多い．

また近年はトラネキサム酸配合クリームなども存在し，ハイドロキノンに接触/刺激皮膚炎を生じる場合などに使用することも有用である．またレチノイド外用，ケミカルピーリングも有効であ

るが，炎症により色素沈着が増強することがある．

8．機器を用いた治療

以前より禁忌であるレーザー治療に関し，Q-スイッチ Nd:YAG レーザー(1,064 nm)やピコ秒レーザーを低出力で用いるレーザートーニング治療が報告[4)~7)]され有効性もあるが，脱色素斑や肝斑本来の色調が悪化する症例もあり，安易に施術しないことである[9)10)]．

a）色素斑に対する Q スイッチレーザー治療（通常の設定）と IPL との違い

Q スイッチレーザーで使用されるパルス幅は，メラノソームの熱緩和時間より短いナノ秒の単位で発振されるため，照射部位の表皮基底層全体に熱が伝わりながらメラノソーム自体が破壊・変性される．照射直後に照射部位の色調が白く変化する強さで照射をする(intermediate whitening phenomenon)．照射部位に生じた痂皮形成が治療約 10 日前後で脱落する．痂皮が脱落するまでの期間はガーゼ保護などをして隠していることが多く，整容面で気にされる患者も多い．治療後約 1 か月以内に，約半数程度の症例で後述するような炎症後色素沈着(post-inflammatory hyperpigmentation：PIH)を生じるが，数か月～半年程度で消失することがほとんどである．

また近年，ピコ秒レーザー機器の有効性が確認されてきている．パルス幅がナノ秒よりも長くなると光熱的作用が強かったが，ナノ秒よりも短くなると光音響的作用が強くなる．この光音響的作用はターゲットになる物質に対し閉じ込められた応力による衝撃波(急激な熱膨張による音響効果)による破壊反応である．光の吸収による熱影響が小さくなることにより色依存性が低下する．メラノソームに封じ込める時間(応力緩和時間)は 500 ピコ秒程度といわれている．そのため刺青などの治療において劇的に治療効果が改善されたことを機会に色素斑の治療にも応用されてきている．また老人性色素斑に対し Q スイッチレーザー照射とピコ秒レーザー照射における病理組織ならびに電子顕微鏡所見においても違いがみられ興味深い論文も存在する[11)]．

一方，IPL 機器で使用されるパルス幅はミリ秒であるため，メラノソームを豊富に持つメラニンと表皮細胞に強い熱損傷を与えてマイクロクラストを形成し，その排出とともに色素性病変の改善を得る．つまりメラノソーム自体を破壊する治療ではない．IPL 治療では照射直後に照射部位の色調が濃く変化する強さで照射をする．この反応が確認できないと十分な効果は得られない．照射部位には，マイクロクラストが形成され，約 1 週間程度で剥がれ落ちる．マイクロクラストは Q スイッチレーザー治療で生じる痂皮に比べて目立ちにくいため治療後の整容面を気にする患者に好まれる．治療回数は 3～5 回程度を要することが多く残存することも多い．IPL では炎症後色素沈着の発症を非常に低率に抑えることが可能と言われている．

b）肝斑に対するレーザー治療が禁忌の理由

肝斑に対し以前より老人性色素斑や雀卵斑などの顔面良性色素性疾患を治療する照射設定下での Q スイッチレーザー治療や好ましい設定を吟味せずに施術する IPL 治療は禁忌と言われ，その理由は以下のように考えられている[12)]．肝斑は病変部にメラノサイトの数の増加はないが，メラニン色素産生が亢進した活性化メラノサイトがあるため，表皮基底層のメラニン顆粒が増加している状態である．肝斑に対するレーザー・光治療は，ケラチノサイトに存在する多量のメラニン顆粒を取り除くためには一時的に有効であるが，産生したメラニン顆粒をケラチノサイトに転送してしまうため，細胞質内に充分量のメラニン顆粒を含有しないメラノサイトは治療後も生き残る．高出力のレーザーや光照射の刺激により，生き残ったメラノサイトは活発にメラニン顆粒を産生して，治療前よりかえって増悪することがしばしばある．したがって，肝斑には高出力かつ不用意にレーザー治療や光照射を行うことは原則禁忌となる．

c）なぜ低出力 Q-スイッチ Nd:YAG レーザー治療が有効なのか

現時点までに奏効機序として明らかになっていることとして，低出力下で Q-スイッチ Nd:YAG レーザー治療を行うことによりメラノソームがあ

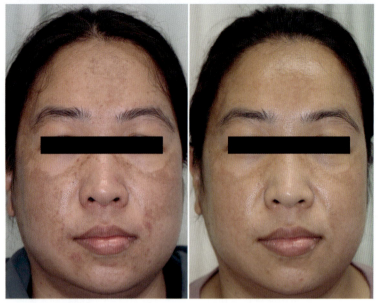

図 2. トラネキサム酸内服にて改善している症例（症例 1：30 歳代，女性，図 1 と同一症例）
トーニングすると悪化（色素脱失，色素増強）の可能性が高いと判断し保存的治療を勧めた．
　　　a：治療前
　　　b：トラネキサム酸 1,000 mg/日，内服 3 か月後

る程度の割合で破壊されることと，メラニンに選択的な表皮ターンオーバーが促進されることにより，過剰産生・蓄積したメラニンが分解・排出され肝斑の色調の改善が得られると考えられている．電子顕微鏡による 3 次元化画像によるメラノサイトの樹枝状突起の短縮，成熟メラノソームの割合の減少，その他の組織学的検討の結果，sub-cellular-selective photothermolysis という新しい概念が提唱されている[13]．

各種 Q スイッチレーザーがあるものの，Q-スイッチ Nd:YAG レーザー（1,064 nm）が現時点では主に選択されている．その理由は明確なものはないが，ほかの Q スイッチレーザー（ルビー・アレキサンドライト）に比べメラニン感受性が低いことも考えられる．また前述のようにトップハット型のビームプロファイルを使用したことにより，低出力照射により衝撃波，周囲への熱影響を緩和しつつ照射面全体に均一にエネルギーを届けることができるようになったことも広まった一因と考える．

本治療は，メラノソームあるいはメラニン顆粒のみ熱変性・分解するような出力を低出力とし，短期間に複数回治療を行うことにより IPL 治療ほど強力な反応ではないものの表皮ターンオーバーを促進し色調を改善させる治療に近いと考えている．

d）施術経過における副作用，合併症

副作用・合併症のなかで注目されているものとして，治療による肝斑の悪化，部分的な斑状の色素脱失[14)15)]が国際的に学会場でも問題視されつつある．肝斑の悪化の主たる原因としては，過剰な照射出力やパス数の多さによる熱影響とそれに付随する炎症の惹起が挙げられている．色素脱失に関しては，照射出力に依存するものではなく，メラノサイトに対する細胞毒性に起因する可能性が高いと推測されている．

副作用・合併症ではないものの，トラネキサム酸の内服を中止すると肝斑の色調が再燃するのと同様に，本治療を中止し肝斑の色調が再燃することもあり，問題点の 1 つとして知られている．

実際の症例

＜症例 1＞30 歳代，女性[16)]

出産後より顔面色素斑が増強してきたためレーザー治療が適応かどうかも含め紹介受診された．

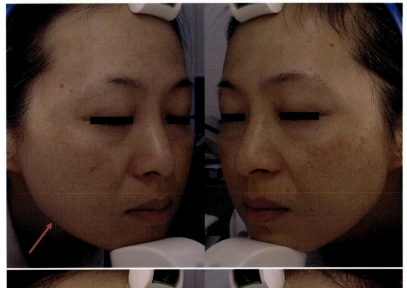
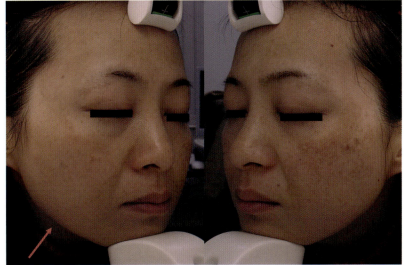

$\dfrac{a}{b}$ 図 3. 症例 2：40 歳代，女性．右側頬部のみトーニング治療（Q スイッチ Nd:YAG(1,064 nm) レーザー 設定：6 mm スポットサイズ, 10 Hz(照射スピード), 出力は 2.0 J/cm² を 2 週間ごとの 5 回施行した．
Mexameter 測定(N 値)
・治療部位(右頬)：228→161 と改善
・未治療部位(左頬)は 208→205 と変化なし
経過観察中に妊娠を契機に肝斑は再燃した．
　a，b の左：治療側(右頬)　　a，b の右：非治療側(左頬)

既往歴に特記すべき事項はない．

　色素斑の存在部位，色調，発症原因などを踏まえ臨床的に肝斑と診断した(図 2-a)．

　治療方針としては保存的治療を選択とした．ビタミン C，トラネキサム酸内服を開始した．3 か月後の経過を図 2-b に示す．色素斑は改善傾向であり患者も満足しつつある．

　患者本人の元来の色調が濃いため色素脱失，色素増強が出現するリスクが高いと判断しトーニングなどは選択しない予定である．

＜症例 2＞40 歳，女性

　30 歳代より顔面色素斑が存在(図 3-a)し，肝斑と診断されていたが未治療であった．

　保存的治療の希望がなくトーニング治療を開始．治療としてまずは右側頬部を希望した．Q スイッチ Nd:YAG レーザー(1,064 nm，6 mm スポッ

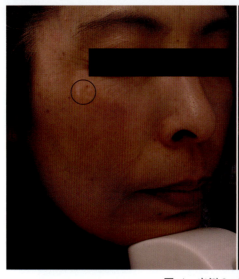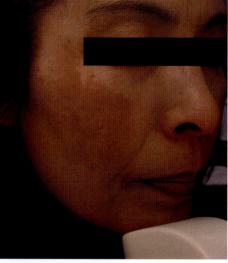

図 4. 症例 3：50 歳代, 女性
a：治療前. ○の部分は他医で肝斑治療のためテスト的に Q スイッチ Nd:YAG(532 nm)レーザー治療(3 mm スポットサイズ, 1.3 J/cm²)を使用し生じた色素脱失斑
b：トーニング治療(Q スイッチ Nd:YAG レーザー, 1,064 nm, 6 mm スポットサイズ, 1.8 J/cm²)を 1 か月間隔で 2 回終了から 1 か月後. 色調が増強し悪化したため中止(保存的治療の併用はなし). トラネキサム酸内服を開始し改善した.

トサイズ, 2.0 J/cm², 治療間隔 2 週間)を用い 5 回行った. Mexameter 測定(N 値)も未治療部位(左頬)は 208→205 と変化なかったが, 治療部位(右頬)：228→161 と改善し色素斑の改善を認め満足された(図 3-b). 左側頬部も治療希望となったが, 妊娠を契機に治療を中止し肝斑は再燃した.

＜症例 3＞50 歳代, 女性[16]

30 歳代より顔面色素斑が存在. 肝斑と診断され, IPL 治療にてコントロールされていた. 特に頬骨部周囲の色調が気になるため患者希望があり, 他医にて Q スイッチ Nd:YAG レーザー(532 nm, 3 mm スポットサイズ, 1.3 J/cm²)を使用しテスト的に治療を行われたところ色素脱失斑を生じた既往がある(図 4-a).

保存的治療を行わずトーニング治療を開始. Q スイッチ Nd:YAG レーザー(1,064 nm, 6 mm スポットサイズ, 1.8 J/cm², 治療間隔 1 か月)を 2 回行うも色調の悪化を認めた(図 4-b)ため中止し保存的治療を開始(トラネキサム酸 1,000 mg/日)し改善した. トーニングに用いる出力としてもかなり低出力ではあるものの色素増強を生じた症例であった.

さいごに

肝斑は現時点において「完治させることが難しい良性顔面色素斑である.

近年, 患者側から"肝斑＝レーザー(トーニング治療)＝治る"という構図で受診される方も増えつつある印象がある. この理由としては, 一部のクリニックの発信方法, 患者側からの美容皮膚科・美容外科治療に対する過剰な期待感, 良いことしか言わないマスコミ(雑誌関係も含め)なども問題ではないかと思う.

肝斑は保存的治療をしても機器を用いた治療をしても治療中止(終了)後に再燃する症例が多い. 肝斑に限られた話ではないが, 副作用, 合併症が生じない治療法は皆無と筆者は考えている. 未だ肝斑に対する治療は発展途上であり, 各治療において建設的な継続的な議論が必要であると考える.

どの治療を選択するかは担当医の判断によることが多い. 肝斑の場合は種々の色素斑が混在していることが多いため, 確実な診断をすることが最

も大切である．そのため混在している色素斑に対してはどのような治療戦略をし，各治療において効果のみならず副作用・合併症につき真摯に説明し治療を重ねることを忘れないことが大切と考える．

参考文献

1) 松永佳世子：美容皮膚科学 Cosmetic Dermatology. *Skin Surgery*, **2**：52-53，1993
2) 川島　眞ほか：肝斑に対する BH-0704（トラネキサム酸配合経口薬）1日2回投与の多施設共同オープン試験．臨床医薬，**30**：333-341，2014.
3) 木村有太子ほか：肝斑におけるトラネキサム酸のエビデンス．*Aesthetic Dermatol*, **30**：309-315，2020.
4) 堀内祐紀ほか：肝斑に対するレーザートーニングの有用性の検討．*Aesthetic Dermatol*, **28**：307-318，2018.
5) 上中智香子ほか：【シミ・肝斑治療マニュアル】レーザートーニングの治療効果における病理組織学的検討．*PEPARS*, **110**：46-52，2016.
6) 宮田成章：肝斑に対するトーニング治療　1,064 nm（532 nm，785 nm）ピコ秒レーザー．日レ医誌，**39**：137-140，2018.
7) 中野俊二：【今，肝斑について考える】肝斑におけるピコ秒発振レーザー治療のエビデンス．*PEPARS*, **175**：22-28，2021.
8) 長濱通子：肝斑に対するケミカルピーリングや外用美白剤の有効性について．*Aesthetic Dermatol*, **31**：15-18，2021.
9) 葛西健一郎：肝斑に対する低出力Qスイッチ Nd:YAG レーザー治療（レーザートーニング）の危険性．形成外科，**57**：1117-1124，2014.
10) 葛西健一郎：皮膚レーザー治療の常識，非常識レーザートーニングの真実．日皮会誌，**129**：1627-1632：2019
11) Negishi K, Akita H, et al：Prospective study of removing solar lentigines in Asians using a novel dual-wavelength and dual-pulse width picosecond laser. *Lasers Surg Med*, **50**：851-858, 2018.
12) 溝口昌子：Dermatological View：シミの発症病理からみた治療法と予防法．*J Visual Dermatol*, **4**：836, 2005.
13) Mun JY, et al：A low fluence Q-switched Nd:YAG laser modifies the 3D structure of melanocyte and ultrastructure of melanosome by subcellular-selective photothermolysis. *J Electron Microsc (Tokyo)*, **60**：11-18, 2011.
14) 葛西健一郎：皮膚レーザー治療の常識，非常識レーザートーニングの真実．日皮会誌，**129**：1627-1632，2019.
15) Lai D, et al：Laser therapy in the treatment of melasma：a systematic review and meta-analysis. *Lasers Med Sci*, **37**：2099-2119, 2022.
16) 秋田浩孝：肝斑に対する私の治療方針(2). *BEAUTY*, **4**：51-57，2021.

◆特集/皮膚科アンチエイジング外来

Ⅲ．治療，各論
フラクショナルCO₂レーザーを用いた痤瘡後の萎縮性瘢痕治療

曽山聖子* 立川量子**

Key words：フラクショナルレーザー(fractional leser)，炭酸ガスレーザー(carbon dioxide laser)，痤瘡後萎縮性瘢痕(atrophic acne scar)，サブシジョン(subcision)

Abstract 痤瘡による炎症軽快後に出現するニキビ痕は，男女，年齢問わず悩む患者が少なくない．一言でニキビ痕といっても様々な種類があり，それぞれに適した治療を選択する必要がある．そのなかでも萎縮性瘢痕の治療は容易ではなく，治療に回数，時間もかかり，強いダウンタイムやリスクを伴う治療もある．

萎縮性瘢痕の型も1つではなく，複数の型が混在していることがほとんどであり，当院では様々な治療を組み合わせて行っている．そのなかでもフラクショナルCO₂レーザーは，様々な型の萎縮性瘢痕の治療に安全に用いることができる．本稿ではニキビ痕の種類，萎縮性瘢痕の種類とそれぞれの型に適した治療法，当院のフラクショナルCO₂レーザー照射方法や併用治療も含めて述べる．

はじめに

痤瘡による炎症軽快後に出現するニキビ痕は，男女，年代問わず悩む患者が少なくない．一言でニキビ痕といっても様々な種類があり，それぞれに適した治療を選択する必要がある．そのなかでも萎縮性瘢痕の治療は容易ではなく，治療に回数，時間がかかり，強いダウンタイムやリスクを伴う治療もある．

萎縮性瘢痕に対して治療は未だ確立されておらず，尋常性痤瘡・酒皶治療ガイドライン2023[1]において，レーザー治療は推奨度C2(十分な根拠がないので(現時点では)推奨しない)となっている．しかし現状，フラクショナルCO₂レーザーは効果・安全面・ダウンタイムなどの面から選択肢の1つに挙がることが多い．

本稿では痤瘡後の萎縮性瘢痕に対して行われるフラクショナルCO₂レーザーについて，適応の見極めや機器の設定，併用療法などについて述べる．

ニキビ痕の種類

1．炎症性紅斑(post-inflammatory erythema：PIE)

痤瘡による炎症が改善したあとに出現する，血流増加に伴う毛孔中心の局所的な紅斑(図1)．

2．炎症後色素沈着(post-inflammatory hyper-pigmentation：PIH)

痤瘡による炎症後にメラニン色素が増加した状態で，淡褐色から褐色の色素斑を認める状態(図2)．特にアジア系やアフリカ系の人種で高頻度にみられる[2]．

3．萎縮性瘢痕

陥凹性の瘢痕．詳細は後述するがicepick scar，rolling scar，boxcar scarと3種類に分類される(図3)．

4．肥厚性瘢痕・ケロイド

炎症性皮疹の治癒後に生じる隆起性の瘢痕で，真皮網状層における慢性炎症が原因である[3]．

---

* Seiko SOYAMA，〒810-0001 福岡市中央区天神2-5-17 プラッツ天神2F セイコメディカルビューティクリニック，理事長
** Ryoko TATSUKAWA，同福岡院，院長

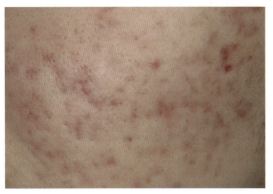
図 1. 炎症性紅斑

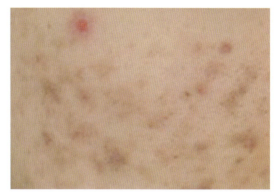
図 2. 炎症後色素沈着

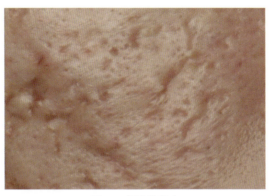
図 3. 萎縮性瘢痕

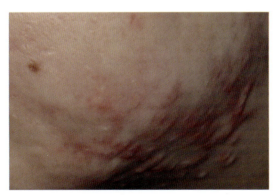
図 4. 下顎の肥厚性瘢痕・ケロイド ①

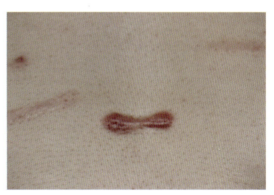
図 5. 前胸部の肥厚性瘢痕・ケロイド ②

創の範囲を越えない軽度なものは肥厚性瘢痕，創の病変部位を越えるものはケロイドと呼ぶ．特に下顎(図 4)や前胸部(図 5)に好発する．

萎縮性瘢痕の発生機序

集簇性痤瘡，囊腫性痤瘡など毛包組織への炎症波及が強い痤瘡では毛包が破壊されて炎症が真皮内まで到達し，真皮や毛包組織が部分的に線維化，萎縮を生じる．真皮が完全に修復できず間隙が形成された部分に容積減少が生じ，陥凹した萎縮性瘢痕が形成される[4]．

上記のような炎症性皮疹ではなく，面皰から萎縮性瘢痕が形成される可能性も報告がある[5]．

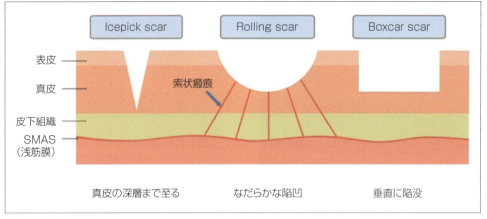

図 6. 萎縮性瘢痕の分類

（文献 6 をもとに筆者にて作成）

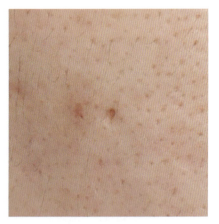

図 7. Icepick scar

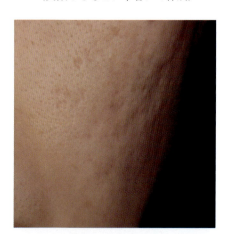

図 8. Rolling scar

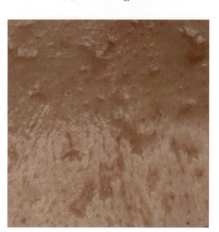

図 9. Boxcar scar

萎縮性瘢痕の分類

Jacob らは，萎縮性瘢痕（陥凹性瘢痕）を，その形状により icepick scar, rolling scar, boxcar scar の 3 パターンに分類した（図 6）[6]．

1．Icepick scar

直径 2 mm 以下で，真皮の深層まで至る．細くて深く，横から断面図でみると V 字状にみえることが多い．アイスピックの刺し傷のように，細い先細り型の点状陥凹を呈する（図 7）．

2．Rolling scar

直径 4～5 mm 以上で，皮下の索状の線維性組織による牽引でなだらかな陥凹を呈する．皮膚表面が波状に凹んでいるようにみえる（図 8）．

3．Boxcar scar

直径 1.5～4 mm の類円形で，境界明瞭に広範囲が垂直に陥没し，断面図では箱型にみえる．ニキビ痕の底面は平らだが，周りの皮膚との境界がくっきりしているため目立ちやすい（図 9）．

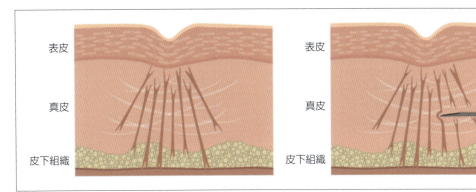

図 10. サブシジョン

(文献 9 をもとに筆者にて作成)

萎縮性瘢痕の治療方法

　実際は単一ではなく様々なタイプの瘢痕が混在していることがほとんどであるため，いくつかの治療を組み合わせていくことが多い．また，萎縮性瘢痕は真皮が瘢痕に置き換わっているため，高い治療効果を出すためには真皮への積極的な治療が必要であるが，その分ダウンタイムは長くなる．患者のライフスタイルやダウンタイムの許容程度や予算などをしっかりと話し合い，予想される結果や副作用，効果の限界も含め説明し，患者に寄り添いながら治療方針を決定することが大切である．

1．Icepick scar

　瘢痕が深く，真皮の深層まで至るため，海外ではデルマパンチを用いたパンチ切除が推奨されている[6]．フラクショナル CO_2 レーザー[7]やマイクロニードル，TCA(trichloroacetic acid)ピーリング[8]で治療効果が認められている．

2．Rolling scar

　筋膜まで達する癒着が原因であるため，治療には皮下癒着組織の切離を要し，サブシジョンが最適である[6]．サブシジョンとは，1995 年に Orentreich らにより最初に報告された，萎縮性瘢痕に対して真皮内線維化組織を切断する治療法である．Subcision(Subcutaneous incisionless)は造語で，直訳すると皮下無切開法となり，大きく切開せずに穿刺した針で瘢痕の線維化を切除して，癒着を解除することで瘢痕を軽快させる(図 10)[9]．また，フラクショナル CO_2 レーザー[7]やニードル RF 治療も併用される．

3．Boxcar scar

　深さ 0.1～0.5 mm の浅い陥凹(shallow boxcar type)と深さ 0.5 mm 以上の深い陥凹(deep boxcar type)があり，浅いタイプはフラクショナル CO_2 レーザーでの治療が多い．深いタイプはサブシジョンと CO_2 レーザーを組み合わせたり，TCA ピーリング治療が行われたりしている．直径が狭く深いタイプであれば，icepick scar と同様にパンチ切除の報告もある[6)10]．

　瘢痕治療は複数のタイプが混在していることが多く，複合的な治療が必要である．萎縮性瘢痕に対し様々な治療法があるが，フラクショナルレーザーは色素沈着が遷延しやすいアジア系の skin type でも安全に効果的な治療が期待できる．

　また，瘢痕の周囲の皮膚は質感(texture)の変化が起こり，皮膚紋理が不鮮明になり瘢痕が目立ちやすくなっている．フラクショナルレーザーは，質感や色調を改善する作用もあり，瘢痕治療と相互作用を及ぼして治療効果を高める[7]．

フラクショナルレーザー治療

　米国で 1990 年代に行われるようになった CO_2 レーザーの skin resurfacing であるが，治療直後より，浸出液，紅斑，出血，痂蓋などのダウンタイムが長いこと，炎症後色素沈着，肥厚性瘢痕，ケロイドなどのリスクが高いことが問題であった．フラクショナルレーザーは 2004 年に提唱され

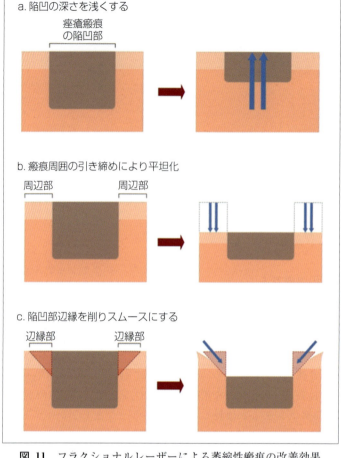

図 11. フラクショナルレーザーによる萎縮性瘢痕の改善効果
（文献7をもとに筆者にて作成）

表 1. フラクショナルレーザー

NAFL（非蒸散型）
・Nd:YAG（1,440 nm）
・Er:Glass（1,550 nm）
AFL（蒸散型）
・CO_2（10,600 nm）
・Er:YAG（2,940 nm）
・Er:YSGG（2,790 nm）

たレーザー照射法で，微細なレーザー光を皮膚にピクセル状に照射する方法である．真皮で膠原線維の増生とリモデリングを行い，周辺皮膚の引き締めを行うことで平坦化し，熱凝固・蒸散作用で瘢痕の辺縁を削ることにより萎縮性瘢痕の改善を認める（図11）[7]．

フラクショナルレーザーは non-ablative fractional laser（NAFL）と ablative fractional laser（AFL）の2種類に分類され，その違いは組織を加熱により蛋白質の凝固・変性にとどめるか，蒸散させるかである（表1）．

本邦では CO_2 レーザーのみがフラクショナル機能を搭載した医療承認を受けており，「皮膚のフラクショナルリサーフェシングを目的とした軟組織の蒸散に使用する．また，正常組織の切開，病変組織の切除又は蒸散に使用することもできる」とされている[11]．

国内外の臨床試験では，痤瘡瘢痕，シワ・たるみ，光老化に対する治療として，治療の有効性と安全性が報告されている[7,11]．

使用した機械

現在当院で使用している機器はフラクショナルモード搭載 CO_2 レーザー「エフ」（IDS LTD, Korea）

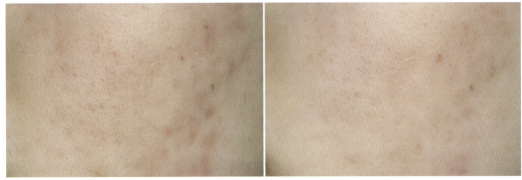

図 12．症例1：20歳代．女性．萎縮性瘢痕に対するフラクショナル CO_2 レーザー治療
a：治療前．頬部に icepick scar や boxcar scar などの萎縮性瘢痕と軽度の炎症後紅斑が散在する．
b：両頬に1回照射し，約2か月経過した治療後．改善を認める．

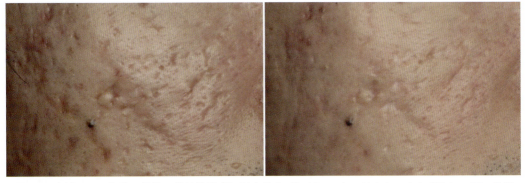

図 13．症例2：20歳代，男性．萎縮性瘢痕に対するサブシジョンとフラクショナル CO_2 レーザー治療
a：治療前．様々な深さの萎縮性瘢痕がみられ，icepick scar，rolling scar，boxcar scar のすべての型が混在する．
b：サブシジョンとヒアルロン酸注入，フラクショナル CO_2 レーザー治療を1回治療し，約3か月経過した治療後．凹凸が軽快している．

である．波長は 10,600 nm，スキャニングが可能な FRACTIONAL モードと従来のフリーハンドで操作する GENERAL モードの2つの機能を搭載している．

FRACTIONAL モードはスキャナーを搭載しており，照射範囲や照射密度など，各設定を細かく調整することが可能である．主にはエネルギー，エネルギー密度，照射範囲を治療の目的に合わせて調整する．エネルギーの大きさによって，蒸散される深達度を決定する．浅く蒸散したい場合はエネルギーを下げ，蒸散を真皮まで到達させたい際にはエネルギーを上昇させる．エネルギーが大きくなるにつれ，深達性だけでなく，周囲への熱伝導も大きくなることを考慮し，エネルギーを上げる際は，照射密度を減らすことで真皮の熱だまりを予防する．

症　例

萎縮性瘢痕のフラクショナル CO_2 レーザーによる当院治療症例を供覧する（図12，13）．症例1，2ともに，フラクショナルモード搭載 CO_2 レーザー「エフ」を使用した．両症例ともに，照射方法は FRACTIONAL モードで，特に深い瘢痕部位を 50 mJ，2.0 ms，5 mm スポット径で細かく照射し，そのあと重ねて全体的に 18 mJ，1.0 ms，10 mm スポット径でまんべんなく照射した．症例1は両頬に1回照射し約2か月後の再診時，頬部の icepick scar や boxcar scar が改善しており，炎症

後紅斑も目立たなくなっている．症例2は様々な型の瘢痕が混在し，深い瘢痕も多く rolling scar も目立つため，フラクショナル CO_2 レーザーにサブシジョンを併用した．サブシジョンは23 G鈍針を使用して真皮内線維化組織を丁寧に剥離し，ヒアルロン酸注入を併用した．1回施術後から約3か月経過した再診時，瘢痕は浅くなり凹凸が軽快していた．今後の治療継続によりさらなる改善を期待する．

おわりに

ニキビ痕といっても種類は様々で，それぞれに対して治療の適応が異なる．特に今回述べた萎縮性瘢痕治療は難治であり，1つではなく，複数の型が混在していることがほとんどである．当院では様々な治療を組み合わせて行っているが，そのなかでもフラクショナル CO_2 レーザーは，様々な型の萎縮性瘢痕の治療に安全に用いることができる．

近年は萎縮性瘢痕に対してニードル RF 治療や針を用いない空気圧注入機や CO_2 マイクロサブシジョン注入機など，効果が期待できる治療法が増えている．当院でもフラクショナル CO_2 レーザーの工夫や併用治療で症例を重ね，さらなる治療効果を求めて検討していきたい．

文 献

1) 山﨑研志ほか：尋常性痤瘡・酒皶治療ガイドライン 2023．日皮会誌，**133**(3)：407-450，2023．
2) Davis EC, et al：Postinflammatory Hyperpigmentation：A Review of the Epidemiology, Clinical Features, and Treatment Options in Skin of Color. *J Clin Aesthet Dermatol*, **3**(7)：20-31, 2010.
3) Ogawa R：Keloid and Hypertrophic Scars Are the Result of Chronic Inflammation in the Reticular Dermis. *Int J Mol Sci*, **18**(3)：606, 2017.
4) 須賀 康ほか：23．痤瘡瘢痕の分類と生じるメカニズム：皮膚科臨床アセット 8 変貌する痤瘡マネージメント（林 伸和編），中山書店，pp. 109-112，2012．
5) Do TT, et al：Computer-assisted alignment and tracking of acne lesions indicate that most inflammatory lesions arise from comedones and de novo. *J Am Acad Dermatol*, **58**：603-608, 2008.
6) Jacob CI, et al：Acne scarring：a classification system and review of treatment options. *J Am Acad Dermatol*, **45**(1)：109-117, 2001.
7) 須賀 康ほか：美容皮膚科におけるフラクショナルレーザーの役割：とくにざ瘡瘢痕に対する効果について．日レーザー治療会誌，**10**(2)：29-35，2011．
8) 北野幸恵：【美容皮膚診療の工夫—わたしはこうしている—】ニキビ痕に対する TCA ピーリング．*MB Derma*，**209**：180-184，2013．
9) Orentreich DS, et al：Subcutaneous incisionless (subcision)surgery for the correction of depressed scars and wrinkles. *Dermatol Surg*, **21**(6)：543-549, 1995.
10) Fabbrocini G, et al：Acne scars：pathogenesis, classification and treatment. *Dermatol Res Pract*, Volume **2010**：893080, 2010.
11) 大慈弥裕之ほか：美容医療診療指針 令和3年度厚生労働科学特別研究事業．日美外報，**44**：69-170，2022．

好評

知っておくべき皮膚科キードラッグのピットフォール

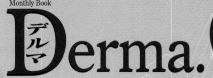
Monthly Book Derma. No.336 2023.7

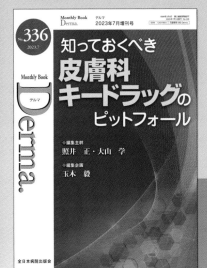

MB Derma.No.336　2023 年 7 月増刊号
編集企画：玉木　毅（国立国際医療研究センター病院診療科長）
定価 6,490 円（本体 5,900 円＋税）　B5 判・258 ページ

皮膚科でよく使われる薬の利点とともに
使用時に陥りやすいピットフォールについて、
経験豊富な執筆陣が詳しく解説しました。

CONTENTS

- アトピー性皮膚炎治療薬① ―内服薬・注射薬―
- アトピー性皮膚炎治療薬② ―外用薬の上手な使用法―
- 蕁麻疹治療薬
- 乾癬治療薬① ―生物学的製剤―
- 乾癬治療薬② ―シクロスポリン・エトレチナート・メトトレキサート・アプレミラスト・JAK 阻害薬―
- 乾癬治療薬③ ―外用薬のピットフォール―
- 膠原病治療関連① ―ステロイド・免疫抑制薬―
- 膠原病治療関連② ―ヒドロキシクロロキン・生物学的製剤・IVIG・DDS・PAH 治療薬など―
- 血管炎治療薬
- 皮膚科診療における抗腫瘍薬
- 皮膚悪性リンパ腫治療薬
- 皮膚科診療における抗ヘルペスウイルス薬
- 帯状疱疹ワクチン
- 痤瘡治療薬
- 皮膚科で使う抗真菌薬
- 多汗症治療薬
- 自己免疫性水疱症の治療薬
- 皮膚潰瘍治療薬
- 脱毛症治療薬 ―JAK 阻害薬を含めて―
- 酒皶治療薬
- 性感染症治療薬
- ステロイド外用薬・保湿外用薬
- 古典的外用薬を使う
- 抗ヒスタミン薬
- 皮膚科診療における抗菌薬
- 皮膚科診療における抗酸菌治療薬
- 皮膚科診療における漢方薬
- 美容関連治療
- 疥癬・シラミ症治療薬
- 皮膚科診療における小児への投薬

全日本病院出版会　〒113-0033　東京都文京区本郷 3-16-4　Tel：03-5689-5989
www.zenniti.com　　　　　　　　　　　　　　　　　　　　Fax：03-5689-8030

◆特集/皮膚科アンチエイジング外来
Ⅲ. 治療,各論
光治療による皮膚アンチエイジング

田中志保*

Key words:intense pulsed light:IPL, 若返り(rejuvenation), 日光性色素斑(solar lentigines), 肝斑(melasma)

Abstract Intense Pulsed Light(IPL)は,レーザーとは異なり,非可干渉性,多波長,散乱性の光を発振する機器であり,広帯域の波長ゆえ表皮性色素性病変や血管性病変の改善,脱毛,痤瘡の改善,rejuvenation など,様々な目的で用いられる.IPL 機器は発振波長帯,パルス幅やパルス形態などのパラメータが機器ごとに異なるため機器同士の比較が困難であり,個々の機器の特性の把握が必要である.アジア人の光老化症状は日光性色素斑をはじめとした色素性病変が最も多く,特に色素斑の治療の際には,照射直後のエンドポイントを見極め 2 段階照射法を行うことで,安全で効果の高い治療が可能となる.病変や症状の改善が認められたあとも,数か月に 1 度のメンテナンス治療を行うことで,若々しい皮膚の維持が可能である.

IPL とは

1. 歴 史

Intense Pulsed Light(IPL)は一般にキセノンフラッシュランプを光源とし,非可干渉性,多波長,散乱性の光を発振する.1992 年に開発された当初は,血管性病変の治療,脱毛目的に使用されていたが,2000 年 Bitter により光老化皮膚に対する rejuvenation 効果が報告され[1],その翌年,それまで難しいとされてきたアジア人の色素関連性 rejuvenation における有効性が報告されて[2]以降,ほかの美容皮膚治療に比べてその手軽さと効果のよさより「フォトフェイシャル®」という名称で急速に浸透した.

いわゆる「美白」を望む国民性と,その守備範囲の広さから,20 年以上経つ現在でもなお本邦の美容皮膚科で汎用される治療である.

近年は皮膚科領域のみならず,眼科領域でも用いられている.2015 年以降マイボーム腺機能不全に対する有効性が多く報告され,「マイボーム腺機能不全診療ガイドライン(2023 年)」において「IPL はエビデンス的には実施することを強く推奨するが,本邦においては未承認かつ自費治療のため弱い推奨にとどめる」とされた.再発性霰粒腫,ドライアイなど,ほかの眼科疾患に対する報告も多く登場し,使用用途が拡大している[3].

2. 適 応

キセノンフラッシュランプは可視光から近赤外線領域に強い連続スペクトルを有するが,有害または不要な波長帯をカットした,主に 500～1200 nm の波長が治療に用いられる.短波長側のフィルター付近の波長が最も高出力となり影響が強くなるため,目的に応じて複数のフィルターを使い分ける機器もある.

広帯域の波長であるため適応は多岐にわたり,表皮性色素性病変(日光性色素斑,雀卵斑,肝斑,扁平母斑,炎症後色素沈着など),血管性病変(酒皶,毛細血管拡張症など),脱毛,痤瘡,rejuvenation(小ジワ・開大毛孔の改善,ハリ・弾力の改善)な

---

* Shiho TANAKA, 〒106-0046 東京都港区元麻布 3-10-5 カドル元麻布 2 階 元麻布スキンクリニック,院長

どが挙げられる．Photodynamic therapy（PDT）と組み合わせることで脂腺増殖症を減少させる効果や日光角化症などの前癌病変に対する効果も報告されている[4]．

3．作用機序

作用機序は，基本的に拡張熱緩和論 extended theory of selective photothermolysis[5]に基づいて考えられる．ミリ秒単位のパルス幅で発振される光は，広帯域ゆえ複数の熱源に吸収され，熱源を介してその周囲組織に熱作用を及ぼす．皮膚に存在する熱源となるターゲットはメラニン，ヘモグロビン，水の3種である．表皮性色素性病変においては，メラニンを豊富に含有する表皮細胞の損傷，メラニン選択的な局所のターンオーバーの促進により，色素性病変の改善を得る．血管性病変においては，血管内に存在するヘモグロビンを一次標的，血管内皮細胞を二次標的として拡張血管を熱破壊することで改善を得る．水は皮膚に均一に分布するため拡張熱緩和論は適応されないが，近赤外線領域の光は水に吸収され，組織を加熱する．シワ，たるみの改善目的に近赤外線領域を主に発振する IPL もある（サイトン社 SkinTyte，キュテラ社 Titan）．IPL で発振される熱量の近赤外線領域の光については，熱ショック蛋白の放出，組織のリモデリングによる rejuvenation 効果が得られると考えられる[6]．

4．エビデンス

これまでに IPL について1,000以上の論文が発表されており，臨床効果の報告にとどまらず，in vivo，in vitro において様々な報告がなされてきた．In vitro においては，ヒト皮膚線維芽細胞に対する照射で Collagen Ⅲ，TGF-$β_1$の遺伝子発現増加する反面，MMP-2，MMP-14，TIMP-2 の遺伝子発現は減少することが報告されており[7][8]，in vivo ではマウス皮膚に対する照射で p16，PCNA の増加[9]，ヒト皮膚に対する照射で Collagen Ⅰ，Ⅲの増生や表皮厚の増加[10]，ヒト皮膚照射後の老化に関わる遺伝子群の発現抑制も報告されている[11]．長期的な使用による発癌性について

は，DNA を損傷する 400 nm 以下の波長はフィルターにより除去されていることから否定され，20年以上にわたる研究により反復照射による長期的なリスクは否定されており，むしろ基底細胞癌，有棘細胞癌の予防となり得ると考えられている[12]．

5．合併症

熱傷，熱傷に続く炎症後色素沈着・色素脱失，毛包周囲炎，眼障害，硬毛化・多毛化，肝斑の増悪などが挙げられる．

頻度が高いのは熱傷であり，2000年代前半まではタイガープリントと呼ばれる照射面と一致した形の色素沈着が散見されたが，近年は機器の進化と適切なパラメータの浸透に伴い少なくなっている．

前額やフェイスラインなど産毛の密度の高い部位に毛包周囲炎を生じることがあるが，通常7日以内に自然軽快する．

眼障害については上眼瞼照射後のブドウ膜炎，その後持続する眼障害の報告があり[13]，眼球周囲の治療において眼球保護のためのコンタクトシェルの挿入は必須である．

肝斑に過強な設定で照射し，長期間増悪させることがあるため，誤診，潜在性肝斑の見落としには注意が必要である．肝斑には IPL を照射すべきでないという意見もあるが，筆者の経験上，適切な設定での照射により改善を得ることは可能である．

IPL 機器

これまでに30台を超える医療用 IPL 機器が開発されてきているが，発振波長帯，パルス幅，パルス形態，出力，照射面積，冷却温度などのパラメータが機器ごとに異なるため，レーザーと異なりその使用方法や効果について比較をすることが困難である．各種パラメータが可変式の機器も多いため，設定の組み合わせは無限であり，同じ機器を用いていたとしても，選択したパラメータにより効果は大きく変わるため，誰が治療しても同じ効果を得られるものではない．

表 1. 代表的な IPL 機器

機器名	販売元	波長	パルス幅・パルス形態	スポットサイズ	冷却温度	特徴
Nordlys	シネロン・キャンデラ	555～950 nm 530～730 nm	シングル～マルチパルス 0.5～700 ms	48×18 mm/ 48×10 mm	冷却なし	国内で唯一，3つの適応（色素性疾患，血管性病変，減毛）で承認を取得
Stellar M22	ルミナス・ビー・ジャパン	515～1200 nm （フィルター：515, 560, 590, 615, 640, 695 nm）	シングル～マルチパルス	15×35 mm/ 15×8 mm	5℃	6種類のフィルターにより短波長から長波長まで照射でき幅広い治療が可能
ライムライト・アキュチップ （Xeo+に搭載）	キュテラ	520～1100 nm 500～635 nm	シングルパルス	10×30 mm/ Φ6.25 mm	10℃/20℃	2025年，Xeo+が発売予定．Xeoに搭載されていたTitanは搭載されない
BBL HERO （m jouleに搭載）	サイトン	420～1400 nm （フィルター：420, 515, 560, 590, 640, 695, 800 nm）	シングルパルス	15×45 mm/ 15×15 mm/ Φ11 mm/ Φ7 mm	0～30℃	痤瘡用のフィルターに加え，近赤外線領域のみ発振するSkinTyteを有する
ルメッカ （OPTIMASに搭載）	インモード	515～1200 nm 580～1200 nm	シングルパルス 1.5 ms/15 ms	10×30 mm	15℃/22℃	出力スペクトルを短波長側にシフトさせより色素性・血管性病変に鋭い照射が可能

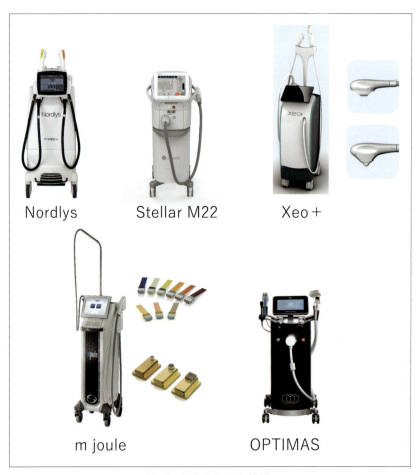

図 1. 代表的な IPL 機器

IPL の最大限の効果を引き出すために，可変式であれば目的に応じて細かく変更するとよい．

本邦で用いられている代表的な機器と特徴を**表1，図1**に示し，各種パラメータについて解説する．

1．波　長

目的に応じて発振波長帯を変更または限定できる機器や，ランプ内ガス圧のコントロールで波長帯を制御する機器がある．

波長帯を変更できる機器の場合，目的に応じてハンドピースの付け替え，またはカットオフフィルターの抜き差しにより波長を選択する．主たる治療目的が色素性病変の場合は，より短波長が望ましいため通常 515 nm～，560 nm～などの波長を選択するが，皮膚色が濃い，または日焼けをしている症例では，表皮のメラニン量が多く予想以上に反応し熱傷を生じるリスクがあるので，590 nm 以降の波長を選択するとよい．

血管性病変の場合は，吸光度のピークがある 500 nm 台の波長を用いるが，高出力を必要とするため表皮の損傷を防ぐ目的で 560 nm～，590 nm～の波長を用いることが多い．

シワの改善を目的とする場合はより長波長帯，近赤外線領域の光が望ましいため 800 nm～，1100 nm～などを選択する．

病変に対する効果を高める，また総合的な rejuvenation を目的とする場合は，上記の波長帯を複数組み合わせて治療を行う．

2．パルス幅

IPL はミリ秒単位のパルス幅である．自動で設定される機器もあるが，パルス数（単一パルス，ダブルパルス，トリプルパルスなど）や休止時間（delay time）も自身で変更できる機器もある．表皮の熱緩和時間は 10 ミリ秒であるので表皮の損傷を考慮したうえで決定する．基本的にパルス幅が短いほど強い照射となり，長いほど弱い照射となる．

3．出　力

発振出力は高いほど強い照射となるが，各機器により至適出力が異なる．

4．照射面積

機器によって異なるが，一般に照射面は 1×3 cm 程度の長方形をしており，照射面積が大きいのも IPL の特徴である．顔面など広範囲を照射するには短時間で終わるので便利であるが，小さな病変にピンポイントで強い照射を行う場合は，周囲の熱損傷を回避するために，白い厚紙に病変のサイズの穴を開けて皮膚に当て，上から照射を行う．アタッチメントを照射面に装着して照射面積や形状を変更できる機器や，小円形の照射面を持つ IPL 機器もある．

5．冷却温度

冷却装置のない機器から 1℃ 単位で設定できる機器まで各種あるが，設定できる場合は，ターゲットが色素性病変の場合は高く（20℃ 前後），血管性病変や脱毛の場合は表皮の保護を目的として低く（5～10℃）設定する．ただし血管性病変の場合，冷却により血管が収縮しターゲットであるヘモグロビン量が減少するため，バランスを考慮し設定する．

IPL を用いたアンチエイジング治療

アジア人の光老化症状は，日光性色素斑を代表とする色素性病変が主体であるが，その他にもびまん性の毛細血管拡張，小ジワ，キメの乱れ，毛孔開大などの症状が挙げられ，個人差はあるものの 40 代以降には多少自覚されるようになる．これらの光老化諸症状は，広帯域の波長を有することで守備範囲が広い IPL を用いることで，総合的に改善させ得る．色素性病変に対する効果は早い段階で実感されるが，回数を重ねるごとに皮膚の質感の変化も実感されるようになる．

アンチエイジング治療で大切なことは，はじめに患者の希望を正確に把握することである．

受診の目的をヒアリングし（病変を除去したいのか，どの病変が最も気になるのか，病変ではなく全体的な若返りを希望するのか，いつまでによくしたいのかなど），ゴールをどこに置くのか（シ

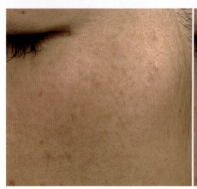 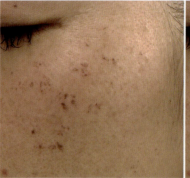 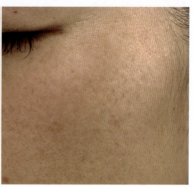

治療前　　　　　　　　　治療翌日　　　　　　　　　7日後

図 2. IPL 治療後の経過
比較的濃い色素斑に一致したマイクロクラストの形成を認め，脱落後は色素斑の改善が得られる．

ミの場合，完全に除去したいのか，薄くなればよいのか)，患者の生活習慣(サンスクリーン剤の使用の有無，紫外線曝露の頻度や程度，スキンケアなど)，どの程度のダウンタイムを許容できるのか，予算も含めて確認をするのがよい．

筆者の診療においても，自費治療であるからこそできるだけ少ない回数で本人の目指すゴールに辿り着けるよう，IPL のみでなく様々な選択肢を準備しているが，守備範囲が広くバランスのよい IPL は選択されることが多い．

1．治療の実際

a）始める前に

化粧を落とした状態の患者を入念に診察し，個々の病変の診断をする．その際，VISIA®-evolution(Canfield Scientific)などの皮膚画像解析装置による撮影をすることが望ましく，装置を有していない施設でもカメラによる撮影は行うべきである．同条件で撮影した写真は治療前後の正確な比較に必須であり，特に IPL 治療は小さな変化を積み重ねるものなので，患者や医師の記憶に頼るのではなく客観的な記録を残すことが望ましい．治療前後の比較は患者満足度を上げるだけでなく，医師自身の治療の精度を上げるために必須である．

b）治療方法

まず眼球保護のため患者にアイカバーを装着し，同様に術者もゴーグルを装着する．患者が上眼瞼，下眼瞼際までの照射を希望する場合は眼窩内にコンタクトシェルを挿入する．

光学的適合性を高めるため，照射面または皮膚表面に無色透明のカップリングジェルを塗布したうえで，照射面は完全に皮膚と接触させ，継続して均一な圧で皮膚に押し当て照射していく．照射面積が大きいため，通常10〜15分程度で全顔の治療を行うことができる．

c）治療後の経過

照射直後に軽いひりつき，熱感を感じることが多いため，アイスパック，空冷器などで症状が軽減するまでクーリングを行う．色素性病変の場合，適切に反応した色素斑は治療翌日よりマイクロクラストと呼ばれる点状の痂皮が浮き，色素斑が一時的に濃く目立って見えるが，その上から化粧で隠すことが可能である(図 2)．

マイクロクラストが7日程度で自然に脱落したあとは，色素斑の改善が得られる．レーザー治療後のようにステロイド外用やテープ保護などは基本的に必要ない．

d）治療間隔

色素斑や rejuvenation を目的として治療を開始した場合，約1か月間隔で3回程度治療を繰り返すことを推奨している．色素斑の改善は段階的であるが，視覚的に改善がわかるため，患者本人の治療効果の実感も得られやすい．また，「肌がつるつるして化粧のりがよくなった」と言われるような皮膚の rejuvenation 効果もあるため患者満足度は高く，女性に特に好まれる．効果の実感は数か

月以上持続するが，3～5回程度治療を繰り返すと各回の変化はわかりづらくなるため，数か月に1度の維持治療への変更を考慮する．

2．IPL の効果を高める工夫

a）手技の安定

照射面を押し付ける圧，パスの重ね方，カップリングジェルの量や温度は常に一定である必要がある．手技自体は簡単であるので反復練習あるのみであるが，常に安定した手技で照射を行うことが，安全で効果の高い治療を行うためには必須である．患者が薄くしたくない色素性母斑や，眉毛など，照射不可の部位に誤って照射しないようにも気を付けながら，集中して施術を行う．

b）照射設定の工夫

肝斑以外の色素性病変の場合，高い治療効果を得るには，漫然と安全な設定で照射していてはならず，照射のエンドポイントの見極めが重要である．色素斑が直後に濃変し，周囲に淡い紅斑を生じる反応が好ましい．通常，紅斑は治療後数時間で消退する．このエンドポイントに到達すると，メラニンを含有する表皮細胞が強く損傷され，明らかなマイクロクラストの形成と，その脱落後良好な治療結果が得られる．

ただし色素斑の周囲組織にまで過剰な熱影響を与えると熱傷を生じることになり得るため，病変部位のみ強く照射できるとよい．1段階目として全顔にはrejuvenation目的も兼ねて安全域の設定で照射を行い，2段階目として色素斑部位のみ限定した強い照射を行って病変を除去する，という考え方が安全かつ効率的である．筆者らは「2段階照射法」として，少ない治療回数で高い治療効果を上げる工夫として推奨してきた．2段階目の照射において適切なエンドポイントの見極めができれば，Qスイッチレーザーに近い効果を上げることができる[14]．

Rejuvenation目的の治療には最適な設定やエンドポイントの指標はなく，ある程度経験に基づく．一般に500 nm台の波長を用いるが，肝斑が存在する場合は，過度な刺激による悪化を防ぐた

め肝斑部位のみ波長，パルス幅，出力などはよりマイルドな設定とする．

c）併用治療の工夫

IPL単独でも十分有効であるが，低侵襲かつ少ない治療回数で効果を得るためには併用治療を組み合わせるとよい．肝斑を有する症例におけるトラネキサム酸内服は可能な限り必須と考えるが，ほかにもハイドロキノンなどの美白外用薬，ケミカルピーリング，イオン導入，ほかのレーザー治療などを併用することで色素斑の治療効果のみならずrejuvenation効果も高まる．

臨床例

＜症例1＞40代，女性（図3）

日光黒子，雀卵斑除去希望．上眼瞼の雀卵斑も除去希望であったためコンタクトシェルを使用した．520～1100 nm IPL（LimeLight™），Bモード，11～13 J/cm² 20℃にて全顔照射，加えて小スポット500～635 nm IPL（AcuTip™），11～13 J/cm²，20℃を追加照射．約1か月間隔で計3回治療した．

色素斑の改善のみならず，全体的な美白効果，小ジワの減少など皮膚の質感の改善を認めた．

＜症例2＞60代，女性（図4）

日光黒子の改善を含むrejuvenation治療希望．520～1100 nm IPL（LimeLight™），Bモード，10～11 J/cm² 10℃にて全顔照射，加えて小スポット500～635 nm IPL（AcuTip™），10～12 J/cm² 20℃を追加照射．1～2か月間隔で計3回治療した．

日光黒子の改善のみならず，全体的な美白効果，小ジワの減少，皮膚のはり感の改善などのrejuvenation効果を認めた．

＜症例3＞50代，女性（図5）

両頬の毛細血管拡張症の改善を含むrejuvenation治療希望．520～1100 nm IPL（LimeLight™），Bモード，12 J/cm² 20℃にて全顔照射，加えて小スポット500～635 nm IPL（AcuTip™），Aモード，20 J/cm² 5℃を追加照射．拡張血管の減少を認め，VISIA-evolution®による解析結果にて，目元のシワは71本から44本に減少した．

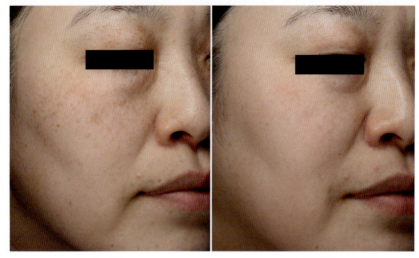

治療前　　　　　　　　　　　　3回治療後

図 3. 症例1：日光黒子, 雀卵斑（40代, 女性）

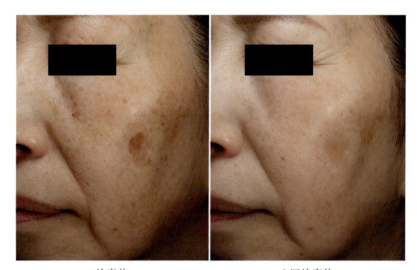

治療前　　　　　　　　　　　　3回治療後

図 4. 症例2：日光黒子（60代, 女性）

おわりに

筆者はIPLを使用し始めて17年であるが，現在でも日常診療において最も愛用している機器の1つであり，長年使っていてもまだまだ工夫の余地があり楽しく使用している．痛み，ダウンタイム，効果のバランスもよいこと，ある程度病変を除去したあとの全体のメンテナンスにも適していること，コストも高額すぎないことなどから，患者にとってメリットの大きい治療だと考える．健康長寿が進む現在，患者のニーズは高まり，「治療」というより「若々しい皮膚の維持のためのケア」として捉えられるようになっている．実際に20年近くIPLを継続している患者の皮膚の若々しさは驚くべきものである．

IPL治療は，機器それぞれによる違い，施術者，設定による違いが非常に大きい治療であるため，自身が使用する機器をどれだけ理解し使いこなすかで，治療効果も大きく変わる．漫然と安全域の治療を継続しても「なんとなくよい感じ」は得ら

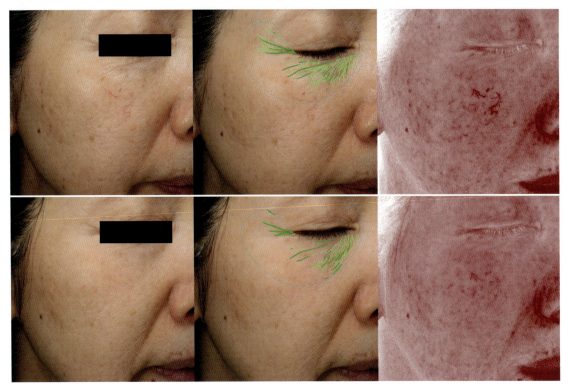

図 5. 症例 3：毛細血管拡張，目元の小ジワ（50 代，女性）
a：治療前
b：1 回治療後

れてしまう治療ではあるが，それでよしとしてしまうと施術者としての成長がなくなってしまう．定期的に写真を見返し前後を比較し，長期の経過を見直し，検討しながら自己研鑽に励みたいものである．

文　献

1) Bitter PH：Noninvasive rejuvenation of photodamaged skin using serial, full-face intense pulsed light treatments. *Dermatol Surg*, **26**：835-842, 2000.
2) Negishi K, et al：Photorejuvenation for Asian skin by intense pulsed light. *Dermatol Surg*, **27**：627-631, 2001.
3) Chen R, et al：Intense pulsed light therapy for ocular surface diseases. *Lasers Med Sci*, **39**(1)：111, 2024.
4) Wat H, et al：Application of intense pulsed light in the treatment of dermatologic disease：a systematic review. *Dermatol Surg*, **40**：359-377, 2014.
5) Altshuler GB, et al：Extended theory of selective photothermolysis. *Lasers Surg Med*, **29**：416-432, 2001.
6) Goldberg DJ：New collagen formation after dermal remodeling with an intense pulsed light source. *J Cutan Laser Ther*, **2**：59-61, 2000.
7) Wong WR, et al：Intense pulsed light effects on the expression of extracellular matrix proteins and transforming growth factor beta-1 in skin dermal fibroblasts cultured within contracted collagen lattices. *Dermatol Surg*, **35**：816-825, 2009.
8) Wong WR, et al：Intense pulsed light modulates the expressions of MMP-2, MMP-14 and TIMP-2 in skin dermal fibroblasts cultured within contracted collagen lattices. *J Dermatol Sci*, **51**：70-73, 2008.
9) Chan HH, et al：An animal study of the effects on p16 and PCNA expression of repeated treatment with high-energy laser and intense pulsed light exposure. *Lasers Surg Med*, **39**：8-13, 2007.
10) Hernández-Pérez E, et al：Gross and microsco-

pic findings in patients submitted to nonablative full-face resurfacing using intense pulsed light： a preliminary study. *Dermatol Surg*, **28**：651-655, 2002.

11) Chang AL, et al：Rejuvenation of gene expression pattern of aged human skin by broadband light treatment：a pilot study. *J Invest Dermatol*, **133**：394-402, 2013.

12) Ash C, et al：Lasers and intense pulsed light (IPL) association with cancerous lesions. *Lasers Med Sci*, **32**(8)：1927-1933, 2017.

13) Wendy WL, et al：Ocular damage secondary to intense pulse light therapy to the face. *Ophthalmic Plast Reconstr Surg*, **27**(4)：263-265, 2011.

14) 田中志保ほか：日光性色素斑に対するQスイッチルビーレーザーと短波長小スポットIPLの効果の比較検討. *Aesthetic Dermatol*, **21**：327-334, 2011.

◆特集/皮膚科アンチエイジング外来
Ⅲ．治療，各論
脱毛レーザーの適応と実践

根本美穂* 山田秀和**

Key words：蓄熱式(heat storage)，熱破壊式(themocoagulation)，皮膚の色調(skin tone)，毛根(hair root)，毛乳頭(derma papilla)，コンビネーション脱毛(combination hair removal)

Abstract 昨今，小学生からご高齢の方まで，脱毛をすることが当たり前になり，空前の脱毛ブームになっている．「脱毛」をする行為自体に，世情は賛否両論であるが，ここでは，実際に医療現場で，我々が「脱毛」という医療行為を行うに際しての，共通認識と，注意事項なども述べていきたい．キッズ脱毛から，介護脱毛，VIO脱毛など，多岐にわたる年代や，性別，患者特性などを踏まえて，医療脱毛をすることは，医療行為であることを再認識をする必要がある．多くの脱毛医療機器があるなかで，その機種の特性を知り使用することは大切なことだと考える．一助となれば幸いである．

レーザー脱毛の基本原理

1．概要と歴史的背景

レーザー脱毛は1990年代に登場した比較的新しい脱毛方法であり，従来の脱毛法に比べて永久的な脱毛効果が期待できる画期的な方法として注目を集めた[1]．最新のレーザー技術の進歩により，より安全で効果的な施術が可能になっている．以下に，医療レベルで使用する脱毛レーザーについて解説する．

2．脱毛レーザーの基本原理

光脱毛療法(レーザーと強力パルス非干渉性光源)は，選択的光熱分解[2]によって毛を減らすために使用されている．ターゲット(毛の場合はメラニン，「発色団」とも呼ばれる)の吸収特性に合わせて，適切な波長のレーザーと結合させ，破壊する．理想的には，レーザー光の波長は毛球内のメラニンによってのみ選択的に吸収される．その結果，毛のみが破壊され，理論的には永久的な除去がもたらされる．現実には，周囲に伝わる熱エネルギーが，毛乳頭やバルジ周囲を破壊することで，発毛が起こらなくなる状況を作っている．波長だけではなく，パルス幅の選択は重要で，近年のピコセカンドレーザーは，周囲への熱効果が少ないため，使われていない．皮膚の色の濃い場合は，表皮や毛周囲のメラニン顆粒が多く，熱による副作用の可能性が高まる．また，毛を完全に除去することは稀であり，治療に対する現実的な期待としては，毛が少なくなる，毛が薄くなる，などがある．一般に，黒い毛が最もよく反応する．医療用レーザーは，原則は医師による治療が必要だが，intense pulsed light (IPL)では医師の指導のもと看護師が施術することもある．患者への問診にも違いがある．用途に応じた対応が必要である(表1)．

レーザーの種類

脱毛では，主に3種類のレーザーが使われてきた．基本的には，メラニンを中心とした治療である．金色や白色の毛に対しては，効果は少ない(表2)．

---

* Miho NEMOTO，〒663-8204 西宮市高松町4-8 プレラクリニックフロア3階 ねもと皮フ科・形成外科，院長
** Hidekazu YAMADA，〒630-0293 生駒市乙田町1248-1 近畿大学アンチエイジングセンター/同大学医学部奈良病院皮膚科，客員教授

表 1. レーザー脱毛と光脱毛の違い

項 目	レーザー脱毛	光脱毛(IPL)
特 徴	単一から多波長のレーザー光を使用	広範囲の波長を持つ光を使用
利 点	・高いエネルギー密度で毛根に集中して効果を発揮 ・少ない回数で効果が期待できる	・広い範囲の毛に対応 ・痛みが少ない
欠 点	・痛みを伴うことがある ・一部の人には高価	・効果が弱く,多くの回数が必要 ・永久脱毛効果が低い
医療行為としての立場	医師または医療資格を持つ者のみが施術可能	医師以外の資格を持つエステティシャンや美容師も施術可能

表 2. レーザーの種類と脱毛の際のターゲット(参考に IPL を加えた)

レーザー種類	波 長	脱毛の特徴	深度/推奨スキンタイプ(フィッツパトリック)	痛 み
アレキサンドライトレーザー	755 nm	メラニンに高い吸収率,色白肌に効果的.	浅い Ⅰ〜Ⅲ	中程度 冷却が必要
ダイオードレーザー	800〜940 nm	幅広い肌タイプと毛質に対応	中程度 Ⅰ〜Ⅴ	低〜中程度 冷却機能付き
Nd:YAG レーザー	1064 nm	深部の毛に効果的 色黒肌にも適応	深い Ⅰ〜Ⅳ	高い 冷却が必要
参考:IPL(レーザーではない)	複合 500〜1200 nm	効果が弱い 安価	Ⅰ〜Ⅳ	少ない

・アレキサンドライトレーザー

　波長:755 nm

　特徴:メラニンに強く反応し,色白肌に最適.太くて濃い毛に効果的

　深さ:浅い

　痛みの問題:中程度.冷却ガスや冷却ジェルで痛みを軽減

・ダイオードレーザー

　波長:800 nm〜940 nm

　特徴:幅広い毛質・肌質に対応.産毛から剛毛まで効果的

　深さ:中程度

　痛みの問題:低〜中程度.冷却機能付きで痛みを軽減

・Nd:YAG レーザー

　波長:1064 nm

　特徴:深部の毛に効果的.色黒肌や日焼けした肌にも対応[3]

　深さ:深い

　痛みの問題:高い.冷却ジェルや冷却機能で痛みを軽減

　表2にあるように,使い分けが必要である.こ

のため,脱毛を専門にする施設が必要なことは理解できる.

　近年全身脱毛の希望者は多く,さらに時間がかかるので,脱毛の専門の知識が必要であろう.

永久減毛と永久脱毛の違い

　永久減毛と永久脱毛の主な違いは,毛の再生状況とその期間にある.永久減毛は毛の再生を遅らせ,量を減らすことを目的とし,永久脱毛は毛の再生を完全に抑制することを目指している.消費者に対して「永久減毛」についての理解を深めるためには,米国食品医薬品局(food and drug administration:以下,FDA)の基準を知ることが重要である.

1. 永久減毛の定義

　FDA は「永久減毛(permanent hair reduction)」を「治療終了後6,9,12か月にわたって再生する毛の数が長期間にわたり安定的に減少すること」と定義している.これは,毛包の成長サイクル(4〜12か月)を超えて毛の再生が安定して減少することを意味する.

2．永久減毛と永久脱毛への理解

永久脱毛（permanent hair removal）は，治療後に毛が完全に再生しない状態を目指すが，FDAは現在の技術ではこれを保証することは難しいとしている．レーザーや光ベースの技術では約90%の毛減少が達成されることが多いが，完全な毛の除去は保証できないと筆者は考える．FDAは，レーザー脱毛機器やその他の脱毛装置に対して，安全性と効果に基づいた認可をしている．特定の機器が「永久減毛」のためのFDAクリアランスを受けているかどうかを確認するには，FDAの医療機器データベース（510(k)データベース）を参照することが推奨される．「永久減毛」として認可された脱毛法では，長期間にわたり毛の密度を大幅に減少させることが期待される．しかし，完全に毛が再生しないことを保証するものではない．治療後も定期的なメンテナンスが必要で，特に数年後に少量の毛が再生する可能性があるため，追加の治療が必要になる場合がある．

なお，1999年に国内に脱毛レーザーとして入ってきたGentleLASEで，標準1回照射した43歳男性左前腕外側の脱毛部位（標準スポットサイズ1か所）は2024年現在でも，白毛が1本という状況である（著者の1人：n=1）．脱毛による安全性の問題は，皮膚の乾燥など若干の心配はあるが，さらなる経過観察が必要ということであろう．

脱毛レーザーの適応と限界

1．適応部位と効果

顔面では産毛やヒゲに効果的である．数回の施術で長期間の減毛効果が得られる．体幹では広範囲の毛に対応可能で，一般的には4〜6回の施術が必要といわれる．四肢では，腕や脚の脱毛にも適応され，効果の持続期間も長い．一般的には4〜6回の施術が必要である．

2．限界とリスク

色素沈着のリスクとして，特に日焼け後の施術には注意が必要で，適切なケアが重要である．

また，熱傷のリスクがある．高エネルギーのレーザーを使用するため，冷却装置の使用や施術者の技術によってリスクを軽減することが出来る．

a）成功率

レーザー脱毛の成功率は，毛髪の成長段階やメラニン含有量のみでは完全に説明できない．全体的な成功率は，毛の深さ，皮膚や毛の色，毛の成長段階，レーザーの種類，治療計画の組み合わせによって決定される[4]．レーザー治療は，毛母細胞が休止期にある間に最も敏感に反応するため，複数回の治療が必要となる．患者は通常，満足のいく脱毛を達成するために，約4〜6週間間隔で4〜6回の治療を必要[5]とする．最適な結果を得るためには，レーザー設定の調整がしばしば必要となる．初回コースが終了すると，再び生えてくる可能性のある小さな毛を除去するために，6〜12か月に1回のメンテナンス治療が必要になる場合が多い．

b）リスク

レーザーまたは強力なパルス光は，炎症や炎症後の色素変化を引き起こしたり，疼痛，紅斑，水疱形成，稀に瘢痕形成を引き起こす可能性[4,6]もある．また，ダイオードレーザーによる環状紅斑の副作用報告[7]もある．治療目的とは逆の多毛は，レーザー治療の稀な合併症として報告[8]されている．

光脱毛療法は，高価な脱毛・減毛方法であるが，時間的制約や部位などを考慮した場合，特に肌の色が黒くない人にとっては，合理的な処置であると考えられる[9]．

c）代替療法

なお，プラッキング（毛根を引き抜くこと）やワックスによる脱毛，シェービングによる脱毛，ケミカル脱毛，電気分解（針脱毛），エフロニチンクリーム[10]など，レーザーやIPLシステム以外の脱毛の選択肢がある．家庭用の機種も報告されており，代替法としてはあり得る[11]．欧米での報告では，女性の顔の産毛には，エフロルニチン（eflornithine）が使われることがある．女性の多毛症治療のための外用薬（FDAが女性の顔面毛髪の

除去用に承認)がある．レーザー脱毛にエフロルニチンを併用すると，レーザー治療単独よりも迅速な反応が得られる[12]という．

最新の脱毛レーザー技術

表3に，代表的な脱毛レーザーに利用できる機種を示す．医療承認については，厚生労働省の医療承認やFDAの承認などがあるが，国内で使用する場合は，厚生労働省の医療承認のある機種を使用するのが基本である．

1．蓄熱式脱毛

特徴と利点：低エネルギーのレーザーを使用して徐々に毛根を加熱し，毛の再生を抑制する．痛みが少なく，日焼け肌や敏感肌にも対応可能．短い施術時間で広範囲を処理できる．

短所と課題：効果の実感には時間がかかることがあり，一部の毛には効果が限定的．施術者の技術と経験も重要．

2．熱破壊型[13]

特徴と利点：アレキサンドライトレーザーとNd:YAGレーザーを搭載し，幅広い毛質と肌質に対応できる．VIOやワキの太くて濃い毛，顔や背中の産毛にも効果的．褐色肌や日焼け肌にも施術可能で，美肌効果も期待できる．

短所と課題：機器が高価であり，一部のケースでは効果が限定的．施術者の技術と経験が必要．

3．その他の脱毛

a）コンビネーション脱毛

最近では，Ultra Hair Removal[13]（以下，ウルトラ脱毛）と呼ばれる脱毛法が出てきた．ウルトラ脱毛は，いくつかのレーザー波長を用いて，同時に照射する．従来の脱毛方法よりも速く，効果的に毛を除去することを目指した脱毛法である．GentleMax ProやVenus Velocityもその1種である．以下に，コンビネーション脱毛の主な特徴と使用方法について説明する．

特徴は，多波長技術であり，コンビネーション脱毛では，複数の波長（通常は810 nm，940 nm，1064 nm）を同時に使用する．これにより，様々な毛の深さやタイプに対応でき，この技術により様々な肌タイプや毛の色に効果的であるとされる．このため，高速治療が可能とされる．ウルトラ脱毛は非常に短い治療時間を提供し得る．大きな部位（背中や脚など）も短時間で処理でき，患者の負担を軽減し得る．また，痛みの少なさもメリットと1つとして挙げられている．ウルトラ脱毛の技術は，肌を冷却しながら毛根を破壊するため，痛みを最小限に抑える．これにより，治療がより快適になる．結果として，高周波とエネルギー出力の組み合わせにより，ウルトラ脱毛は高効率で，非常に効果的な脱毛を実現する．毛包を効率的に破壊し，再生を抑制し得るとされている．施術直後は軽度の赤みや腫れが生じることがあるが，数時間以内に収まる．治療後は保護軟膏を使用し，痂皮の形成を防ぐ．日光曝露を避け，適切なケアを行うことが重要である．メリットは，色素沈着のリスクが低く，肌へのダメージが少なく，多様な肌タイプに適応可能なことである．また，速やかな治療結果と短い回復期間とされている．デメリットとしては，高価な機器であり，コストが高くなる可能性がある．専門的な知識と技術が必要で，熟練した施術者による治療が推奨される．

ウルトラ脱毛は，その優れた技術と効果により，幅広い患者に対応できる脱毛法である．迅速かつ効果的な治療を提供し，患者の負担を軽減することが出来るとされているが，皆が十分理解できているわけでない．個人的には，肌の状態が，脱毛と同時に改善する傾向があり，好評である．

b）キッズ脱毛

キッズ脱毛は，子供向けに設計された脱毛法で，低出力のレーザーを使用し，痛みや肌へのダメージを最小限に抑える．主に思春期以降の子供に適応され，早期にムダ毛の悩みを解消することが目的である．早期に体毛が目立つことで，いじめの原因にもなるとのことで，相談が増えている傾向にある．効果が出るまでに時間がかかることがあるので，成長期に再度施術が必要な場合があ

表 3. 脱毛レーザーの一覧

機械名	英語名	レーザー波長	パルス幅	特徴	日本厚生労働省薬事承認	FDA承認	冷却の方法	皮膚にジェルが必要か	照射方式	痛み	毛質	治療回数の目安	製造メーカー
ジェントルレーズプロ	GentleLase Pro	755 nm	調整可能 0.25〜100 msec	・アレキサンドライトレーザー使用 ・冷却ガス使用	あり	あり	冷却ガス	不要	熱破壊式	部位による	剛毛	5〜6回	CANDELA
ジェントルマックスプロ	GentleMax Pro	755 nm, 1064 nm	調整可能 0.25〜100 msec	・アレキサンドライトレーザー ・Nd:YAGレーザー使用 ・冷却ガス使用	あり	あり	冷却ガス	併用	熱破壊式	部位による	幅広い	5〜6回	CANDELA
ジェントルヤグプロ	Gentle YAG Pro	1064 nm	調整可能 0.25〜100 msec	・Nd:YAGレーザー ・深部の毛に効果的 ・冷却機能付き	あり	あり	冷却ガス	併用	熱破壊式	部位による	幅広い	5〜6回	CANDELA
エリート iQ	Elite iQ	755 nm, 1064 nm	調整可能	・アレキサンドライトレーザー ・Nd:YAGレーザー	あり	あり	冷却機能	併用	熱破壊式	部位による	剛毛	5〜6回	Cynosure
エリートプラス	Elite Plus	755 nm, 1064 nm	調整可能 755 nm は 0.5〜300 msec 1064 nm は 0.4〜300 msec	・アレキサンドライトレーザー ・Nd:YAGレーザー	あり	あり	冷却機能	併用	熱破壊式	部位による	剛毛	5〜6回	Cynosure
サンダー MT	Thunder MT	755 nm, 1064 nm	調整可能	・アレキサンドライトレーザー ・Nd:YAGレーザー	あり	あり	冷却機能	併用	熱破壊式	部位による	剛毛	5〜6回	Quanta System
スプレンダー X	Splendor X	755 nm, 1064 nm	調整可能 1〜100 msec	・アレキサンドライトレーザー ・Nd:YAGレーザー	あり	あり	冷却機能	併用	熱破壊式	部位による	剛毛	5〜6回	Lumenis
ラフィーユ	Lafille	808 nm	調整可能	ダイオードレーザー	あり	あり	冷却機能	併用（ローション）	熱破壊式	部位による	剛毛	5〜6回	GTG Wellness
フォーマ・アルファ	Forma Alpha	800 nm	調整可能	ダイオードレーザー	あり	あり	冷却機能	併用	熱破壊式	部位による	剛毛	5〜6回	Formatk System
ヴェロシティ	Velocity	800 nm	調整可能	ダイオードレーザー	あり	あり	冷却機能	併用	熱破壊式 蓄熱式	部位による	幅広い	5〜6回	Velocity
エクセル HR	excelHR	755 nm, 1064 nm	調整可能	・アレキサンドライトレーザー ・Nd:YAGレーザー	あり	あり	冷却機能	併用	熱破壊式	部位による	幅広い	5〜6回	Cutera
ソプラノ	Soprano	755 nm, 810 nm, 1064 nm	調整可能	・アレキサンドライトレーザー ・ダイオードレーザー ・Nd:YAGレーザー	なし	あり	冷却式	併用	蓄熱式	部位による	幅広い	5〜6回	Alma Lasers

表 3. つづき

機械名	英語名	レーザー波長	パルス幅	特徴	日本厚生労働省薬事承認	FDA承認	冷却の方法	皮膚にジェルが必要か	照射方式	痛み	毛質	治療回数の目安	製造メーカー
ソプラノアイスプラチナム	Soprano ICE Platinum	755 nm, 810 nm, 1064 nm	調整可能 5～200 msec	蓄熱式ダイオードレーザー、冷却機能付き	あり	あり	冷却機能	必要	蓄熱式	低	幅広い	8～10回	Alma Lasers
メディオスターネクストプロ	Mediostar Next PRO	800～940 nm	調整可能 6～400 msec	蓄熱式ダイオードレーザー、敏感肌や日焼けした肌に対応	あり	あり	冷却機能	不要	蓄熱式	低	幅広い	8～10回	Asclepion
ライトシェアデュエット	LightSheer Duet	805 nm	5～400 msec	蓄熱式ダイオードレーザー付き	あり	あり	冷却機能	不要	蓄熱式	部位による	剛毛	8～10回	Lumenis
ライトシェアデザイア	LightSheer Desire	805 nm	固定	蓄熱式ダイオードレーザー付き	あり	あり	冷却機能	不要	蓄熱式	部位による	剛毛	8～10回	Lumenis
ライトシェアクアトロ	LightSheer Quattro	805 nm	固定	蓄熱式ダイオードレーザー付き	あり	あり	冷却機能	不要	蓄熱式	部位による	剛毛	8～10回	Lumenis
ソプラノチタニウム	Soprano Titanium	755 nm, 810 nm, 1064 nm	調整可能	蓄熱式ダイオードレーザー、冷却機能付き	あり	あり	冷却機能	併用	蓄熱式	低	幅広い	8～10回	Alma Lasers
メディオスターモノリス	Mediostar Monolith	808 nm	調整可能	蓄熱式ダイオードレーザー、冷却機能付き	あり	あり	冷却機能	不要	蓄熱式	低	幅広い	8～10回	Asclepion
ラシャ・トリニティ	Lasya Trinity	755 nm, 808 nm, 1064 nm	調整可能	蓄熱式ダイオードレーザー、冷却機能付き	あり	あり	冷却機能	併用	蓄熱式	低	幅広い	8～10回	Lumenis
モータスAX	Motus AX	808 nm	調整可能	蓄熱式ダイオードレーザー、冷却機能付き	あり	あり	冷却機能	不要	蓄熱式	低	幅広い	8～10回	DEKA

ることも含めた，十分な事前の相談が重要である．

c）陰部脱毛

元々は，高齢者の施設での糞尿による処理における陰部の問題から，介護脱毛[14]として，褥瘡対策の一部として提案してきたが，陰部脱毛が，この20年で急速に進んできている．フェムケアとしての認識もあり，この5年ほどで認識も変わってきており，高齢者でもそのニーズが高くなっている．

実践するには

1．施術前の準備

a）カウンセリングと説明の重要性

施術の効果やリスク，過程を十分に説明し，患者の納得を得ることが不可欠．これにより，患者の不安を軽減し，施術効果を最大限に引き出すことが出来る．

b）皮膚状態のチェック

日焼け肌や湿疹などの皮膚トラブルがないかをチェックし，適切な施術計画を立てる．

c）施術部位の準備

体毛を剃毛またはトリミングし，適切な長さに整える．これにより，レーザーの効果を最大限に引き出すことができる．

2．施術方法

a）レーザー機器の選択と設定

患者の肌質や体毛の種類，施術部位に応じて，適切なレーザー機器を選択し，レーザー出力やパルス幅，冷却設定なども慎重に設定する．

b）照射方法と照射間隔

適切な照射パターンを守り，1回の施術で完全に脱毛することは難しいため，4〜8週間程度の間隔をあけて複数回の施術を行う．

c）痛みの管理

冷却装置の使用や麻酔クリームの使用で痛みを軽減し，必要に応じて出力を調整する．不快感を軽減するために，局所麻酔クリームで前処置を行うことが多い．4％リドカインクリームはよく使用される薬剤である．さらに，治療後に冷却する

ことで，このレーザーによる不快感を軽減することができる．逆に，リスクの早期発見には，無麻酔がよいと筆者は考える．さらに麻酔剤に対するアレルギー発症がある場合もあるので注意が必要である．また，局所麻酔薬中毒の報告があるので外用といえども，濃度，occlusive dressing technique（ODT）などを勘案した総投与量についても配慮が必要である．

なお，熱に対する冷却は重要であるが，熱緩和時間が真の毛包破壊にどのように働いているかは，毛包破壊には一定時間が必要であることを考慮したうえでのプロトコールの除毛率と，リスク，痛みを勘案した処置が必要であろう．

3．副作用と対策

a）一時的な副作用

施術後に発赤や腫れ，痛みなどが生じることがあるが，通常数日から1週間程度で改善する．

b）重篤な副作用

稀に熱傷や過剰色素沈着などの重篤な副作用が起こる可能性がある．適切な機器選択と設定，冷却の徹底が重要である．

4．施術後のケア

a）冷却と保護

施術直後は冷却用ゲルや冷却パックを当て，炎症と痛みを最小限に抑える．過度の日光露出は避け，適切なケアを行う．

b）日常生活での注意点

入浴は翌日から可能であるが，施術部位を強くこすらないように注意する．また，脱毛施術後1週間程度は激しい運動や汗をかく活動を避け，清潔に保つ．

c）フォローアップと経過観察

複数回の施術が必要なため，定期的なフォローアップが不可欠である．効果の程度や副作用の有無をチェックし，次の施術時期や設定の調整を行う．

5．実践上の留意点

a）施術者の技術と経験

レーザー脱毛は高度な技術と経験を要する施術

である．不適切な手技では十分な効果が得られないばかりか，重大な副作用を引き起こす可能性がある．

b）機器の適切な選択と維持管理

使用するレーザー機器は目的や施術部位，患者の肌質に合わせて適切に選択し，定期的な点検と校正を行うこと．

c）施設の環境と衛生管理

レーザー脱毛施設は十分な広さと環境衛生を備え，患者とスタッフの安全を考慮した施設運営が求められる．

結　論

1．レーザー脱毛の有効性と限界

レーザー脱毛は，従来の脱毛法に比べ永久的な効果（永久減毛）が期待できる革新的な方法である．しかし，完全な永久脱毛は難しく，施術を繰り返す必要がある．

2．今後の展望と課題

レーザー機器の小型化やポータブル化が進み，施設外でのサービス提供の場が広がっている．高齢者施設などでの活用が期待されているほか，家庭用レーザー器具の普及も進みつつある．しかし，安全性の確保が重要な課題となる．施術者の適切な教育と資格制度の確立，法的規制の整備，医療従事者との連携体制の構築などが求められている．効果の向上と施術の簡便化に向けた新たな技術開発にも期待がかかっている．

文　献

1) Kao YC, et al：Efficacy of Laser in Hair Removal：A Network Meta-analysis. *J Cosmet Laser Ther*, **25**：7-19, 2023.
2) Anderson RR, et al：Selective photothermolysis：precise microsurgery by selective absorption of pulsed radiation. *Science*, **220**：524-527, 1983.
3) Tanzi EL, et al：Lasers in dermatology：four decades of progress. *J Am Acad Dermatol*, **49**：1-31；quiz 31-34, 2003.
4) Raulin C, et al：Laser therapy in dermatology and aesthetic medicine：Side effects, complications, and treatment errors. in *Energy for the Skin* 13-25（Springer International Publishing, Cham, 2022）.
5) Hussain M, et al：Laser-assisted hair removal in Asian skin：efficacy, complications, and the effect of single versus multiple treatments. *Dermatol Surg*, **29**：249-254, 2003.
6) Mallat F, et al：Adverse Events of Light-Assisted Hair Removal：An Updated Review. *J Cutan Med Surg*, **27**：375-387, 2023.
7) Lapidoth M, et al：Reticulate erythema following diode laser-assisted hair removal：a new side effect of a common procedure. *J Am Acad Dermatol*, **51**：774-777, 2004.
8) Kontoes P, et al：Hair induction after laser-assisted hair removal and its treatment. *J Am Acad Dermatol* **54**：64-67, 2006.
9) 大慈弥裕之ほか：美容医療診療指針（令和3年度改訂版）．日美外報，**44**：69-170, 2022.
10) Balfour JA, et al：Topical eflornithine. *Am J Clin Dermatol*, **2**：197-201；discussion 202, 2001.
11) Hendricks K, et al：Evaluating the effectiveness of laser hair reduction using a home use laser in comparison to a Diode laser. *PLoS One*, **18**：e0286162, 2023.
12) Hamzavi I, et al：A randomized bilateral vehicle-controlled study of eflornithine cream combined with laser treatment versus laser treatment alone for facial hirsutism in women. *J Am Acad Dermatol*, **57**：54-59, 2007.
13) Zerbinati N, et al：Combined laser assisted treatment for permanent hair removal for skin types I-V with Alexandrite 755 nm and ND:YAG 1064 nm lasers. *Dermatol Ther*, **34**：e14599, 2021.
14) 根本美穂，山田秀和：【脱毛を極める・改】介護脱毛 考え方と対策．BEAUTY，**6**：60-64, 2023.

◆特集／皮膚科アンチエイジング外来
Ⅲ．治療，各論
注入剤を用いた皮膚アンチエイジング

岩城佳津美*

Key words：ボツリヌストキシン(botulinum toxin)，ボトックス®(BOTOX®)，フィラー注入(filler injection)，ヒアルロン酸(hyaluronic acid)

Abstract ボツリヌストキシン注射は，表情筋の拘縮により生じる表情ジワの緩和や，表情筋の拮抗バランスの調整に有効である．施術においては各表情筋の作用と拮抗筋に留意し，不自然な表情にならないよう注意が必要である．フィラー注入は，世界的にヒアルロン酸製剤が主として使用されている．注入に際しては，無表情時だけでなく，様々な表情を作ったときにも不自然にみえないか確認しながら注入を行うことが重要である．またヒアルロン酸注入だけで若返り治療を行っていくと，シワはないが over filled syndrome と呼ばれる独特の顔貌を呈するようになる．自然な若返り効果を得るためには，ヒアルロン酸注入だけでなく，表層の皮膚を引き締めるタイトニング治療や，下垂した脂肪・皮下組織を挙上・保持するスレッドリフト，余剰脂肪の減量施術，ボツリヌストキシン注射なども併用し，バランスよく施術を行っていくことが大切である．

ボツリヌストキシン注射

1．ボツリヌストキシンとは？

ボツリヌストキシン(botulinum toxin：以下，BTX)は，神経筋接合部において，神経伝達物質であるアセチルコリンの放出を阻害することによって筋収縮を抑制するため，表情筋の拘縮による表情ジワの治療や，咬筋の筋力調整，拮抗筋のバランス調整などに使用される．注射後数日から徐々に効果が現れ，2〜3週間後に最大となり，3〜6か月で消失する．臨床的にはA型BTXが広く使用されている．本邦ではA型BTX：ボトックスビスタ®注用50単位(アッヴィ合同会社　アラガン・エステティックス)が，眉間または目尻の表情ジワの治療に対して厚生労働省の製造販売承認を取得している．通常，1バイアル50単位の粉末状BTXを1.25 mLの生理食塩水で溶解し，0.1 mLあたり4単位の濃度になるように調整して使用する．

2．表情ジワの治療
a）眉間のシワ

眉間のシワは，前頭筋・鼻根筋・皺眉筋の拘縮により生じる．表情ジワの治療で最もニーズの高い部位である．

(1)方　法

ボトックスビスタ®の添付文書では，図1-a で示す部位へ全量で10〜20単位の筋肉内注射が推奨されている．眉間のシワには，様々なパターンが報告されている[1]が，筆者の経験上，ほとんどのケースはこの基本手技で対応可能である．

(2)副作用

(ⅰ) **Spock 現象**：眉間のBTX治療において最も起こりやすい副作用は，眉の外側が過剰に挙上してしまうSpock 現象である．前頭筋外側の収縮が元々強い場合に生じやすいため，Spock 現象が生じることが予測される場合には，あらかじめ眉毛外側に極少量(0.5〜1単位)のBTXを追加しておく(図1-b)．また，施術後2〜3週間後にSpock 現象の有無をチェックし，必要に応じて眉毛外側

---

* Katsumi IWAKI，〒617-0823 長岡京市長岡2-2-2　いわきクリニック IC，院長

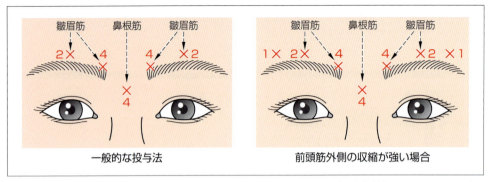

図 1. 眉間のシワに対する投与法（数字は平均投与単位数）　a|b
a：皺眉筋内側・鼻根筋は深め（筋層），皺眉筋外側は浅め（真皮内および筋層）に投与する．
b：前頭筋外側の筋力が強い場合は，眉毛外側に極少量（0.5～1 単位）の BTX を追加する．

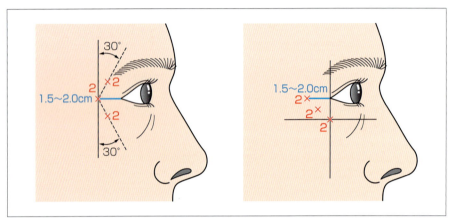

図 2. 目尻のシワに対する投与法（数字は平均投与単位数）　a|b
眼輪筋は浅層に存在するため，やや膨疹が生じるぐらいの浅い部位に投与する．

に追加投与する．

（ⅱ）**眼瞼下垂と複視**：BTX が眼窩内に浸潤すると，眼瞼下垂や複視が生じる．これらを予防するために，針のベベルを眼窩に対して上に向ける，薬剤が眼窩内に流入しないよう，利き手の反対側の指を眼窩縁に添えて注射する．拡散を防ぐため希釈濃度を薄くしすぎないなどの注意が必要である．

b）目尻のシワ

目尻のシワは，眼輪筋の拘縮により生じる．眉間のシワと並んでニーズの高い部位であるが，眉間と異なり笑顔時に出現するシワであるため，完全に消すことにこだわる必要はない．

（1）**方　法**

ボトックスビスタ® の添付文書では，目尻の表情ジワが外眼角の上下にある場合は**図 2-a**で示す部位に，外眼角の下方にある場合は**図 2-b**の部位に全量で 12～24 単位の筋肉内注射が推奨されているが，シワのパターンや度合いによって注入量，注入箇所を適宜調整する．

（2）**副作用**

（ⅰ）**マスク様顔貌**：笑顔時のシワを完全に消してしまうと，表情に乏しいマスク様顔貌となり，ときに怖い印象さえ与えてしまうため，外眼角より 1.5 cm より内側に投与しないように注意する．

（ⅱ）**その他**[2]：稀ではあるが，BTX の眼窩内浸潤により眼瞼下垂と複視が生じることがあるため，大量注入や，眼窩縁に近い部位への投与は避ける．

c）その他の部位

その他ニーズの高い治療部位として，額の横シ

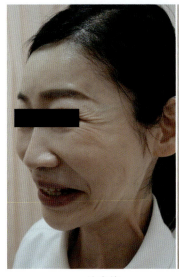 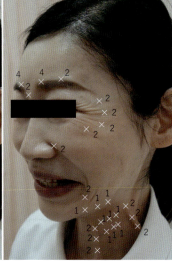 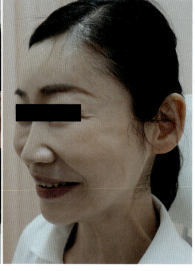

a．治療前　　　　　　　　b．投与部位　　　　　　　　c．3週間後

図 3．BTX による顔全体の表情筋のバランス調整(×は投与部位，数字は投与単位数)
治療前は拮抗筋のバランスが崩れ下制筋優位の笑顔になっているが，BTX 投与後は自然で美しい笑顔になっている．

ワ，顎の梅干しジワなどがある．額の横シワのターゲットは前頭筋であるが，目尻同様，真皮下もしくは真皮内に投与する．眼瞼下垂・眉毛下垂・上眼瞼の皮膚弛緩の有無や程度，額の広さなどにより投与量や投与か所を決定する．初回投与は最小限に留め，2週間後に必要に応じて追加投与を行う．顎の梅干しジワのターゲットは頤筋である．基本，頤筋腹内に投与するが，効果が不十分な場合は皮下浅層にも追加投与を行う．BTXが下唇下制筋に拡散すると，口唇の非対称が生じるため注意が必要である．

3．BTX 治療の応用編

表情筋は主として骨に起始を持ち皮膚に停止するため，加齢による起始部の骨萎縮や筋肉下の脂肪萎縮，それに伴う皮膚のたるみなどにより筋の緊張や長さに変化が生じ，収縮能力や拮抗筋のバランスが崩れ，下制筋優位の方向にシフトしていく[3]．BTX を顔全体の適切な部位に適量投与することによって，表情筋のバランスを整え，美しい表情を取り戻すことができる(図3)．

フィラー注入

1．フィラー注入とは？

生体に安全な皮膚充填剤(フィラー)を真皮〜皮下浅層〜骨膜上に注入し，組織をフィラーで充填することによって，形態の改善を図る施術である．単純にシワや窪んだ部位に注入するのではなく，加齢変化による解剖学的な構造変化を考慮して注入を行う必要がある．

2．フィラー製剤について

現在日本で使用されている代表的な製剤として，ヒアルロン酸，ヒト由来コラーゲン，ポリカプロラクトン，カルシウムハイドロキシアパタイトなどがあるが，特性の異なる豊富なラインナップの厚生労働省承認製剤が揃い，幅広い施術が可能なこと，分解酵素により溶解が可能であることから，ヒアルロン酸が圧倒的なシェアを占めている．

a）ヒアルロン酸製剤

粘弾性・凝集性・硬度などの性質が異なるヒアルロン酸製剤が多種発売されているが，これは架橋の程度・分子構造や分子量・ヒアルロン酸濃度などの違いによる．ヒアルロン酸を皮下に注入することによって生じる機械的な真皮の伸展刺激によって線維芽細胞が刺激され，コラーゲンの産生が促進されること[4]，そしてヒアルロン酸そのものが bio-stimulator(バイオスティミュレーター)として働くことも証明されている[5]．生体内に注

入されたヒアルロン酸は,体内に存在する分解酵素により緩徐に分解吸収されるが,その期間は製剤の性質や,生体側の諸条件によりかなり変動する.

本邦では,**表1**のヒアルロン酸製剤が厚生労働省の製造販売承認を取得している(2024年現在).

以下,本文では,ボラックスXC＝VX,ボリューマXC＝VM,ボリフトXC＝VL,ボルベラXC＝VB,レスチレンリフトリド＝RL,レスチレンリド＝Rと表記する.

b）ヒト由来コラーゲン製剤

目元(tear trough)浅層にヒアルロン酸を注入すると,チンダル現象(ヒアルロン酸が皮膚の上から青く透けて見える現象)や,遅発性の浮腫を生じる可能性が高いため,筆者はヒト由来コラーゲン製剤(humallagen®, Cosmetic Medicine Enterprises Inc., 米国)を好んで使用している(2024年現在,日本でのみ販売,FDA未承認であるが2015年から2,000症例以上に施術を行い重篤な副作用は認めていない).

3．注入部位と注入手技

顔面の各層の解剖学的加齢変化(骨の萎縮,支持靱帯のたるみ,表情筋の拘縮,浅層および深層脂肪区画の萎縮/部位によっては肥大,皮膚の弾力性低下・伸展など)を考慮し,シワ(窪み)の成因となる解剖学的加齢変化を改善させるような作用が得られる注入を行うことが基本の考え方となる.また局所だけでなく,常に患者の年齢や顔全体のバランスを考慮しながら注入を行う.さらに,静止時だけでなく,様々な表情を作ったときに不自然にみえないか確認しつつ注入を行う必要がある.

a）基本となる注入部位

ヒアルロン酸注入における基本的な注入部位とそれによって得られる効果,注入時の注意点,および推奨製剤と平均使用量を述べる.

⑴頬骨弓縫合線付近(骨膜上)(図4-①)

頬骨弓縫合線付近の骨膜上に,鋭針で0.1mL×2～3か所ボーラス注入(ヒアルロン酸を1か所に一塊で注入)する.これにより,フェイスラインの外側が引き上がる.

※推奨製剤と平均使用量　VM or RL, 片側0.2～0.3 mL

⑵耳前窩の皮下浅層(SMAS上)(図4-②)

皮下浅層のlooseな結合組織層(SMAS上)に,鈍針カニューレを用いてレトログレードファニング法(1か所の刺入点から針を挿入し,シリンジを引きながら注入を扇状に繰り返すことによって,ヒアルロン酸を面状に注入する方法:以下,RGF法)にて耳前窩の窪みを平に埋めるように注入する.その際,針の先端をmain zygomatic lig. を少し超えたところ(針先で少し抵抗のある結合組織を貫通する)まで挿入し,靱帯の上下周囲まで注入するのがよりリフト力を高めるコツである.上手く注入できるようになれば,⑴の注入を省略できる.耳前窩への注入によって,正面視からの輪郭が整い,⑴と同様フェイスラインの外側が引き上がる.

※推奨製剤と平均使用量 VM or RL, 片側0.5～1.0 mL

⑶側頭部(骨膜上)(図4-③)

側頭稜より1cm下方,眼窩外側縁より1cm外側の交点付近に,骨膜上に鋭針でボーラス注入する.プランジャーを引いて吸引テストを行い,逆血がみられないか確認したうえでゆっくりと注入する.これによりこめかみの形状補正および眉毛の挙上効果が得られる.

※推奨製剤と平均使用量 VM or RL, 片側0.2～0.7 mL

⑷側頭部(Loose areolar tissue層)(図4-④)

深側頭筋膜と浅側頭筋膜間の疎な結合織loose areolar tissue層に鈍針カニューレ(25 G以上推奨)を使用し,RGF法にて注入する.これにより,上顔面から下顔面に及ぶリフトアップ効果が得られる.

※推奨製剤と平均使用量 VB or R, 片側0.5～1.5 mL

⑶および⑷は症例によっていずれか一方,ある

表 1. 厚生労働省製造販売承認取得ヒアルロン酸製剤

ジュビダーム ビスタ® シリーズ(アッヴィ合同会社 アラガン・エステティックス)

製剤名	ウルトラ XC	ウルトラプラス XC	ボラックス XC	ボリューマ XC	ボリフト XC	ボルベラ XC	ボライト XC
ヒアルロン酸濃度	24 mg/mL		25 mg/mL	20 mg/mL	17.5 mg/mL	15 mg/mL	12 mg/mL
適応部位と注入層	顔面の中等度から重度のシワや溝(鼻唇溝など)を修正する目的で真皮中層部から深層部に注入。		顔面のボリューム回復およびボリュームを増大する目的に、皮下または骨膜上深層部へ注入。	中顔面、下顎部、こめかみの減少しボリュームを増大する目的に、骨膜上深層部へ注入。	顔面の中等度から重度のシワや溝(鼻唇溝など)を修正するため、真皮深層部から深層部に注入して使用。	皮内(真皮中層部)への注入により顔面のシワや溝の修正を、皮下から骨膜上深部注入により顔面のへこみ修正を、口唇粘膜内/皮下注入により口唇増大を目的に使用。	顔面および頸部におけるシワなどの表面のへこみ修正および皮膚の状態(保水性、弾力性など)の改善を目的に皮内に注入して使用。
構造	HYLACROSS™技術 ランダムな形状と粒径をもつ架橋ヒアルロン酸ゲル粒子に非架橋ヒアルロン酸を混合し均質化することで、なめらかな凝集性ゲルが得られる。		VYCROSS® 技術 高分子:低分子ヒアルロン酸が高効率で架橋される。これにより耐分解性が向上、持続期間が延長、ヒアルロン酸濃度により弾性、凝集性が異なるため、使用部位や目的により使い分ける。			HYLACROSS™製剤より緊密な網目構造を有す。また水を取り込みにくく、ゲルの膨潤が低減	
麻酔剤	リドカイン酸塩 0.3 wt%						

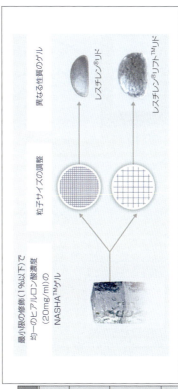

レスチレン® シリーズ(ガルデルマ株式会社)

製剤名	レスチレン® リド	レスチレン® リフト™ リド
ヒアルロン酸濃度	20 mg/mL	
適応部位と注入層	真皮中間層から深層に注入し、中等度から重度の顔面のシワ(ほうれい線などの矯正および整容を目的として使用。	真皮深層から皮下組織表層に注入し、中等度から重度の顔面のシワ(ほうれい線などの矯正および整容を目的とする。
構造	NASHA™テクノロジーにより天然の分子構造を維持し、絡み合うように結合した天然ヒアルロン酸が保持されている。修飾を最小限(1%以下)に抑えながら、ゲルのとリフト リドの違いは粒子サイズの違いによる。	NASHA™テクノロジーにより天然の分子構造を維持し、天然の分子構造を保持されている。ゲル化ヒアルロン酸の硬度を活かすことで、ゲルのとリフト リドの違いは粒子サイズの違いによる。レスチレン リド とリフト リドの違いは粒子サイズの違いによる。
麻酔剤	リドカイン塩酸塩水和物 3 mg/mL	

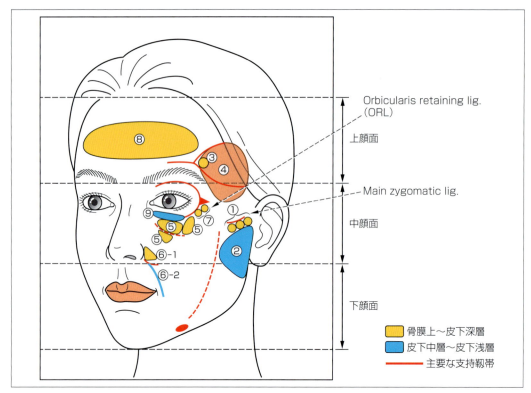

図 4. ヒアルロン酸注入における基本的な注入部位

いは両方に注入するか適宜判断する．

(5) **Midcheek groove エリア**（図 4-⑤）

Midcheek groove を浅く，かつ頬のふっくらとした丸みを回復するため，鈍針カニューレを使用し SOOF 深層と deep medial cheek fat（以下，DMCF）に RGF 法にて注入する．これにより，中顔面領域のリフトアップ効果が得られる．また大頬骨筋の外側に一致して存在する transverse facial septum が，笑顔を作った際に大頬骨筋の収縮に伴って緊張を増し，頬部の深部脂肪を上方に押し上げてしまうため，中顔面領域の注入の際には，安静時だけでなく笑顔時にも不自然な膨らみにならないよう留意しながら注入を行う必要がある．

※推奨製剤と平均使用量 VM or RL，片側 0.3～1.0 mL

(6) **ほうれい線**（図 4-⑥）

(ⅰ) **ほうれい線基部**（図 4-⑥-1）：ほうれい線基部は，梨状孔の拡大と上顎骨の後退によって窪み，鼻翼が広がる．また，涙滴状に増量・下垂した浅層脂肪（nasolabial super facial fat）が覆いかぶさってくる．これを補正するため，鼻翼基部の骨膜上（deep pyriform space）に鈍針カニューレでボーラス注入する．ほうれい線に沿って顔面動脈が走行しており，注入には細心の注意を払う必要がある（鋭針を使用する場合は，より慎重に注入する）．

※推奨製剤と平均使用量 VM or RL，片側 0.2～0.3 mL

(ⅱ) **ほうれい線浅層**（図 4-⑥-2）：必要に応じて，皮下浅層に鈍針カニューレあるいは鋭針を使用し，RGF 法にて追加注入を行う．ただし，ほうれい線は年齢に応じた補正に留め，完全に平らにする必要はない．

※推奨製剤と平均使用量 VM or VL or VB or RL or R，片側 0.1～0.5 mL

(ⅰ)(ⅱ)の注入により，ほうれい線が目立たなくなるだけでなく，ほうれい線に覆いかぶさる浅層脂肪が挙上され，鼻の幅も狭くなる．

(7) **ORL 外側肥厚部の下**（図 4-⑦）

ORL 外側肥厚部を下から持ち上げるように，鈍針カニューレで脂肪層の下に注入する．片側 0.1 mL

を超えないように注意が必要である．この注入により萎縮拡大した眼窩のボリュームを補う，かつ弛んだORLを支持補強することができる．

※推奨製剤と平均使用量VB or R，片側0.1 mL以下

⑧ **額（前額部）（図4-⑧）**

加齢により前頭骨の下半分〜眉毛上が凹み，額の丸みや滑らかさが失われる．これを補正するため，額の前頭筋下骨膜上に注入を行う．斜めや側面からも額の形状が不自然にならないように，また顔全体のバランスを考慮し，額だけが不自然に丸く突出しすぎないように注入するのがコツである．同時に側頭部への注入も必要となることが多い．額〜側頭部が自然な形状につながるように注入を行う．注入には鈍針カニューレ（25 G以上推奨）を使用し，RGF法で注入する．非常に弱い力で組織を剥離しながら針先を進め，少量（0.2〜0.3 mL）入れるごとにならし揉みをしてヒアルロン酸を均一になじませ，額の形状を確認しながら注入していく．

※推奨製剤と平均使用量VB or R，1.0〜4.0 mL

⑨ **Tear trough への注入（図4-⑨）**

若年層を除いては，中顔面領域のボリュームロスがほとんどのケースで同時に存在しているため，tear troughへの注入に先立って，midcheek grooveエリア（図4-⑤）へのヒアルロン酸注入が必要となる場合が多い[6)]．Tear trough（特に浅い層）にヒアルロン酸を注入すると，チンダル現象や，浮腫を生じる可能性が高いため，筆者はヒトコラーゲン製剤（humallagen®，Cosmetic Medicine Enterprises Inc.，米国）を好んで使用している（2024年現在，日本でのみ販売，FDA未承認であるが，2015年から2,000症例以上に施術を行い重篤な副作用は認めていない）．鈍針カニューレを使用し，皮下浅層にRGF法にてtear troughをフラットに埋めるように注入する．

※推奨製剤と平均使用量 ヒト由来コラーゲン，片側0.2〜0.5 mL

⑩ **下顔面領域への注入（図5）**

アジア人は生来下顎骨が未発達で後退しているケースも多く，比較的早い年代から下顔面領域の萎縮変形が進行する傾向にある．したがって，下顔面領域への注入治療が必要になるケースが多い．下顔面領域へは，土台となる中顔面領域への注入のあとに行う．下顔面領域における主な注入部位を**図5**に示す．

（ⅰ）**下唇頤溝（図5-①）**：下唇頤溝部に注入することにより，顎先が下方に下がり，顎の伸長効果が得られる．鈍針カニューレを使用し，皮下浅層にRGF法にて注入する．

※推奨製剤と平均使用量，VM or VB or RL or R，0.4〜1.5 mL

（ⅱ）**下顎縁（mandibular lig. より前方）（図5-②）**：下顎縁にヒアルロン酸を注入することにより，萎縮した下顎のボリュームを補い，フェイスラインを整えることができる．下顎骨のエッジに沿って鈍針カニューレを使用し，RGF法にて骨膜上に注入する．

※推奨製剤と平均使用量，VX or RL，片側0.5〜1.5 mL

（ⅲ）**下顎縁後方（図5-③）**：下顎縁後方は，深部に顔面動脈が走行しているため，下顎ラインに沿って鈍針カニューレを使用し，RGF法にて皮下浅層に注入する．

※推奨製剤と平均使用量，VM or VX or RL，片側0.3〜1.0 mL

注）図5-NGゾーン：②，③の間の下垂するエリアは注入不可

（ⅳ）**下顎骨下部正中部（図5-④）**：顎の前方突出が不足している場合，下顎骨下部正中骨膜上に鋭針でボーラス注入する．

※推奨製剤と平均使用量，VX or RL，0.2〜0.3 mL

（ⅴ）**下顎角（図5-⑤）**：下顎角が不明瞭なケースでは，下顎角の骨膜上に鋭針でボーラス注入する．

※推奨製剤と平均使用量，VM or VX or RL，0.2〜0.5 mL

（ⅵ）**マリオネットライン（図5-⑥）**：マリオ

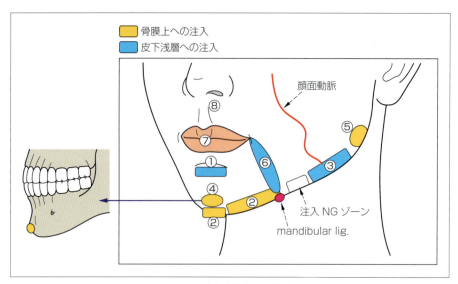

図 5. 下顔面領域への注入

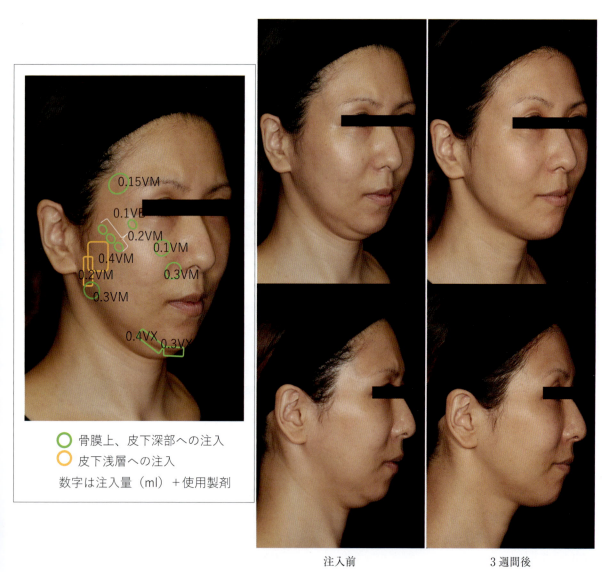

注入前　　　　　　　　3 週間後

図 6. 症例 1：注入部位および層，注入量(mL)，使用製剤と注入結果
※左右の注入量は合計 5.5 mL

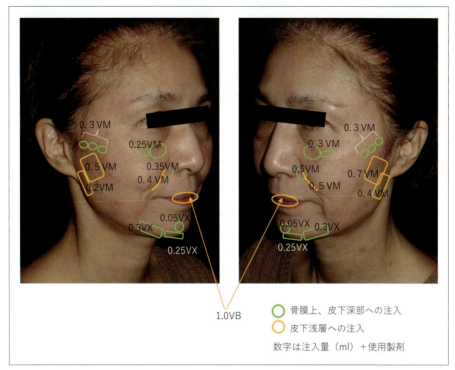

図 7. 症例 2：注入部位および層，注入量(mL)，使用製剤
※左右の注入量は合計 6.9 mL

ネットラインは，上部組織のずり落ちによって深くなるため，顔面上方の注入を適宜行ったのちに，鈍針カニューレを使用し皮下浅層に RGF 法にて注入する．

※推奨製剤と平均使用量，片側 VB or R, 0.2～0.5 mL

(vii) 口唇(図 5-⑦，⑧)：加齢に伴い，口唇の萎縮，人中の平坦化などが生じる．人中稜や口唇にヒアルロン酸を注入することにより若々しい口元が得られる．

※推奨製剤と平均使用量，VB or R，1.0 mL

4．注入症例

<症例 1>30 代後半，女性(図 6)

主　訴：たるみ(特に顎下)，眉間のシワ

治療プラン：年齢が若く，全体のボリュームロスもさほど生じていないため，主としてリフトアップを図る目的で合計 5.5 mL のヒアルロン酸注入を行った．注入部位と結果を図 6 に示す．

注入後，頰の位置が高くなり，たるみが改善し，二重顎も解消されている．ボツリヌストキシン製剤は使用していないが，注入前にみられる眉間部や口元の過緊張が和らぎ，柔和な表情になっている(Myomodulation 効果(注釈参照))．また，眉が挙上し，瞼の開きも改善している．

注釈) フィラー注入による Myomodulation 効果[3]

表情筋は主として骨に起始を持ち皮膚に停止するため，起始部の骨萎縮や筋肉下の脂肪萎縮，それに伴う皮膚のたるみなどにより，筋肉の緊張や長さに変化が生じ，収縮能力や拮抗筋のバランスが崩れ，下制筋優位の方向にシフトする．したがって，解剖学的に適切な部位に適量のフィラーを注入すれば，意図せずとも表情筋の機能や拮抗バランスが回復し，筋の調律効果が得られる．従来，フィラー注入は静的な表情での美しさを作る施術と捉えられてきたが，動的な作用も考慮して注入を行うべきである．

<症例 2>50 代後半，女性(図 7)

主　訴：疲れて不機嫌にみえる，たるみ

治療プラン：目の下のたるみと陰影，下顔面の萎縮によるボリュームロス，およびそれに伴って

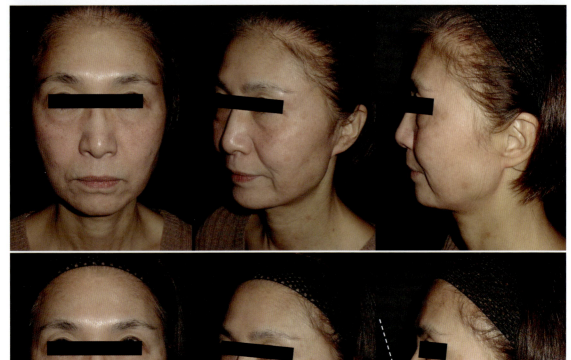

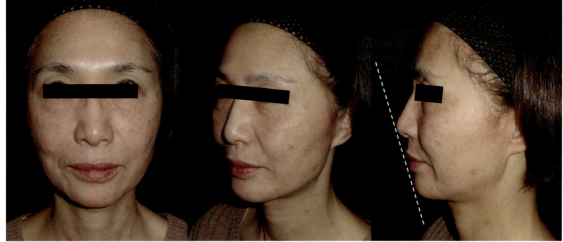

図 8. 症例 2：注入結果
　　a：注入前
　　b：注入直後

安静時にも下制筋優位な状態となり，口角が下がっていることが疲れてみえる大きな要因である．全体的なボリュームロス(特に下顔面)を補う目的で合計 6.9 mL のヒアルロン酸注入を行った．注入部位と結果を図示する(図 7, 8)．

注入後には，目の下の影が消失し，自然な若返り効果が得られている．また，注入前にみられる口元の緊張がとれ，口角が挙上している．側面においては，理想的な E ラインが得られている．ほうれい線を浅くすることや，頬の ogee curve オージーカーブ(S 字を描く滑らかな曲線)を整えることにこだわりすぎると，過剰注入になりやすい．年齢を考慮した適度な補正に留めるのがコツである．また，口唇も加齢とともに萎縮しやすい部位であるため，下顔面の補正の際には同時に注入が必要となるケースが多い．

文　献

1) 古山登隆ほか：上顔面を中心とした私のボトックス治療．日美外報，**35**(3)：10-18，2013．
2) Kyle Seo：ボツリヌストキシンによるシワ治療．ボツリヌス療法のすべて．南江堂，pp. 33-112，2022．
3) de Maio M：Myomodulation with Injectable Fillers：An Innovative Approach to Addressing Facial Muscle Movement. *Aesth Plast Surg*, **42**：798-814, 2018．
4) Wang F, et al：In vivo stimulation of de novo col-

lagen production caused by cross-linked hyaluronic acid dermal filler injections in photodamaged human skin. *Arch Dermatol*, **143**：155-163, 2007.

5) Mochizuki M, et al.：Evaluation of the In Vivo Kinetics and Biostimulatory Effects of Subcutaneously Injected Hyaluronic Acid Filler. *Plast Reconst Surg*, **142**(1)：112-121, 2018.

6) 岩城佳津美：フェイシャルフィラー注入の極意と部位別テクニック第1版. 克誠堂出版, pp.71-80, 2017.

全日本病院出版会のホームページの "きっとみつかる特集コーナー"をご利用下さい!!

- 学会売上好評書籍のご案内や関連特集本コーナーで欲しい書籍が見つかりやすくなりました。
- 定期雑誌の最新号や、新刊書籍の情報をすばやくお届けします。
- 検索キーワードの入力でお探しの本がカンタンに見つかる、便利な「検索機能」付きです。
- 雑誌・書籍の目次、各論文のキーポイントも閲覧できます。

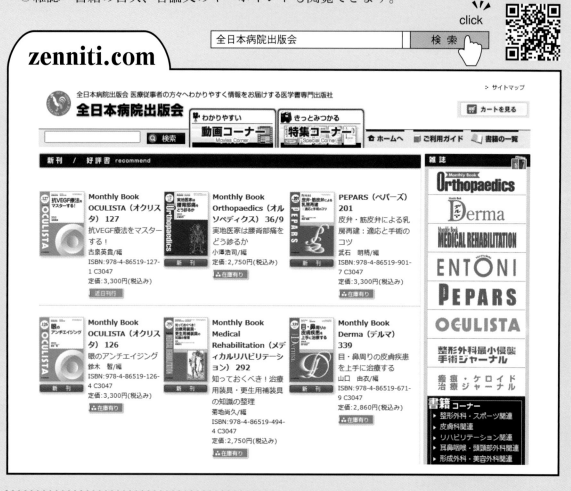

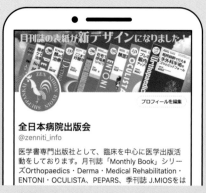

全日本病院出版会 公式 X(旧twitter) やっています！

弊社の書籍・雑誌の新刊情報、好評書のご案内を中心に、タイムリーな情報を発信いたします！
全日本病院出版会公式アカウント(**@zenniti_info**)をぜひご覧ください！

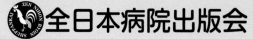

全日本病院出版会　〒113-0033　東京都文京区本郷 3-16-4　Tel:03-5689-5989
www.zenniti.com　Fax:03-5689-8030

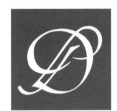

◆特集／皮膚科アンチエイジング外来
Ⅲ．治療，各論
トレチノイン外用によるアンチエイジング

吉村浩太郎*

Key words：自家調剤(self preparation)，レチノイド(retinoids)，色素沈着(hyperpigmentation)，黒皮症(melanosis)，メラノサイトーシス(melanocytosis)

Abstract トレチノイン(オールトランスレチノイン酸)の外用は，表皮，真皮の新陳代謝を促す．さらに，表皮ターンオーバーを加速することで表皮内メラニンの排出を促すという，ほかの薬剤や治療では得られない効能を持つ．ハイドロキノンと併用することにより，表皮内色素沈着の効率的な改善を実現できる．また，レーザー治療とうまく組み合わせることで，あらゆる種類の色素沈着症を治療することが可能となる．未承認品で副作用を伴う治療であるため，適切な製剤を使用することと，処方医が頻回に診察して，適切な指導と管理を行うことが重要である．

はじめに

オールトランスレチノイン酸(トレチノイン)療法の対象は，シミ，ニキビ，および小ジワなどの光老化症状であるが，治療中は副作用として皮膚炎を伴うため，外用の範囲を限定できるシミ治療において特に有用性が高い．トレチノインは表皮内メラニンの排出を促し，ハイドロキノンはその生産を抑える作用がみられる．ハイドロキノンと組み合わせることにより，表皮の色素沈着を劇的に改善することが可能であり，特にレーザーでは治療が難しい色素沈着やレーザーとの併用によるあざ治療などで重宝する[1]．

レチノイドの作用

トレチノインは最も強力なレチノイドである．トレチノインの継続的外用により，表皮においては表皮角化細胞の強い増殖促進作用がみられ表皮は肥厚し角質はコンパクトになる．ターンオーバーも早くなるため，結果的に表皮内のメラニンが排出される(**表1**)．角質の剥離がみられ，薬剤浸透性が高まる．さらに，表皮角化細胞間や角質にヒアルロン酸などのムコ多糖類の沈着を促し，短期的には表皮の resurfacing 効果がある．

真皮においては線維芽細胞のコラーゲン産生促進，MMP 抑制などの作用で光老化に対する抑制効果がある．長期使用によって老化による真皮の菲薄化を抑え，皮膚の張りを取り戻すことが期待される．皮脂の分泌を抑える作用があるため，尋常性痤瘡の治療にも利用される．問題点は必ず皮膚炎(落屑，乾燥，発赤など)を伴うことである．

外用薬の調整と使用方法

トレチノインは 0.4% 水性ゲル，ハイドロキノンは 4～5% の外用薬として準備する(**表2**)[2)~4)]．製品はないので，自家調合や調剤薬局への依頼が必要である．レシピも公開している．治療中には，落屑や紅斑を伴うため，ビタミンCのローション(中性のもの)と保湿管理(クリームなど)が重要である．治療中の化粧は可能である．

トレチノインは色素斑の部分のみにベビー綿棒で，ハイドロキノンは顔全体に，ともにごく少量使用する．副作用はあるものの，上手な使い方を習得すれば，ほかの治療では得られない強力な治

---

* Kotaro YOSHIMURA，〒329-0498 下野市薬師寺3311-1 自治医科大学形成外科学講座，教授

表 1. トレチノインの皮膚への作用

	作　用	適応（臨床効果）
表　皮	角質剝離 表皮の肥厚（ケラチノ増殖） 表皮ターンオーバー促進 間質内ムチン沈着（ヒアルロン酸など） （メラニン産生抑制はない）	くすみ，尋常性痤瘡，薬剤浸透性 色素沈着，創傷治癒促進 色素沈着，尋常性痤瘡 小ジワ
真　皮	真皮乳頭層の血管新生 コラーゲン産生促進 皮脂腺機能抑制	創傷治癒促進 小ジワ，皮膚の張りの改善 尋常性痤瘡

表 2. トレチノイン 0.4% 1000 g の製造法

原材料

トレチノイン（all-trans retinoic acid）	4.0 g
カーボポール 940	10 g
エマルゲン 408	20 g
10%NaOH	6 mL
パラベン	適量
精製水	ad. 1,000 g

水性ゲル基剤は，らい潰機を用いて，パラベン加精製水（0.026%パラ安息香酸メチル，0.014%パラ安息香酸プロピル）970 mL に撹拌しながらカーボポール 940 を少しずつ加えて均一に溶解し，10%水酸化ナトリウム水溶液を 6 mL 加えてゲル化する．調整した水性ゲル基剤は冷蔵庫で一晩寝かせる．らい潰機に加温溶解したエマルゲン 408（20 g）をとり，トレチノイン原末（シグマ社のものが良い）1.0 g を加えて泥状にしたあと，あらかじめ調製した水性ゲル基剤を加え，よく練合する．

充填機を用いて，チューブ容器に充填し，ラベルを貼る．

表 3. 表皮内のメラニン量に影響を与える因子

表皮内のメラニン	**生産量 （メラノサイト）**	増　加	先天性（母斑，有色人種），炎症（紫外線）など
		減　少	ハイドロキノンの外用
	排出量 （ターンオーバー）	増　加	トレチノインの外用
		減　少	老化皮膚，傷跡，ステロイドの外用など

療ツールとなる．

表皮内メラニン量とトレチノイン漂白療法の原理

表皮内のメラニンは基底層のメラノサイトで生産されて周囲のケラチノサイトに分配され，ケラチノサイトの分化が進行して表面に移動して，やがて角層になって排出される．すなわち，表皮内の色素沈着は，メラノサイトでのメラニン生産量が多いほど，ケラチノサイトのターンオーバーが遅いほど増加する．

メラノサイトでのメラニン生産量は，扁平母斑，老人性色素斑，肝斑などほとんどの種類のシミで先天的に，あるいは後天的に増加している．皮膚の炎症でも一時的に増加することが知られており，炎症後色素沈着の原因となっている．一方，ターンオーバーは，顔面に比べて四肢や躯幹では遅く，一度傷ついた表皮や加齢した表皮でも遅くなるため，シミやくすみの原因となる（**表3**）．

トレチノイン外用でケラチノサイトのターンオーバーを速くすることで排出を促すことができる．またハイドロキノンの外用で，メラノサイトのメラニン生産量を減らすことができるため，両者を組み合わせることで，表皮内の総メラニン量を減らすことができる．

トレチノイン漂白療法の実際

シミ治療では，我々は治療段階を漂白段階（bleaching phase）と治癒段階（healing phase）に分けている[2)~4)]．Bleaching phase（2~8 週間）ではトレチノインおよびハイドロキノンを併用し，表

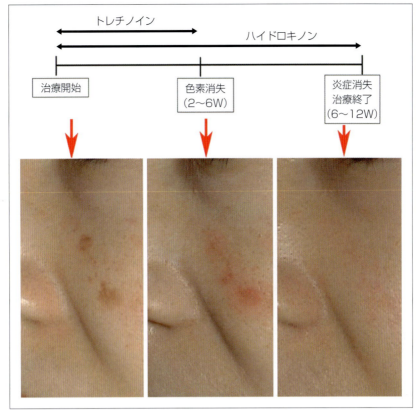

図 1. トレチノインとハイドロキノンの外用によるシミ治療のプロトコール
トレチノイン(色素部のみ)とハイドロキノン(顔全体)の併用により漂白を行い,ハイドロキノンのみとして紅斑を落ち着かせる.適度な皮膚炎を生じる程度にトレチノインを使用することでメラニンの排出を最大化することができる.

皮メラニンの排出を促す.トレチノインは皮膚炎などの副作用を伴うため色素斑のみにベビー綿棒などで丁寧にごく薄く外用し,一方ハイドロキノンは顔全体などできるだけ広範囲に使用する.トレチノイン外用により多くの患者で開始後2,3日のうちにターンオーバーの亢進による落屑,紅斑などの皮膚炎症状を呈する.1~2週後の次回診察時に症状により,使用法,頻度などを適切に指導して投与量を調節する(詳細後述).色素が消失あるいは十分に軽減した段階で healing phase(4~6週間)に移行し,炎症後色素沈着を起こさないように大事に皮膚炎を落ち着かせる.トレチノインのみ使用を中止しハイドロキノンのみを薄く広範囲に外用する.治療の標準的なプロトコールと,トレチノイン漂白療法の組織像について**図 1, 2** に示した.再度トレチノイン治療を開始する場合は,中止後1~2か月経過すると耐性が減じており

使用が可能である.肝斑では2クールのトレチノイン療法が必要となることが多い.肝斑患者では洗顔時などに擦ったりして余計な炎症を起こさないようにスキンケア指導を行い再発防止に努める.

診断に応じたシミの治療法

シミの診断に応じて,レーザー治療および外用剤漂白治療(トレチノイン・ハイドロキノン療法)を駆使することにより,ほとんどの種類のメラニン色素斑を治療することが可能となった(**図 3, 4**)[1].

通常の老人性色素斑など表層の色素斑にはQスイッチルビー,アレキサンドライト,YAGなどのメラニンを標的としたQスイッチレーザーが利用できる.経過が長く,真皮にも色素を持つ老人性色素斑や,後天性真皮メラノサイトーシス(acquired dermal melanocytosis:ADM)や太田母斑など真皮の色素沈着を治療する場合にはル

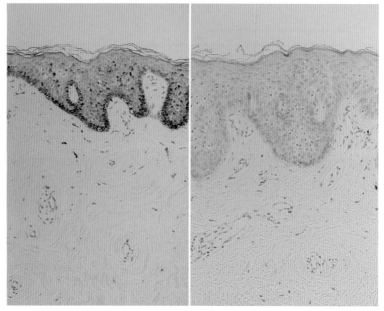

図 2. トレチノイン漂白療法の組織像
治療前(a)と治療後(b). 表皮内のメラニンが消失し, 表皮が厚くなり, 角質が薄くなる.

ビーレーザーが最も効果的で, 特に強めの照射(6〜10 J)を行う.

肝斑, 炎症後色素沈着, 雀卵斑, 扁平母斑, 乳頭乳輪の色素沈着[4]など表皮内メラニンのみによる色素斑は, トレチノインとハイドロキノンを用いた外用漂白療法だけで治療が可能である.

摩擦黒皮症, アトピー性皮膚炎後色素沈着, 色素沈着型接触皮膚炎(化粧品皮膚炎, リール黒皮症)などは, 繰り返す炎症により炎症後色素沈着が誘発され, 炎症が続くために基底膜が破壊されて真皮内に滴落し, マクロファージに貪食されて真皮乳頭層に沈着した状態である. 後天性真皮メラノサイトーシス(ADM, SDM)は真皮上層にメラノサイトが存在して色素を作るが, いずれも表皮と真皮双方の色素沈着を持つ場合には表皮内色素沈着を排出させる前療法として外用漂白療法を行い, 紅斑が落ち着いた時点でQスイッチルビーレーザーの照射により真皮内色素沈着の治療を行う. 先に表皮内色素をなくすことで, 真皮の色素沈着が効率よく治療が行えるとともに, レーザー照射後の炎症後色素沈着も起こしにくい[1)5)]. 外用療法とレーザー療法を組み合わせて, 2〜3回行うことで完全に消失させることも可能である. トレチノインは中止したあとは, 必ず2か月のブランクを置いてから再開することで, その治療効果を引き出すことができる.

真皮のみに色素を持つ太田母斑などはQスイッチレーザーの反復のみで治療が可能であり, 脂漏性角化症, 過角化を伴う日光性色素斑など角質が厚い場合は外用薬成分の浸透が悪いため, スキャナー付きの炭酸ガスレーザーでの処置を要する.

東洋人の色素沈着には, 炎症によって誘発もしくは増悪したものが多く, 本来の原因と付加された炎症の影響の双方を考慮して治療を行う. 原疾患や紫外線にとどまらず, 日々の洗顔やスキンケア, 化粧, 習慣, 肌着など見えないレベルの炎症を引き起こす原因を取り除くための生活指導も重要である.

トレチノインによる小ジワ, 皮膚の張りの改善

多くの患者ではシミを伴うことが多いため, 始めにシミ治療を行ってから本治療を行うケースが多い. シミ治療では狭い範囲で強力な治療を必要とするが, 若返り目的では広範囲にマイルドな投与を行う. 海外では一般的な投与方法である. 0.1%トレチノインゲルの1〜2日に1回程度で顔全体に使用させる. 眼瞼や口の周りは避けて塗布する. 必要に応じて投与濃度, 投与回数を増やし

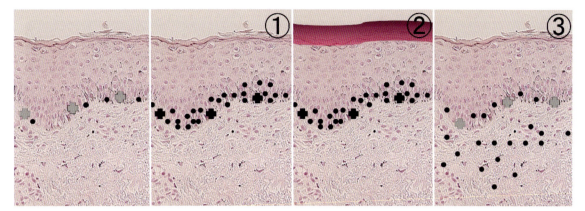

| ① 日焼け，炎症後色素沈着　肝斑，雀卵斑　単純黒子，扁平母斑 | ② 老人性色素斑 | ③ 色素沈着型接触性皮膚炎　アトピー後色素沈着　摩擦黒皮症，リール黒皮症 |

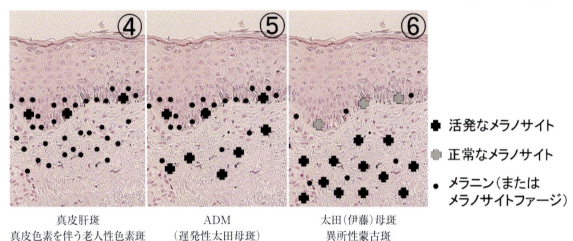

| ④ 真皮肝斑　真皮色素を伴う老人性色素斑 | ⑤ ADM（遅発性太田母斑） | ⑥ 太田（伊藤）母斑　異所性蒙古斑 |

- ✚ 活発なメラノサイト
- ✚ 正常なメラノサイト
- ・ メラニン（またはメラノサイトファージ）

図 3. メラニンやメラノサイトの局在と活性によるシミの組織別分類

ここではシミの組織を 6 種類に分類した．
① は表皮基底層のメラノサイトが活発になって，基底層周囲の色素沈着がみられるもので，日焼けや炎症後色素沈着のようにメラノサイトが紫外線や炎症で一時的に活発になるものから，そばかす，扁平母斑などのように継続的に活性化しているものまである．
② は ① と違って過角化がみられるもの．過角化があっても真皮の萎縮を伴って窪んでみえるケースもある．
③ は何度も繰り返した過去の炎症によって基底膜が破壊され，基底層の色素が滴落し，メラノファージとなって真皮乳頭層に沈着しているもの．
④ は肝斑や老人性色素斑が炎症を伴ってメラニンの真皮内滴落があるものや ③ がまだ炎症を伴ってメラノサイトが活性化している状態のもの．
⑤ は真皮上層のメラノサイトが活性化するとともに，基底層のメラノサイトを刺激しているもの．
⑥ は真皮の全層にわたり，活性化したメラノサイトが存在する病態

ていく．短期使用では resurfacing によりいわゆるくすみが取れる．また長期使用により表皮，真皮ともに肥厚し皮膚の張りが出てくる．やはり耐性が獲得されるので，3 か月程度を 1 つの目安として治療を行い，1 か月以上の間隔を置いて反復治療を行う．

治療の例

＜症例 1＞後天性真皮メラノサイトーシス（ADM）（図 5）

色調が褐色から青黒色で，辺縁が不鮮明で円形の色素斑が集簇した症状を呈している．色素の出現部位は，左右対称性で，頬骨上やこめかみ，鼻翼縁など典型的である．

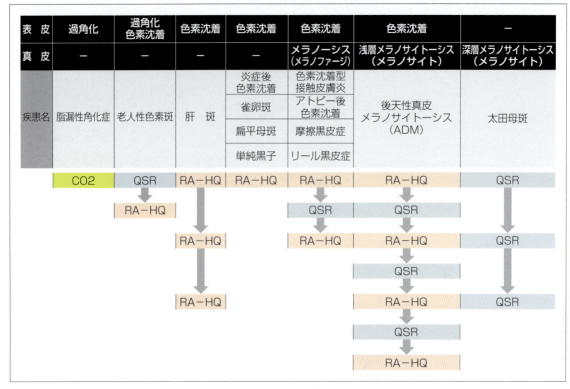

図 4. 我々が用いるシミ治療プロトコール
RA/HQ はトレチノインとハイドロキノンの併用による漂白療法. QSR は Q スイッチルビーレーザー照射. 老人性色素斑の場合は, Q スイッチレーザーであれば, ルビーレーザーでなくてもよい.

（文献 1 より転載, 改変）

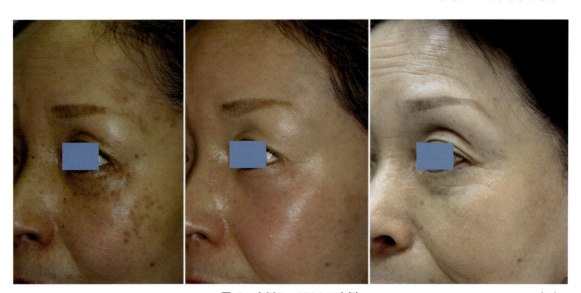

図 5. 症例 1：ADM の症例　　　　　　　　　　　　　　a｜b｜c
a：治療前
b：トレチノイン・ハイドロキノン外用漂白療法(4 回)と Q スイッチルビーレーザー照射(3 回)との併用による治療直後
c：治療後 10 年経過. ADM の再発を認めない.

（文献 5 より転載）

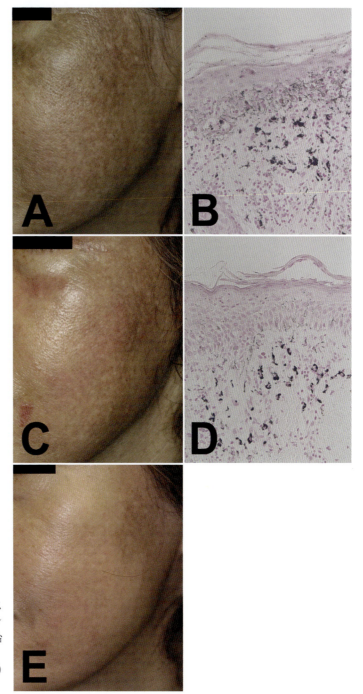

図 6.
症例2：色素沈着型接触皮膚炎の症例
基底膜が破壊され，真皮内のメラノーシスがあるが，トレチノイン・ハイドロキノン療法とレーザーを組み合わせることで，治療が可能である．

（文献1より転載）

ADMは，表皮の過剰色素沈着だけでなく，真皮乳頭層を中心としたメラノサイトがあるため，①トレチノイン・ハイドロキノン外用による漂白療法，②Qスイッチルビーレーザー療法，の併用で治療を行った．①の8週間の治療の直後に②，1か月間の休薬（後半の2週間はハイドロキノン使用）のあとに，①を4週間，直後に②，再び1か月間の休薬（後半の2週間はハイドロキノン使用）のあとに，①を4週間，直後に②と3回のルビーレーザー照射を行った[5]．

<症例2>色素沈着型接触皮膚炎（リール黒皮症）（図6）

色調が褐色から青黒色で，辺縁は不鮮明で頰部を中心に顔面に広く広がっている（図6-A）．凸部

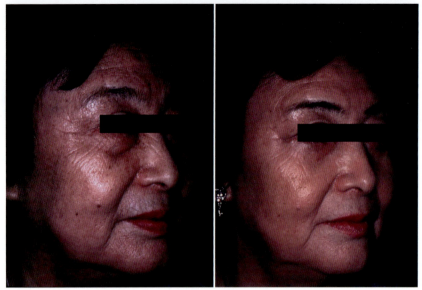

図 7. 症例 3
くすみや小ジワを改善するために，トレチノイン外用薬を 1 年にわたり，使用した．
a：治療前
b：治療 12 か月後

に色素が強い傾向がある．本疾患は，繰り返す炎症で基底膜が破壊され，表皮だけでなく，真皮上層に色素が滴落し，メラノファージが認められる（図 6-B）．①トレチノイン・ハイドロキノン外用による漂白療法，②Q スイッチルビーレーザー療法，の併用で治療を行った．①の 8 週間の治療の直後（図 6-C, D）に②，1 か月間の休薬（後半の 2 週間はハイドロキノン使用）のあとに，①を 4 週間行った（図 6-E）[1]．

＜症例 3＞60 歳代，女性（図 7）

顔全体の小ジワやくすみを主訴として，トレチノイン・ハイドロキノン漂白療法（3 か月）を間隔をおいて 3 回行った．治療前（図 7-a）と 12 か月後（図 7-b）．小ジワが改善し，シミ，くすみがなくなり，透明感のある皮膚に変わった．

トレチノイン・ハイドロキノン漂白療法のポイント

未承認薬であるトレチノインの外用薬をあえて使用する意義はその特徴である強力な表皮メラニン排出作用にある．その効果を十分に引き出しつつも，副作用である皮膚炎を可及的に抑える必要がある．患者が毎日丁寧に塗布する治療であり，使用法や投与量が治療結果を大きく左右する治療である．すなわち，処方医が頻繁に診察し，管理・指導を的確に行えるかどうかが治療の成否の鍵となる．指導上のコツを下記に列挙する．

① ステロイド剤を併用しないこと．ステロイドを使用することにより，表皮メラニンの排出が悪くなる．

② トレチノインは色素沈着の強い範囲のみにごく少量，ハイドロキノンは顔全体にごく少量使用すること．トレチノインとハイドロキノンは別々の製剤とする．使用する範囲も期間も異なり，トレチノインは，強く，狭く，短期間使用する．

③ トレチノインの連続使用期間は最長でも 8 週間程度とすること．耐性により本来の有効性が得られなくなる．1〜2 か月程度のブランクを置くことで完全ではないが，一定の有効性が得られるようになる．

④ 初診患者がトレチノイン塗布を始める場合は，必ず 1 週間後までに診察を行い，患部の状態に応じて，適切な指導を行うこと．その後も必要に応じて，頻繁に診察を行い，適切な使い方を

習得させること.

⑤ トレチノインは高濃度のもの(例:0.4%水性ゲル基剤など)を使用し,単位面積あたりの投与量を塗布回数を変えることにより,調節する.例えば,2日に1回で始めて,1日4〜5回まで増やしたりすることで,1つの外用薬で投与量を10倍以上調節可能である.投与量を多くしたい場合は,在宅時間内に集中して(例えば1時間おきに数回)塗布させて,高い1日投与量を実現させる.

⑥ トレチノインをうまく使用できず,皮膚炎が広がる場合は,トレチノインを使用しない部位に,先にハイドロキノンを塗布して,誤ってトレチノインが広がるのを防ぐ.

⑦ 治療に伴う皮膚炎を収める際には紅斑が消失するまでハイドロキノンを継続的に使用すること.治療に伴う炎症後色素沈着を防止できる.治療終了後もハイドロキノンの継続使用により,再発や新生を予防できる.

おわりに

トレチノインは,角質を剥離し,皮脂の分泌を抑え,表皮のターンオーバーを速め,血流をよくし,皮膚の新陳代謝を促すことで,様々な美容的な効能を発揮する.シミの美容治療は,まず視診による正確な臨床診断であり,治療法選択に直結する情報(メラニン色素の局在)を正しく得ることが重要である.患者がいうところのシミの起因は間違っていることも多く,視診で見極める眼力を養うことが必要で,たくさんの症例を診ることが近道である.トレチノインは,ほかの治療では得られない効能を持っており,炎症が容易に色素沈着を誘導する東洋人においてはきわめて有用性が高いといえる.未承認であり副作用を伴う薬剤であるにもかかわらず,シミ治療にはなくてはならない治療薬であり続けている.一方,患者が毎日丁寧に塗布する治療であり,使用法や投与量が治療結果を大きく左右する治療である.すなわち,処方医が頻繁に診察し,管理・指導を的確に行えるかどうかが治療の成否の鍵となる.正しい診断,正しい調合,適切な使用法が普及することにより,より質の高いシミ治療が可能になる.

参考文献

1) Kurita M, Yoshimura K:A therapeutic strategy based on histological assessment of hyperpigmented skin lesions in Asians. *J Plast Reconstr Aesthet Surg*, **62**:955-963, 2009.

2) 吉村浩太郎:トレチノイン療法.日本美容外科学会誌, **19**:11-20, 2009.

3) Yoshimura K, et al:Experience of a Strong Bleaching Treatment for Skin Hyperpigmentation in Orientals. *Plast Reconstr Surg*, **105**:1097-1110, 2000.

4) Yoshimura K, et al:A new bleaching protocol for hyperpigmented skin lesions with a high concentration of all-trans retinoic acid aqueous gel. *Aesthetic Plast Surg*, **23**:285-291, 1999.

5) Yoshimura K, et al:Repeated treatment protocols for melasma and acquired dermal melanocytosis. *Dermatol Surg*, **32**:365-371, 2006.

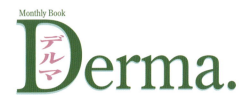

No.340
2023年10月増大号

好評

切らずに勝負！
皮膚科医のための美容皮膚診療

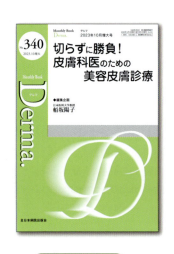

編集企画：**船坂陽子**（日本医科大学教授）
定価 5,610 円（本体 5,100 円＋税）
B5 判・188 ページ

　ひとりひとりの皮膚の状況に合った各治療法の選択はもちろん、低侵襲で"切らずに"行う美容皮膚診療について各治療法のエキスパート達がわかりやすく解説します。美容皮膚診療の現状と、最新の知識を学ぶ1冊です。

Contents

I．治療の取り組み
光・環境因子による皮膚老化とその対策
シミ治療（シミの病態と治療法）
痤瘡治療
切らないシワ・たるみ治療

II．治療のコツ
ナノ秒レーザーによるシミ治療のコツと注意点
ピコ秒レーザーによるシミ治療のコツと注意点
脱毛レーザー
蓄熱式レーザー脱毛（super hair removal：SHR）
炭酸ガスレーザー
IPL治療
色素レーザー

フラクショナルレーザー治療
高周波（radio frequency：RF）
機器を用いた部分痩身治療
超音波
LED（light emitting diode）

III．手技のコツと効果
ケミカルピーリング
エレクトロポレーション
シワ・たるみに対する注入療法
皮膚脂肪組織由来幹細胞の皮膚注入による
　アンチエイジング
自己多血小板血漿（PRP）療法による
　皮膚再生

全日本病院出版会

〒113-0033　東京都文京区本郷 3-16-4　Tel：03-5689-5989
www.zenniti.com　　　　　　　　　　　　Fax：03-5689-8030

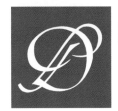

◆特集/皮膚科アンチエイジング外来
Ⅲ. 治療，各論
美白剤によるシミ治療

船坂陽子*

Key words：美白剤(whitening agent)，ハイドロキノン(hydroquinone)，レチノイド(retinoid)，ビタミン E(vitamin E)，肝斑(melasma)

Abstract 美白剤の作用機序としては①チロシナーゼ阻害(活性阻害，成熟阻害，分解促進)，②メラノサイト活性化阻害(情報伝達阻害)，③メラノソームのケラチノサイトへの輸送阻害，④メラニン排出促進が挙げられる．これらの作用別に現在用いられている美白剤を分類してまとめ，またこのうち医薬部外品を別途まとめた．色素斑の治療に頻用される高濃度ハイドロキノン製剤とレチノイン製剤の使い方および注意点について述べた．最近肝斑治療において高濃度ハイドロキノン製剤と同等の効果が報告されているチアミドールとシステアミンについて紹介し，抗酸化力の強いビタミン E やシステイン製剤の有用性について言及した．

はじめに

美白化粧品は，薬機法上医薬部外品として扱われ，その効能効果としては「日やけによるしみ・そばかすを防ぐ」あるいは「メラニンの生成を抑え，しみ，そばかすを防ぐ」との予防効果のみが認められている．医薬品ではないのでシミの治療薬としては謳えない．しかし表皮のメラニン沈着を抑制することから，できてしまったシミに対しても，改善作用があるとの臨床試験の結果が論文で報告されている．そのため，老人性色素斑や肝斑，炎症後色素沈着などに用いられることが多い．特に治療に難渋する肝斑においては美白剤の活用は重要になる．

美白剤の作用機序—基礎知識—

紫外線によるメラニン沈着を抑制する機序として，紫外線曝露により表皮ケラチノサイトや真皮乳頭層の線維芽細胞よりメラニン生成を促進する

---

* Yoko FUNASAKA，〒171-0021 東京都豊島区西池袋 3-2-16 池袋西口病院美容皮膚科，部長/日本医科大学，名誉教授

サイトカインやケモカインが放出され，情報伝達がなされ，メラノサイトが活性化される．メラノサイト内のメラノソームにおけるメラニン生成が促進され，成熟したメラノソームは周囲のケラチノサイトに受け渡される．メラニンを含有したケラチノサイトは分化し，崩壊されたメラノソームとともに落屑として剝離される．

メラニン生成に関わる酵素のうち，チロシナーゼが律速酵素として最も重要である．美白剤の作用機序としては，① チロシナーゼ阻害(活性阻害，成熟阻害，分解促進)，② メラノサイト活性化阻害(情報伝達阻害)，③ メラノソームのケラチノサイトへの輸送阻害，④ メラニン排出促進が挙げられる．

各種美白剤の作用機序(図 1)

1．チロシナーゼ阻害(活性阻害，成熟阻害，分解促進)

チロシナーゼ活性阻害を示すものにハイドロキノン，アルブチン，ルシノール，コウジ酸，エラグ酸，ビタミン C，ビタミン C 誘導体，ビタミン E，α-ヒドロキシ酸(グリコール酸，乳酸)，グル

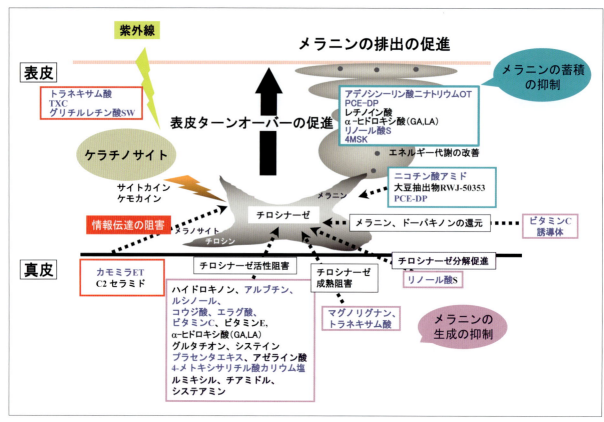

図 1. 美白剤の作用メカニズム
略語は本文参照のこと．青字は医薬部外品

タチオン，L-システイン，プラセンタエキス，アゼライン酸，4MSK(4-メトキシサリチル酸カリウム塩)，ルミキシル，チアミドル，システアミンがある．

マグノリグナンとトラネキサム酸はチロシナーゼ成熟阻害を，リノール酸Sはチロシナーゼの分解促進に働く．

2．メラノサイトに作用してメラノサイトの活性化阻害・情報伝達阻害

紫外線に曝露されたケラチノサイトから分泌されるエンドセリン-1(ET-1)がメラノサイトを活性化するが，カモミラETはこのET-1によるメラノサイトの活性化反応を抑制する．

C2セラミドはメラノサイト内のMAP(mitogen-activated protein)kinaseを抑制し，メラニン生成酵素の転写因子であるMITF(microphthalmia transcription factor)の活性を抑制する．

3．ケラチノサイトに作用してメラノサイトの活性化ならびにメラノソームの輸送を阻害

トラネキサム酸は抗線溶活性を有する薬剤であるが，アラキドン酸の遊離やプロスタグランジン(PG)やロイコトリエン(LT)産生に対する抑制作用がある．プラスミンがPOMC(proopiomelanocortin)からMSH(melanocyte stimulating hormone)へのプロセッシングや色素細胞の増殖促進因子であるbFGF(basic fibroblast growth factor)の遊離を促進するのを，抗プラスミン作用をもつトラネキサム酸は抑制する．トラネキサム酸は内服薬としては肝斑に対する一般用医薬品(OTC医薬品)として販売されており，外用薬は美白目的で使用する医薬部外品に配合されている．外用薬としては浸透をよくするために，トラネキサム酸をセタノールでエステル結合した両親媒性トラネキサム酸誘導体のトラネキサム酸セチ

表 1. 美白剤の作用機序(医薬部外品)

作用点	成分名
チロシナーゼ活性阻害	アルブチン, ルシノール, コウジ酸, エラグ酸, ビタミンC誘導体, ビタミンCエチル, 4MSK, プラセンタエキス
チロシナーゼ阻害(活性以外)	リノール酸 S, マグノリグナン
メラノサイト活性化阻害	カモミラ ET, トラネキサム酸, TXC, グリチルレチン酸ステアリル SW
メラノソーム輸送阻害	ニコチン酸アミド
メラニン排出促進	リノール酸 S, 4MSK, エナジーシグナル AMP, PCE-DP

4MSK:4-メトキシサリチル酸カリウム塩, TXC:トラネキサム酸セチル塩酸塩, AMP:アデノシン一リン酸二ナトリウム OT, PCE-DP:デクスパンテノール W

ル塩酸塩がある.

近年新たにグリチルレチン酸ステアリル SW が医薬部外品として承認されている. 機序としては紫外線によりケラチのサイトにおいて PGE_2 の産生が亢進するのを抑制することによる. グリチルレチン酸ステアリルは甘草に由来する成分で, 肌荒れ・荒れ症に有効な成分として既に承認を受けていたものである.

ニコチン酸(ビタミン B_3)の生理学的活性型であるニコチン酸アミドは, メラノソームのケラチノサイトへの輸送を抑制する. 大豆抽出物の RWJ-50353 はセリンプロテアーゼを阻害することにより, ケラチノサイトの PAR2(protease-activated receptor2)を抑制する. 結果メラノソームの貪食が抑制されてメラノソームの輸送が阻害される.

4. ケラチノサイトに作用して表皮ターンオーバーを亢進することによりメラニン排出を促進する

エナジーシグナル AMP(アデノシン一リン酸二ナトリウム OT), リノール酸 S, 4MSK, レチノイン酸, そして乳酸, グリコール酸に代表される α-ヒドロキシ酸は表皮のターンオーバーを亢進させる. PCE-DP(デクスパンテノール W)はケラチノサイトのクエン酸回路を活性化し, メラノソームの取り込みを抑制し, ケラチノサイトの増殖を促進することにより, 表皮内のメラニンの含量を抑制する.

5. 医薬部外品としての美白剤

医薬部外品として承認されたものについてその作用機序別に**表1**にまとめた. ビタミンC誘導体, ビタミンCエチル, アルブチン, コウジ酸, エラグ酸, ルシノール, 4MSK(4-メトキシサリチル酸カリウム塩), プラセンタエキス, リノール酸 S, マグノリグナン, カモミラ ET, トラネキサム酸, TXC(トラネキサム酸セチル塩酸塩), グリチルレチン酸ステアリル SW, ニコチン酸アミド, エナジーシグナル AMP(アデノシン一リン酸二ナトリウム OT), PCE-DP(デクスパンテノール W)が挙げられる.

ハイドロキノン使用時の注意点

4～5%以上の濃度のハイドロキノンは強いチロシナーゼ活性抑制を有する. 既に70年余り使われてきた. 使用時にはいくつかの注意点がある(**表2**)[1]. チロシナーゼ活性の高いシミ病変において数%の確率で炎症反応をきたすこと, 酸化を防ぐためにハイドロキノン製剤に加え, 塗布した皮膚の遮光が必須なことはあらかじめ十分説明しておく必要がある. シミ病変に一致して淡い紅斑が生じる程度であれば, 使用を中止することで速やかに回復する場合が多い. アレルギーで皮膚炎を生じている場合はステロイドの外用が必要である. ハイドロキノンを使用したことによる大きな問題として取り上げられてきたものに難治な色素沈着(オクロノーシス)がある. ハイドロキノンが真皮のコラーゲンやエラスチン線維に入り込み, その

表 2. ハイドロキノン使用時の注意点/問題点

1. 炎症反応(数%)が生じやすい
2. 酸化によるベンゾキノン体形成，その細胞毒性
   遮光(軟膏保存時および塗布した顔面)が必須
3. 動物での発癌性
4. 難治な丘疹状や斑状の色素沈着(オクロノーシス)の副作用
   ・長期大量に塗布し，遮光が不徹底の場合
   ・レゾルシノール/フェノールと併用した場合
   ・真皮に色素物質が沈着
   ・黒人での報告が多い

(文献1より引用)

構造に変化をもたらして色素沈着症になると考えられている．皮膚色の濃い人種や遮光が不徹底な場合に生じやすいとされている．

ハイドロキノンはメラノサイトに対する細胞毒性をもつので，高濃度のハイドロキノンの使用に関しては炎症症状の有無，遮光が守られているかなどをチェックし，漫然と使用するのではなく，3～6か月と期限を決め，また休薬期間を設けて使用すべきである．

レチノイン酸の使い方

レチノイン酸はビタミンAのカルボン酸誘導体である．レチノイン酸の有する生物活性を発揮する化合物はすべてレチノイドと呼称される．

血液中にあるビタミンAの大半はレチノール(ビタミンAアルコール)で，体内で皮下組織に運ばれると酵素の働きによってレチナール(ビタミンAアルデヒド)に変わり，最終的にレチノイン酸に変化する．そのビタミンAとしての効果の強さはレチノール＜レチナール＜レチノイン酸(トレチノイン)で，レチノイン酸は医薬品，レチノールとレチナールは医薬部外品もしくは化粧品として使用されている．レチノイン酸はレチノールの約100倍の薬理作用を持つとされる．医薬部外品としてのレチノール含有化粧品の効能は美白ではなく，「しわを改善する」との効能の許可を受けたものである．

レチノイン酸は表皮のターンオーバーを促進し，真皮の膠原線維の増生を促すことにより美白と小ジワの改善効果をもたらす．レチノイン酸の外用は簡便であるが，レチノイド皮膚炎といわれる皮膚の紅斑，落屑，腫脹が生じたり，血管新生による"rosy skin"が出現することが知られている．使用にあたってはこれらについてあらかじめ十分説明し，また低い濃度から開始するなどの工夫が必要である．

ビタミンE

医薬部外品，化粧品の美白成分として承認されているわけではないが，ビタミンEは美白効果が高い．古くは肝斑に対する内服試験にてビタミンE単独内服はビタミンC単独内服よりも効果が高く，ビタミンCとEの併用群が最もその効果が高いことが報告されている(図2)[2]．

ヒト培養黒色腫細胞を用いた実験でビタミンEは強力なメラニン生成抑制効果を示し，チロシナーゼ活性の補酵素的役割を持つスーパーオキシドアニオンをビタミンEがスカベンジすることによりチロシナーゼ活性を強力に抑制するからではないかと考えられている(図3)[3]．

肝斑治療における美白剤の活用

従来より肝斑の治療において，高濃度のハイドロキノン製剤が最も有効であると考えられ推奨されてきた．特にピーリング効果のある製剤との併用が有効であると考えられてきた(表3)[4]．しかしながら，肝斑は難治であることから，高濃度のハイドロキノンを長期使用することに対する懸念より，同等の効果が期待できる美白外用剤の研究が進められてきた．結果，チアミドールとシステア

Vit C（600mg/日）+Vit E(300mg/日) ＞ Vit E（300mg/日） ＞ Vit C（600mg/日）

3か月後の軽度改善以上
　　　　69 %　　　　　　　　　　64%　　　　　　　　　51%

ビタミンEはビタミンCよりも美白作用が強い

図 2．肝斑に対する内服ビタミン C, E の効果
Vit C：ビタミン C, Vit E：ビタミン E

（文献 2 をもとに筆者作成）

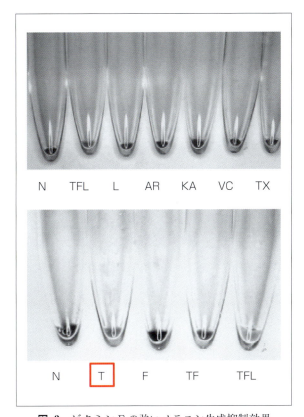

図 3．ビタミン E の強いメラニン生成抑制効果
ヒト培養黒色腫細胞に各種物質を添加して 5 日間培養
N：添加なし，TFL：レシチン添加ビタミン E フェルラ酸（レシチン 150 μg/mL，α-トコフェロールフェルラ酸 30 μg/mL），L：レシチン(150 μg/mL)，AR：アルブチン(30 μg/mL)，KA：コウジ酸(30 μg/mL)，VC：ビタミン C リン酸マグネシウム塩(600 μg/mL)，TX：トラネキサム酸(600 μg/mL)，T：ビタミン E(α-トコフェロール，30 μg/mL)，F：フェルラ酸(30 μg/mL)，TF：ビタミン E フェルラ酸(α-トコフェロールフェルラ酸 30 μg/mL，エタノール溶解)

（文献 3 より引用）

表 3. 肝斑の治療法

治療法	エビデンスレベル	エビデンスの質
外 用		
2% HQ	Ⅱ-ⅱ	C
4% HQ	Ⅰ	B
0.1%トレチノイン	Ⅰ	B
0.05% RA	Ⅰ	C
0.05%イソトレチノイン	Ⅱ-ⅰ	C
4% N-アセチル-4-S-システアミニルフェノール	Ⅲ	C
5% HQ+0.1%～0.4% RA+7%乳酸+10%アスコルビン酸	Ⅲ	C
3% HQ+0.1% RA	Ⅲ	C
4% HQ+0.05% RA+0.01%フルオシノロンアセトニド	Ⅰ	A
2% HQ+0.05% RA+0.1%デキサメサゾン(Kligman 変法)	Ⅲ	C
2% HQ+0.05% RA+0.1%デキサメサゾン(Kligman 変法)+30%～40% GA ピーリング	Ⅲ	B
5% HQ+0.1%RA+1%ハイドロコルチゾン	Ⅲ	C
4% HQ+5% GA	Ⅱ-ⅱ	B
4% KA+5% GA	Ⅱ-ⅱ	B
2% KA+2% HQ+10% GA	Ⅱ-ⅲ	C
2% HQ+10% GA	Ⅱ-ⅲ	C
4% HQ+10% GA	Ⅰ	B
20%アゼライン酸	Ⅰ	B
20%アゼライン酸+0.05% RA	Ⅲ	C
ビタミンC イオン導入	Ⅱ-ⅰ	C
アダパレン	Ⅱ-ⅱ	B
ケミカルピーリング		
10%～50% GA	Ⅱ-ⅱ/Ⅲ	C
10% GA+2% HQ+20%～70% GA	Ⅱ-ⅱ	C
20%～30% GA+4% HQ	Ⅱ-ⅰ	B
70% GA	Ⅱ-ⅰ	B
ジェスナー液	Ⅱ-ⅰ	C
20%～30%サリチル酸	Ⅲ	C
1%～5%RA	Ⅲ	C
50% GA+10% KA	Ⅲ	C
レーザー療法（＋ケミカルピーリングと外用）		
Q-スイッチルビー	Ⅳ	C
パルス型炭酸ガス+Q-スイッチアレキサンドライト	Ⅳ	C
Q-スイッチアレキサンドライト	Ⅳ	C
Q-スイッチアレキサンドライトレーザー＋15%～25% TCA ピーリング+ジェスナー液	Ⅲ	C
エルビウム YAG	Ⅲ	D
皮膚剝削術	Ⅱ-ⅲ	E

GA：グリコール酸，HQ：ハイドロキノン，KA：コウジ酸，RA：レチノイン酸，TCA：トリクロロ酢酸

肝斑の治療法のエビデンス

エビデンスのレベル
Ⅰ 1つ以上の適切にデザインされたランダム化比較試験により得られたエビデンス
Ⅱ-ⅰ 複数のよくデザインされた非ランダム化比較試験により得られたエビデンス
Ⅱ-ⅱ 複数の施設もしくは研究グループによる，適切にデザインされたコホート研究あるいは症例対照研究より得られたエビデンス
Ⅱ-ⅲ 解析の有無に関わらず異なる時期より得られたエビデンス．コントロールがなくとも顕著な結果はこのエビデンスに所属するものとみなす．
Ⅲ 臨床経験，記述研究，専門家委員会の報告に基づいた専門家の意見
Ⅳ 方法に問題（サンプルサイズ，フォロー期間の長さ，エビデンスの矛盾）があるために不適切なエビデンス

エビデンスの質
A この方法を使用することを支持する良質のエビデンスがある
B この方法を使用することを支持するエビデンスがある
C この方法を使用することを支持するエビデンスは乏しい
D この方法を使用しないことを支持するエビデンスがある
E この方法を使用しないことを支持する良質のエビデンスがある

（文献 4 より引用）

1. チアミドールthiamidol (isobutylamido thiazolyl resorcinol)

① Arrowitz C, et al: J Invest Dermatol, **139**: 1691-1698, 2019.
0.2% thiamidol vs 2% HQ, 米国、42人　double-blinded randomized split-face study,
12w mMASIでthiamimdolが優位
② Lima PB,et al: J Eur Acad Dermatol Venereol,**35**: 1881-1887, 2021.
0.2% thiamidol vs 4% HQ, ブラジル、50人　randomized evaluator-blinded contolled study
90d mMASIで両者に差なし

2. システアミン

① Karrabi M,et al: Skin Res Ttechnol,**27**: 24-31, 2021.
5% cysteamine vs Kligman's formula (4%HQ 0.05% RA 0.1%dexamethasone)，イラン、50人
double-blind randomized trial study, 4M　mMAS Iでcysteamineが優位
② Nguyen J,et al: Australas J Dermatol,**62**: e41-e46, 2021.
5% cysteamine vs 4%HQ, オーストラリア、20人　randomized double-blinded, single-center trial.
mMAS Iで両者に差なし　システアミンで紅斑とburningが出現（可逆的）
③ Sepaskhah,M et al: J Cosmet Dermatol,**21**: 2871-2878, 2022.
5% cysteamine vs 4%HQ 3%VC, イラン、65人、2Mと4M,mMASIで両者に差なし

図 4. ハイドロキノンとの比較で肝斑に有用であると報告されている美白剤の論文まとめ
HQ：ハイドロキノン，mMASI（modified melasma area and severity index）：改変肝斑面積重症度
インデックス，VC：ビタミン C

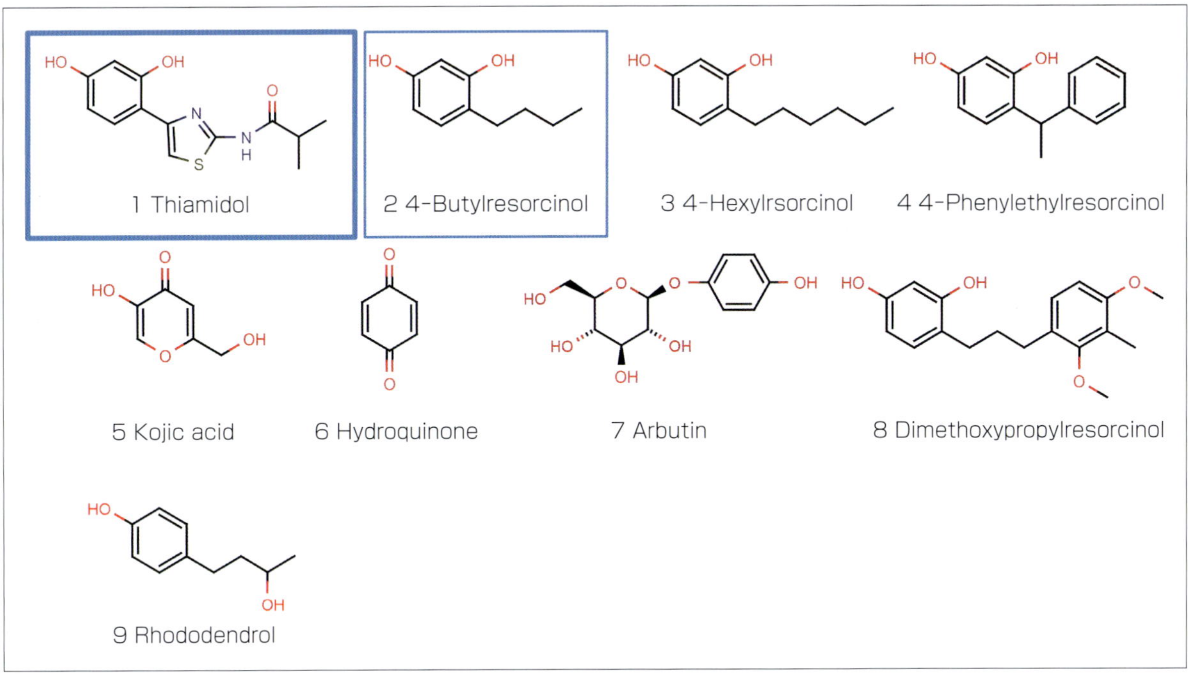

図 5. 代表的な美白剤の構造式
Thiamidol（チアミドール，isobutylamido thiazolyl resorcinol）はルシノール（4-n-ブチルレゾルシノール）と
似た構造式を持つが，ルシノールよりも分子量が大きい.

（文献５より引用）

ミンの２種類の美白剤においてその有効性が近年
報告されている（図4）．チアミドールはヒトチロ
シナーゼに対しての活性抑制効果が強いとされ，

ルシノール（4-n-ブチルレゾルシノール）と似た
構造式を持つが，ルシノールよりも分子量が大き
い（図5）[5]．2019 年に報告されたシステマティッ

方法：	melasmaに対するtopical agent のRCTをreview PRISMA guidelineを用いて2019.3.4に施行 Clinical recommendationはAmerican College of Physicians guidelineに基づいた
結果：	スクリーニング後、35のRCTを同定。 アゼライン酸、システアミン、EGF, HQ (liposomal-delivered), lignin peroxidase, mulberry extract, ニコチン酸アミド、Rumex occidentalis, triple combination Cr, トラネキサム酸、4-n-butylresorcinol, グリコール酸、コウジ酸、aloe vera, VC, dioic acid, エラグ酸、アルブチン、flutamide, parsley, zinc sulfate
結論：	システアミン、triple combination Cr, トラネキサム酸が最も強く推奨できる システアミンは抗腫瘍効果を有する triple combination Crはochronosisのリスクを有する トラネキサム酸は血栓のリスクを有する

図 6．2019 年に報告された肝斑の外用療法に対するランダム化比較試験のシステマティックレビュー
（文献 6 をもとに筆者作成）

内服：			**外用**：		
L-システイン	240 mg		リン酸L-アスコルビルマグネシウム	3.0%	
ビタミンC	300mg		酢酸トコフェロール	0.1%	
パントテン酸カルシウム	24mg		N-アセチルL-システイン	0.01%	
上記は1日投与量					

内服単独：日光黒子　20例、肝斑1例　　**内服外用併用**：日光黒子　18例、肝斑2例
スキントーン・カラースケール、患者の印象

結果

色素沈着改善度
4週後	：	内服単独	52.4%	（日光黒子11例、肝斑0例）
		内服外用併用	90.0%	（日光黒子17例、肝斑1例）
8週後	：	内服単独	85.7%	（日光黒子17例、肝斑1例）
		内服外用併用	100.0%	
12週後	：	内服単独　&　内服外用併用	100.0%	

図 7．色素沈着症に対する L-システイン配合製剤の有用性評価
（文献 7 をもとに筆者作成）

クレビューでは，システアミン，トリプルコンビネーションクリーム（4%ハイドロキノン＋0.05%トレチノイン＋0.01%フルオシノロンアセトニド），トラネキサム酸が最も強く推奨できるとされている（**図6**）[6]．トリプルコンビネーションクリームは高濃度のハイドロキノンを含有しているためオクロノーシスのリスクを，トラネキサム酸は血栓のリスクを有する一方で，システアミンは抗腫瘍効果をもち比較的安全なのではないかとされている[6]．なお，システアミンはラット，ウサギで大量に用いた場合の催奇形性が報告されており，全身に塗布するようなことは避けるべきである．

メラニン生成は酸化反応であることより，システアミンのほかにシステインやビタミン E，C などの各種抗酸化作用を有する製剤を組み合わせることで色素沈着を改善させることができる（**図7**）[7]．

おわりに

美白剤は，それぞれ作用機序が異なる．また効果が高い反面，使用方法について注意が必要なものがある．これらのことを十分理解して活用することが望ましい．

文　献

1) 船坂陽子：美白剤の作用機序と治療. 日皮会誌, **119**：2784-2788, 2009

2) ビタミン E, C 配合剤臨床研究班：顔面色素沈着症に対するビタミン E とビタミン C の配合剤および単味剤の治療効果—二重盲検群間比較法による検討—. 西日皮膚, **2**：1024-1034, 1980.

3) Funasaka Y, et al：Depigmenting effect of α-tocopheryl ferulate on human melanoma cells. *Br J Dermatol*, **141**：20-29, 1999.

4) Rendon M, et al：Treatment of melasma. *J Am Acad Dermatol*, **54**(5 Suppl 2)：S272-S281, 2006.

5) Mann T, et al：Inhibition of human tyrosinase required molecular motifs distinctively different from mushroom tyrosinase. *J Invest Dermatol*, **138**：1601-1608, 2018.

6) Austin E, et al：Topical treatments for melasma：a systematic review of randomized controlled trials. *J Drugs Dermatol*, **18**：S1545961619P1156X, 2019.

7) 船坂陽子ほか：色素沈着症に対する L-システイン配合製剤の有用性評価. *Aesthetic Dermatol*, **17**：289-299, 2007.

◆特集/皮膚科アンチエイジング外来
Ⅲ. 治療, 各論
Chemical Peeling の適応と使用薬剤

白壁聖亜*　白壁征夫**

Key words：ケミカルピーリング(chemical peeling), アルファヒドロキシ酸(alpha hydroxy acid：AHA), グリコール酸(glycolic acid), サリチル酸(salicylic acid), トリクロロ酢酸(trichloroacetic acid), ピーリングの歴史(history of peeling)

Abstract ケミカルピーリングは, 使用する薬剤の種類や濃度によって剝離の深さが異なり, 深くなるほど創傷治癒遅延, 感染症, 炎症後色素沈着, 瘢痕などのリスクが高くなる. 特に日本人は炎症後色素沈着や瘢痕を起こしやすいため, 美容目的では浅層ピーリングが好まれ, 角層から表皮にかけて剝離を行うことが一般的である. 浅層ピーリングには, 20~35%のグリコール酸やサリチル酸, 10~20%のトリクロロ酢酸が用いられる.
　日本では2008年の「日本皮膚科学会ケミカルピーリングガイドライン」に基づき, 主にレベル1, 2の浅層ピーリングが施行されている. グリコール酸やサリチル酸によるピーリングは, 難治性の痤瘡治療にも効果が高く, 2009年からはアスコルビン酸とフィチン酸を用いたピーリングも行われ, 安全で効果的な治療法として評価されている. 欧米でもレベル1, 2のピーリングが増加しており, ほかの治療法と組み合わせることで満足度が向上する.
　ケミカルピーリングは美容皮膚科診療の初心者にも広まり, 特に痤瘡に対しては低濃度のグリコール酸やサリチル酸が用いられる. 浅層ピーリングを繰り返すことで, 表皮と真皮のリモデリングが促進され, スキンリジュビネーションに役立つ. しかし, リスクも理解しつつ安全に施行することが重要である. ここではケミカルピーリングの適応と使用薬剤を中心に説明する.

ケミカルピーリングの歴史[1]

　ケミカルピーリングは, 効果的な光老化の治療法であり, 軽度の日焼けによるダメージ, 表面的なシワや色素異常, 日光角化症, ニキビなど, 表皮や真皮表面を含む様々な皮膚表面に現れる症状の治療に推奨される. 利用できる酸の濃度は幅広く, ダウンタイムがまったく不要な濃度から, 回復までに数日間を要する強力な濃度の酸もある.
　ケミカルピーリングの歴史は古く, 古代エジプトのパピルスには, 老人を若返らせるためにピーリングを行ったとの記録が残っている. クレオパトラがミルク風呂に入り肌の手入れをしていたのは有名な話で, これは乳酸を利用したものであった. また, 中世フランスの貴族がワインを酸化させて顔につけ肌を若々しく保ったのも酒石酸の効果を目的としたものであった. 真の医療に基づくケミカルピーリングを医学的に確立したのは, 1882年, ドイツの皮膚科医 Unna で, 彼はサリチル酸, レソルシノール, フェノール, トリクロロ酢酸を用いてピーリングを行った. 以降, 1960年までに数々のピーリング法が報告されたが, 大部分がフェノールを応用したものであった.
　1984年, Van Scott と Yu は最も安全なピーリングとしてアルファヒドロキシ酸(alpha hydroxy acid：以下, AHA)を報告し, 人種に関係なく世界中で用いられるようになった. 日本でケミカルピーリングがブームになったのは1996年で, 美容外科医が診療の一部に組み入れたのは1997年ご

---

* Mia SHIRAKABE, 〒106-0032 東京都港区六本木 5-17-16 B1 サフォクリニック, 副院長
** Yukio SHIRAKABE, 同, 理事長/院長

ろであった．日本人は西洋人に比べて肌質が異なるため，AHA やトリクロロ酢酸（trichloroacetic acid：以下，TCA）の弱酸を用いたピーリングが主流となり，色素沈着や炎症を防ぐための工夫がなされた．

ケミカルピーリングの適応

ケミカルピーリングの対象となる症状は大きく2つに分類される．

① Aging Skin
② Trouble Skin

前者の代表がシミ，シワであり，後者の代表がニキビ，日焼け後の色素沈着である．米国から始まったフェノールピーリングの主目的がシワ取りと同時に肌を若返らせることであるが，日本では美白とニキビの治療，色素沈着の改善が主な目的である．

【ケミカルピーリングの適応症例】

① ニキビ（図1）
② 毛穴の詰まりや開き（図2）
③ シミ，くすみ，色素沈着，美白（図3）
④ 小ジワや老化による肌質の変化（図4）

ケミカルピーリングの薬剤

1．アルファヒドロキシ酸（フルーツ酸）

AHA は，植物やフルーツなどに含まれている酸の1種で，総称してフルーツ酸と呼ばれる．代表的なフルーツ酸には，グリコール酸，クエン酸，リンゴ酸，酒石酸，乳酸がある．これらは角質の正常化を促し，古い角質を剥離し，保湿効果を持つ．

・グリコール酸：サトウキビに含まれ，吸湿性がありコラーゲンやエラスチンの生成を促進し，シワを改善する[2]．

・クエン酸：レモンやミカンに含まれ，収斂作用を持つ．

・リンゴ酸：油性成分として皮膚からの水分の蒸散を抑制する．

・酒石酸：収斂作用と皮膚の酸性保持，微生物の発育を阻止する．

・乳　酸：穏やかな角質溶解作用とともに収斂作用，殺菌作用がある．

2．レチノイン酸（トレチノイン）

ビタミン A 関連化合物で，表皮の増殖や分化に影響を与え，真皮のコラーゲンやエラスチンの生成を促進する．米国では Food and Drug Administration（FDA）に認可されているが，日本では医師の監督下で処方される．

3．TCA（トリクロロ酢酸）

日本人の肌に対して浅いシワや浅いニキビ跡を治療する際に用いられる．濃度が40％以上になると色素沈着を起こす恐れがあり，注意が必要である．

4．サリチル酸ピーリング

サリチル酸をポリエチレングリコールに吸着させた製剤で，角質のみを剥離させることができる．1999年に上田[2]らが開発し，高い美容的改善が報告されている．

5．BRA（biocell rejuvenation activator auriga international）

2008年に欧米にて開発されたアスコルビン酸とフィチン酸の合剤で，メラニン生成を抑制し，シミを除去する効果がある．2009年 AMWC にて戸佐[3]が日本人に有効であることを報告したアジア人向けの低刺激のピーリング剤である．

6．新規ケミカルピーリング剤

・レタッチピール R[4]：ピルビン酸，マンデル酸，乳酸，グリコール酸を含む．

・PRX-T33：高濃度トリクロロ酢酸と低濃度過酸化水素の配合により，皮膚剥離作用を起こさずにコラーゲンの生成を促進する．

剥離レベルの分類

レベル I：最浅層ピーリング（角質層）

レベル II：浅層ピーリング（表皮顆粒層から基底層）

レベル III：中間層ピーリング（表皮と真皮乳頭層の一部から全部）

レベル IV：深層ピーリング（表皮と真皮乳頭層および網状層に及ぶ深さ）

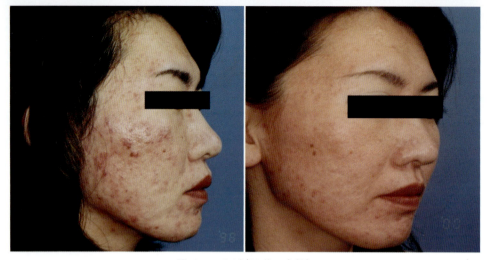

図 1. ニキビ（30代，女性）　　　　　　　　　　　　　　　a｜b
a：治療前
b：治療後3か月．グリコール酸30％＋乳酸20％ 3回

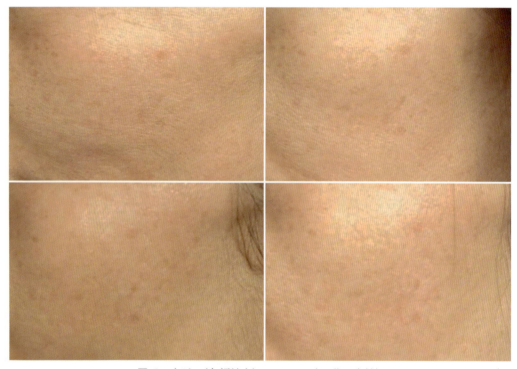

図 2. 小ジワ（左頬拡大）：レベルⅡ（50代，女性）　　a｜b
　　　グリコール酸30％＋乳酸20％ 3回　　　　　　　c｜d
　　　a：術前　　　　b：1か月後
　　　c：2か月後　　d：3か月後

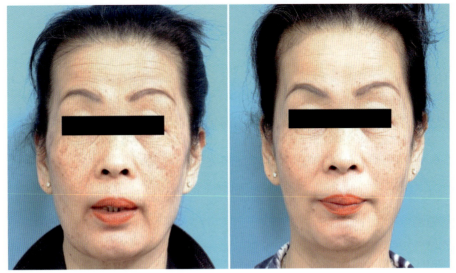

a | b　　　　　　図 3．シミ，肝斑：レベルⅢ（60代，女性）
　　　　　　　a：治療前
　　　　　　　b：治療後3か月．グリコール酸30％＋乳酸20％＋TCA 30％ 3回

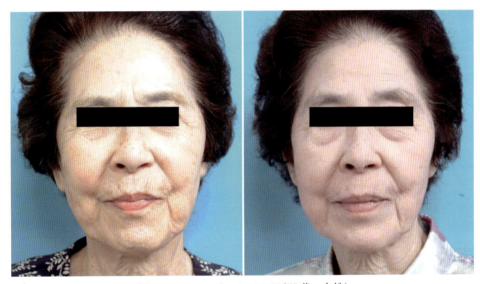

a | b　　　　　　図 4．シワ，ハリ：レベルⅣ（70代，女性）
　　　　　　　a：治療前
　　　　　　　b：治療後3か月．TCA 30％＋トレチノイン0.25％ 3回

グリコール酸ピーリングの施術方法[5]

　グリコール酸ピーリングは，顔面皮膚の美容的改善および治療目的で広く用いられる化学的剝離法の1つである．本施術は，以下の手順に従い施行される．

1．患者評価および準備

　まず，患者の皮膚状態を評価し，適応症および禁忌を確認する．患者の既往歴，現在の皮膚状態，使用中のスキンケア製品を詳細に把握することが重要である．施術の1週間前から，レチノイドやほかの刺激性のあるスキンケア製品の使用を中止するよう指導する．

2．皮膚のクレンジング

　施術部位を洗浄し，油分やメイクアップを完全に除去する．これには，アルコールやアセトンを

含む脱脂剤を使用することが推奨される.

3．ピーリング剤の塗布

グリコール酸溶液(通常は20〜40％の濃度)を均一に塗布する. 施術部位および患者の皮膚反応に応じて, 接触時間を調整する. 初回施術時には, 低濃度および短時間の接触を推奨し, 皮膚の反応を観察する.

4．反応の監視

グリコール酸塗布後, 皮膚の反応を注意深く観察する. 施術中に強い灼熱感や不快感が生じた場合は, 即座に中和を行う. 適切な剥離反応が得られた場合, 所定の接触時間が経過した後, 中和剤(通常は水溶性重曹溶液)を用いて酸を中和する.

5．中和および洗浄

グリコール酸を中和後, 施術部位を冷水で十分に洗浄する. これにより, 残留する酸を完全に除去し, 皮膚刺激を最小限に抑える.

6．アフターケア

施術後は, 鎮静効果のある保湿剤や日焼け止めを塗布する. 患者には, 施術後数日間は直射日光を避け, 日焼け止めを徹底的に使用するよう指導する. また, 皮膚の回復を助けるため, 保湿効果の高いスキンケア製品の使用を推奨する.

以上の手順に従い, グリコール酸ピーリングは安全かつ効果的に施行される. 施術後の経過観察を行い, 必要に応じて追加の治療を調整することが推奨される.

結　語

ケミカルピーリングは, 薬剤の種類や濃度により剥離深度が異なり, 深いほど創傷治癒遅延, 感染症, 炎症後色素沈着, 瘢痕などのリスクが高まる. 特に日本人は炎症後色素沈着や瘢痕を起こしやすく, 美容目的では浅層ピーリングが一般的

で, 角層から表皮にかけて剥離を行う. 浅層ピーリングには, 20〜35％のグリコール酸やサリチル酸, 10〜20％のトリクロロ酢酸が使用される.

日本では2008年の「日本皮膚科学会ケミカルピーリングガイドライン」に基づき, 主にレベル1, 2の浅層ピーリングが施行されている. グリコール酸やサリチル酸によるピーリングは, 難治性の痤瘡治療に効果が高く, 2009年からはアスコルビン酸とフィチン酸を用いたピーリングも行われ, 安全で効果的な治療法として評価されている. 欧米でもレベル1, 2のピーリングが増加しており, ほかの治療法と組み合わせることで満足度が向上する.

ケミカルピーリングは美容皮膚科診療の初心者にも広まり, 特に痤瘡に対しては低濃度のグリコール酸やサリチル酸が用いられる. 浅層ピーリングを繰り返すことで, 表皮と真皮のリモデリングが促進され, スキンリジュビネーションに役立つが, リスクも理解しつつ安全に施行することが重要である.

参考文献

1) 白壁征夫ほか：東洋人の為のケミカルピーリング. *Skin Surgery*, **9**(2)：2-7, 2000.
2) 上田説子ほか：サリチル酸ピーリング. *BEAU-TY*, 6号**2**(5)：22-36 2019.
3) 戸佐眞弓：【切らずに勝負！皮膚科医のための美容皮膚診療】ケミカルピーリング. *MB Derma*, **340**：137-146, 2023.
4) 川島　眞ほか：新規ケミカルピーリング剤レタッチピールの有効性と安全性の検討. *Bella Pelle*, **9**(1)：56-68, 2024.
5) 岡部夕里ほか：ケミカルピーリングのこつ. メディカルコア社, 1999.

◆特集/皮膚科アンチエイジング外来
Ⅲ. 治療, 各論
幹細胞を用いた皮膚アンチエイジング
―プラセンタやエクソソームを含んだ治療―

日比野佐和子*

Key words:幹細胞(stem cells), 無細胞療法(cell-free therapy), 創傷治癒(wound healing), 皮膚再生(skin regeneration), パラクライン機能(paracline function)

Abstract 皮膚は人体で最大の臓器であり, 数多くの重要な機能を担っている. 加齢や現在の健康状態は, 皮膚の外観に現れ, 見た目に影響する. また, 皮膚は身体の老化を大きく反映する器官でもあるため, 皮膚の老化にどのように対処するかは, 非常に重要なことである. 再生医療では, 損傷や失われた組織を再生・修復することによって, 機能を回復することを目的としているが, この再生医療の原理を美容皮膚科に応用する新しい分野として再生美容が注目されている. この再生美容では, 老化現象によって自己再生能力を失った軟部組織自身を本質的に修復し, 機能的に再生するという点でも, 外科的手術に比較して非侵襲的で, リスクが少なく, 自然な若返りが期待されている. 幹細胞治療のメカニズムを深く理解することは, 再生美容における臨床応用を早期に実現するうえで大きな意義がある. この稿では, 皮膚の老化における再生医療の臨床および研究に焦点を当てる.

はじめに

顔の老化や皮膚の創傷治癒に対して, 美容皮膚科領域での再生医療を応用した治療法として, 再生美容が注目されている. この領域は, 以前は50歳以上の人々が中心であったが, 世代を超えて注目され, より幅広い人達が対象となり, その需要は拡大している分野である. 皮膚の外観は, 年齢や健康状態を評価する主要な指標であり, 加齢に伴い出現する合併症や, 老化現象に対して, 生活の質の向上を求めて, 多くの人々が若々しい外見を維持し, 健康に長生きすることに対する強い意欲を持っている. したがって, 皮膚の老化に対して, どのように対処するかという課題は, アンチエイジングや美容領域の臨床医だけではなく, 基礎の研究者にとっても, 重要視されている. 皮膚の外観を若返らせる(顔の若返りに対する)治療方法としては, 皮膚の劣化, 脂肪や骨を含む顔面の全組織の体積減少, 組織の弛緩など, 加齢に伴って起こるすべての変化に対処するためには, いろいろな角度からのアプローチが必要である. フェイスリフトなどの外科的処置だけでは, 実質的な容積の減少や皮膚の劣化に対応できないことは明らかである. 顔の老化は, 内的要因と外的(環境)要因のそれぞれの相互作用に起因する. 内的要因は主に遺伝的要因が多い. 一方, 外的要因のなかで主な環境要因は紫外線によるものである. この紫外線(ultraviolet radiation:以下, UVR)が引き起こす光老化としても知られる外的老化は, 表皮の菲薄化やケラチノサイトの分化異常に伴い, 細かいシワや深いシワ, 乾燥, たるみ, 色素性病変などを伴う. 表皮の角質層が露出することで, UVにより表層部が損傷を受け, 水分保持能が低下し, さらに, 真皮においては, コラーゲンが変性

---
* Sawako HIBINO, 〒106-0047 東京都港区南麻布5-10-26 ヒューリック広尾ビル4F SAWAKO CLINIC×YS, 統括院長/大阪大学大学院医学系研究科未来医療学寄附講座, 特任准教授

し，皮膚の弾力性が失われ，シワが形成される．このように，加齢に伴い，線維芽細胞の老化，真皮と表皮の接合部の平坦化など，分子学的，組織学的に皮膚の変化が認められる．さらに，顔の骨の構造も加齢とともに変化する．眼窩開口部の幅と面積は増大し，下顎は細くなる．皮膚組織における細胞の自己再生能力を上げるために，皮膚組織内の幹細胞を外部から刺激することによって皮膚細胞を補強することができると提案する研究者もいる．しかし，長期にわたる細胞への刺激は，体内の幹細胞の枯渇を招き，最終的には，皮膚細胞の自己再生能力を完全に失活させてしまう可能性がある．そこで，理論的にも，顔の若返りを達成する最も効果的な方法の1つとして，再生美容が注目されている．再生美容は，細胞および細胞外マトリックスの修復を通して，細胞および組織自身の自然な潜在能力を活用した革新的で，低侵襲性の美容治療として，現在，注目されている分野である．しかしながら，この再生美容は新しい分野であり，標準化されるためには，多くの臨床データと科学的なデータが必要である．ここで，「修復」と「再生」はしばしば同じ概念と間違われることが多い．「修復」とは主に組織の機能と構造の回復を指す．皮膚においては，「修復」とは，傷跡があったり，毛包がなかったりすることを示す．「再生」とは，本来，皮膚組織の細胞の増殖によって完全に正常な状態になることを指す．前述したように，加齢や外的要因に刺激された皮膚組織の構造や機能の低下により，皮膚組織の多くの細胞は老化およびアポトーシスを起こし，自己再生能力を失っている状態である．皮膚の老化は避けられないが，遅らせることはできる．本稿では，主に皮膚の若返りの分野における再生医療の役割について紹介する．

皮膚の老化

皮膚は人体最大の臓器であり，その表面積は約1.5〜2.0 m²で，人体の表面を覆っている．外部環境と直接接触し，外部の環境因子から私たちの身体を守っている．皮膚は，表皮，真皮，皮下組織の3つの部分からなり，これらが内臓を保護し，様々な生物学的機能を果たしている．表皮は身体の最も外側の層であり，防御として主要な役割を果たしている．他臓器と同様に，皮膚も老化し，構造的に破壊され，徐々に機能低下が起こる．遺伝的，代謝的，その他の内的要因による老化は内因性老化と呼ばれ，紫外線，栄養，大気汚染，タバコ，温度，圧力などの環境因子による老化は外因性老化と呼ばれる．自然老化を起こした皮膚における組織学的変化は主に基底層と真皮で起こる．皮膚の基底層は表皮の最深部に位置し，皮膚の再生と修復に関与している．ある研究報告によると，ケラチノサイトやメラノサイトといった皮膚の基底細胞の増殖は加齢とともに減少し，その結果，皮膚の表皮が薄くなることが示されている．さらに，真皮のエラスチン，フィブリン，コラーゲンなどの線維性の細胞外マトリックス（extracellular matrix：以下，ECM）成分が変性し，皮膚の水分量は低下して，弾力性も低下し，シワが現れる．加齢とともに皮膚細胞の修復能力は低下し，皮膚の本質的な老化が起こる．外因性老化は内因性老化よりはるかに深刻である．紫外線（UVR）の影響が最も大きく，顔の皮膚老化の80％を占める．内因性老化とは対照的に，UVRは表皮を厚くし，露出した皮膚の表皮メラノサイトの活性化を促進し，色素沈着をもたらす．皮膚上のUVRは，皮膚細胞のデオキシリボ核酸（DNA），リボ核酸（RNA），タンパク質を直接損傷することにより，皮膚細胞の老化とアポトーシスを引き起こす．また，光老化は，さらに皮膚の老化を加速させる．現在，植物抽出物，抗酸化物質，成長因子，サイトカインや間葉系幹細胞（mesenchymal stem cell：以下，MSC）が皮膚の老化を緩和できると報告されている．1931年にスイスの研究グループよって細胞療法が提唱されて以来，この分野はヒトの疾患の研究において画期的な進歩を遂げてきた．

これまでの従来の美容医療

　表情シワを軽減するための従来の美容的治療としてのアプローチには，日本では，特に皮膚充填剤や様々な注射製剤，さらに，これらの製剤と併用してマイクロニードルやフラクショナルレーザーを組み合わせたもの，レチノール誘導体やビタミンＣ誘導体，成長因子などを含有する化粧品がある．これらの従来の治療は多くの国で人気があり，顔の老化の治療に用いられているが，臨床的有効性と安全性が限定的で，不十分であることが判明している．皮膚充填剤には吸収性と非吸収性があり，吸収性フィラーには，ヒアルロン酸，カルシウムハイドロキシアパタイト，ポリＬ-乳酸，ポリメチルメタクリレート，コラーゲンなどがあり，コラーゲン新生などを刺激することが示されている．非吸収性フィラーには，ゲル状シリコン，ポリアクリルアミドハイドロゲルなどがある．日本美容外科学会の美容医療診療指針によると，非吸収性フィラーは除去困難であり，長期的安全性が不明であるという問題点があることから，日本では，非吸収性フィラーの使用は推奨されていない．一方，吸収性フィラーは日本で使用が承認されている．しかし，吸収性フィラー成分は時間とともに体内に吸収されるため，一般的に，皮膚再生への影響は一時的であると考えられている．さらに，これらの皮膚充填剤は一般的に，合併症として，感染症，アレルギー，血管塞栓などを引き起こしやすく，美容医療におけるヒアルロン酸製剤使用の普及により，皮膚壊死や失明などの重篤な合併症も報告されている．すべての皮膚充填剤と比較して，ボツリヌス菌毒素製剤は比較的安全であり，使用頻度も増えているが，毒素に対して体内で産生される中和抗体によって，その有効性に問題を生じる場合がある．この点では，再生医療はその改善を目指す分野と考えられる．

　一方で，皮膚創傷治癒の領域においても，再生医療等製品（幹細胞や成長因子，生体材料）を直接使用することで，より効果的に創傷治癒を強化・促進することが期待できる．皮膚に対する再生美容は，一般的に安全であると考えられているが，特にドナー因子，組織の分離方法や培養手順の相違，腫瘍形成性などの副作用のリスク，倫理的規制など，いくつかの制限を克服する必要がある．幹細胞や幹細胞由来製品の臨床研究は現在も進行中であり，世界中の産業界や学術界の研究者が，皮膚疾患を含む様々な疾患への新たな治療に対する応用を模索し続けている．国際幹細胞学会（International Society for Stem Cell Research：ISSCR）は，幹細胞研究とその臨床応用に関する世界的な基準を設定し，前臨床研究，臨床応用，実践に関する新たなガイドラインを定めている．これらのガイドラインによると，幹細胞を用いた治療薬の調整において，高水準の細胞加工と製造，そして適正製造規範（good manufacturing practice：GMP）の重要性について強調している．再生医療等製品の製造や取り扱いは，ISSCRやヘルシンキ宣言などの国家間の基準に従って，それぞれの国や地域が定めたガイドラインを遵守しなければならない．日本では，独立行政法人医薬品医療機器総合機構（pharmaceuticals and medical devices agency：PMDA）と厚生労働省の２つの機関によって，再生医療等安全性確保法と医薬品医療機器等法の２つの法律が制定されている．

再生医療とは

　一般的に，再生医療のアプローチとしては，大きく，細胞ベースの治療法と，細胞を用いない治療法（無細胞療法）に分類される．細胞ベースの治療法には，間葉系幹細胞（MSC），人工多能性幹細胞（induced pluripotent stem cells：以下，iPSC），皮膚線維芽細胞，表皮角化細胞，多血小板血漿（platelet-rich plasma：以下，PRP）製品などの血液由来の治療法などが含まれる．無細胞療法は主に，MSC由来の細胞外小胞/エクソソームを使用する．MSCは脂肪，骨髄，歯髄，臍帯，月経血，胎児の皮膚など，様々な組織から単離され，移植前に生体外で増殖させる．細胞を用いない無細胞

療法では，日本古来から保険適用として使用されているヒト胎盤抽出液（プラセンタエキス）による治療ももちろんのこと，幹細胞の治療の領域では，MSC エクソソーム，MSC 由来培養液，MSC 由来細胞外小胞が MSC 調整培地や上清から採取される．ドナーの由来から分類すると，自己由来と同種由来（他家）の 2 つのカテゴリーに分類される．日本市場における最も一般的な再生医療としては，MSC，線維芽細胞などの自己由来の成体幹細胞を利用した細胞ベースの方法と，PRP 療法，そして iPSC の臨床応用が進んでおり，いくつかの疾患に対する細胞療法が臨床研究中であり，特に iPSC 由来 MSC（iPSC-MSC）のようなリスクが少なく，安全性の高い iPSC 由来の治療が注目されている．iPSC は，無制限の自己複製能と多能性という固有の性質を持っており，常に同じ性質，すなわち単一性を持つ細胞を作り出すことができる．それゆえ，iPSC は，細胞ベースの治療のための魅力的な代替細胞源となり得る．しかし，iPSC には腫瘍原性表現型があるため，iPSC を細胞治療に安全に応用するためには，望ましくない細胞が混入することなく，必要な細胞種を生成する強固かつ効率的な方法が不可欠である．

　最近の総説では，皮膚の創傷治癒は，① 止血，② 炎症，③ 増殖，④ 成熟の 4 つの段階から成立すると述べられている．MSC 療法を用いることで，創傷治癒の 4 段階すべてに働きかけ，MSC が皮膚損傷部位へ移動し，炎症を抑制し，線維芽細胞，表皮細胞，内皮細胞の増殖能と分化能を高めることによって，瘢痕形成が抑制されると考えられている．無細胞治療では，MSC 由来のエクソソーム（MSC-exo），MSC 由来の培養上清（MSC-CM），MSC 由来の細胞外小胞（MSC-EV）など，MSC の分泌成分（セクレトーム）に基づくものがほとんどである．自己由来の MSC には，脂肪由来 MSC（AD-MSCs），骨髄由来 MSC（BM-MSCs），子宮内膜および月経血（eMSC/MenSC）など，患者自身の組織源から MSC を分離・培養することによって行われる．PRP もまた，患者自身の血液を採取し，遠心分離することで得られる．再生医療の作用機序は自己再生能，多分化能，炎症制御，免疫調節，サイトカインや様々な成長因子の放出によって示されており，MSC のユニークな特性は，皮膚再生においても重要な役割を果たしていると考えられる．

皮膚科領域における再生医療

　2001 年，Zuk らが脂肪組織中に幹細胞を初めて同定して以来，脂肪採取が低侵襲かつ，比較的簡単なことから，組織再生のための細胞治療の利用は急速に発展している．脂肪から採取される細胞分画には，脂肪細胞，軟骨細胞，骨芽細胞，筋芽細胞などの間葉系幹細胞だけでなく，上皮細胞や神経細胞，血管内皮細胞，さらには血球系細胞や肝細胞にも分化する幹細胞が含有することが明らかとなっている．脂肪細胞，脂肪由来幹細胞，間質血管画分（SVF），ナノファット，PRP などの再生細胞が特に顔の若返りのために使用されることが報告されており，若返り，機能回復が期待されている．脂肪由来 MSC には，自己複製能，ほかの中胚葉誘導，成長因子の分泌能，血管新生促進能，抗アポトーシス能などのパラクライン特性を有している．脂肪由来 MSC は採取が容易で大量に保存できるため，再生医療や顔の輪郭形成のための脂肪移植片の補充に頻繁に使用される成体幹細胞集団となっている．これらの細胞には分化能があるだけでなく，脂肪を処理し自己幹細胞を濃縮することで，脂肪細胞の生存率が向上し，臨床的に容積の維持が改善されることも示されている．脂肪移植と同時に脂肪由来 MSC を静脈内注射することによって，移植した脂肪の保持も改善されるだけでなく，アディポジェネシスに関与する遺伝子の発現や血管新生が有意に高まっていることも報告されている．さらに，血管周囲の脂肪組織と間質をコラゲナーゼで分解したあとにできる物質として SVF には，脂肪由来 MSC，周皮細胞，内皮前駆細胞，造血細胞，線維芽細胞などの多くの種類の前駆幹細胞が含まれている．SVF 内のこれらの細胞は，成長因子やサイトカインを分泌し，組織の修復と血管新生を促進する．

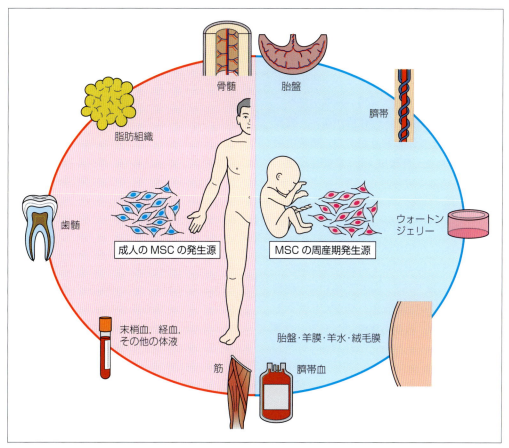

図 1. 間葉系幹細胞の2つの主要な供給源である，成体由来と周産期由来の供給源を示す模式図
（文献16をもとに筆者作成）

1．細胞ベースの再生医療（細胞を用いた再生医療）

MSCは，多能性幹細胞の1種であり，発生初期に中胚葉と外胚葉に由来し，骨，軟骨，脂肪，筋肉，神経細胞などの幅広い組織細胞に分化することができる．MSCは骨髄で最初に発見されたが，その後，脂肪組織，滑膜組織骨，筋肉，肺，肝臓，膵臓，羊水，臍帯血など，身体のほかの多くの組織で見つかっている．1867年Cohnheimによって初めて幹細胞の概念が提唱されて以来（日本のほとんどの文献では，1970年に骨髄から初めて発見されたと記載されているものが多い），皮膚の再生や創傷治癒に重要な役割を果たすと考えられてきた．1991年，CaplanはMSCという概念を初めて紹介し，その多分化能について強調した．その後，多くの研究者が様々な組織からMSCを単離し，骨芽細胞，脂肪細胞，軟骨細胞，腱細胞，心筋細胞，ケラチノサイト，肝細胞，神経細胞など，幅広い種類の細胞に分化できることを実証してきた．加えてMSCは，免疫調節，抗炎症作用，抗アポトーシス作用，血管新生促進など，様々な生物学的機能を有することが判明している．骨髄由来のMSCは，これまで，基礎研究や臨床研究に活発に使用されてきたが，最もMSCが豊富に存在している組織は，脂肪組織である．皮膚脂肪組織は，脂肪採取方法も確立しており，容易にアプローチが可能である．さらに，脂肪組織からは同量の骨髄組織に比べて，約500倍多くMSCが採取できると報告されている．しかし，幹細胞自身も老化してくるため，より幼若なMSCが得られると考えられる組織は，子どもの大臼歯の歯髄があるが，さらに幼若で豊富な組織として，臍帯，Wharton's Jelly（ウォートン ジェリー），胎盤，羊膜，羊水，臍帯血といった胎児付属組織が知られている（図1）．さらに，ES細胞やiPS細胞といった多能性幹細胞から人為的にMSCを誘導すると

いった試みも行われている．なかでも，臍帯由来MSCは，幹細胞の数が豊富であり，採取が容易であること，免疫原性が低い，分化能が高い，倫理的な問題がないことなどの利点がある．臍帯由来MSCは，心血管疾患，肝疾患，骨・筋変性疾患，神経損傷，自己免疫疾患など，幅広い疾患の治療に用いられている．結論としては，MSCは幅広い領域での臨床応用が可能な幹細胞であり，様々なメカニズムを通じて組織や臓器の再生・修復を促進し，様々な疾患の治療に対する新たな可能性が期待される．しかし，MSCの臨床応用には，細胞の品質管理，免疫学的拒絶反応，発がんリスクを含め安全性の問題や，技術の標準化など多くの課題もあり，エビデンスの創出につながるさらなる研究も必要である．

a）MSCを用いた皮膚治療

⑴ 成体幹細胞（体性幹細胞）

実際，MSCは，骨髄，脂肪組織，臍帯，歯髄，皮膚など，血管のあるほぼすべての組織から単離することができる．これらの細胞はさらに，体内の傷害部位で細胞自体が分泌する様々な液性因子による組織修復効果（パラクライン効果）が主体となって機能していると考えられている．組織源としては，骨髄組織と脂肪組織がMSCの臨床試験で広く用いられている．MSC治療における利点は，培養における細胞の単離と拡張が比較的容易であること，多分化能，免疫調節作用，抗炎症作用，抗微生物作用，および再生作用，損傷部位へのホーミング能と遊走能，同種移植における安全性プロファイル，および倫理的制約の少なさに基づいている．MSCの組織源，培養方法，膨張レベルによる細胞の調製，効力，機能性の違い，解凍，伝達経路，投与量などの細胞の取り扱いの違いなどから，結果に違いが出る．

（ⅰ）骨髄由来間葉系幹細胞（BM-MSC）：最初に臨床応用された間葉系幹細胞は骨髄由来（bone marrow-derived mesenchymal stem cell：BM-MSC）であり，骨芽細胞，軟骨細胞，脂肪細胞，腱細胞，筋細胞などに分化できることがわかっ

た．造血幹細胞（hematopoietic stem cell：以下，HSC）とMSCは，骨髄に存在する2つの主要なタイプの体性幹細胞である．HSCは血球系に分化する．また，増殖したMSCは，HLAクラス-Ⅰ抗原を発現するが，HLAクラス-Ⅱ抗原は発現しない．HSCとMSCは，生後骨髄腔で密接に接触して存在し，そこから分離する．この腔内の造血幹細胞は，MSCを含む間質によって機能的・構造的に支持されている．したがって，この異種細胞の複合体が造血幹細胞の「ニッチ」を構成し，造血幹細胞もまたMSCを支持している可能性があり，相互にニッチを形成している．骨髄を含め，滑膜，腱，骨格筋，膝関節の脂肪パッドを含む脂肪組織といった様々な組織がMSCを保有し，単離することが可能なのである．これらの細胞の臨床応用は多岐にわたる．なお，骨髄中に含まれるBM-MSCの割合は全細胞中の0.001〜0.01％と非常に少なく，また脂肪組織中に含まれるAD-MSCの割合は全細胞中の3％程度と，骨髄中よりもかなり多くのMSCが含まれていると報告されている．

① 皮膚科領域におけるBM-MSC：AD-MSCとは異なり，BM-MSCはドナーが限られており，回収量が少ないという欠点がある．しかし，BM-MSCは高い分化率と増殖率を示す．さらに血管新生や瘢痕治癒の促進，コラーゲン産生の増加，皮膚の局所細胞に対する優れたホーミング能や相互作用能力などの再生能力を実証されている．炎症性メディエーターに間接的に働くことによって創傷治癒を促進する．いくつかの前臨床研究では，皮膚再生におけるBM-MSCの有効性が証明されている．熱傷創傷治療への自己BM-MSCの応用としては，瘢痕形成の軽減とエラスチン線維の回復を示したデータがある．

（ⅱ）脂肪組織由来間葉系幹細胞（AD-MSC）：AD-MSCは，*in vitro*で骨形成系，軟骨形成系，神経形成系など，様々な細胞系に分化させることができる．さらに，筋細胞や心筋細胞もAD-MSCから作成することができる．AD-MSCの臨床応用には細胞の状態によって3種類の可能性があ

る．① 単離したばかりの新鮮な細胞集団と，② 培養して増やした未分化な細胞，そして ③ ある特定の細胞に分化誘導したものが考えられる．新鮮な細胞集団には MSC 以外にも血管内皮前駆細胞も含まれているため，心筋梗塞などの急性虚血性疾患にも効果が期待できる．日本では乳房再建術として吸引した脂肪と MSC 濃縮液を混合して乳癌切除後の患者に移植し，単なる脂肪移植よりも効果がみられたとの報告がある．既に米国で吸引脂肪から幹細胞の自動単離濃縮装置(セリューションシステム)が開発されており，日本でも多くの医療施設で使用されている．国内では，株式会社カネカが細胞濃縮洗浄システムを開発しており，脂肪処理アクセサリーと細胞濃縮洗浄システムを組み合わせることによって，脂肪からの AD-MSC の分離，回収をすべて閉鎖系で行うことが可能となり，美容医療領域では，毛髪再生目的としても活用されている．脂肪組織には，多数の細胞を含んでおり，採取部位の侵襲性が低く，容易に入手できる．

① **皮膚科領域における AD-MSC**：AD-MSC は，再上皮化を促進し，皮膚再生に必要な複数の成長因子を分泌することから，皮膚のアンチエイジング治療において広く研究され，注目されている．AD-MSC は，血管新生を促進し，コラーゲンや，エラスチン線維などの真皮における弾性マトリックス成分の合成を促進することにより，皮膚再生を改善することが知られている．研究報告によると，AD-MSC が老化した皮膚の質を改善することが実証されている．フェイスリフトを目的とした臨床試験では，AD-MSC を投与した結果，若返り効果を報告している．また，ヒアルロン酸と AD-MSC の併用も，皮膚のシワの改善に有効であることが示されている．日本でも，AD-MSC を用いた多くの臨床研究が厚生労働省の仮承認のもとで進行中である．

（ⅲ）**胎児由来間葉系幹細胞，その他の幹細胞**：胎児由来間葉系幹細胞(胎児 MSC)は多能性であり，倫理的な制約も少ない．胎児 MSC は，血液や骨髄などの胎児組織や，胎盤，羊水，ウォートン ジェリー，臍帯血，基底脱落膜，脱落膜頭頂などの胎児外(周産期)組織から採取することができる．胎児 MSC は，成体幹細胞と比較して，内在性ホーミング能や生着能が優れ，多能性が高く，免疫原性が低いことが報告されている．臍帯由来 MSC(UC-MSC)は，骨髄由来間質幹細胞(BM-MSC)や脂肪由来間葉系幹細胞(AD-MSC)よりも，培養期間や増殖能に関して優れているといった報告がある．UC-MSC は，培養による単離，増殖が容易であり，同種および自家使用の両方でより長期間保存することができる．

① **皮膚科領域における UC-MSC**：臍帯は医療廃棄物であり，その結果，これを使用することで供給源の制限や倫理的問題を回避することができる．細胞分裂はテロメアを短縮させ，細胞の老化を引き起こすため，細胞分裂の回数が増えるにつれて，MSC の有効性は低下する．MSC の再生能は，ドナーの年齢が高くなるにつれて低下することもわかっている．したがって，UC-MSC は新生児の組織から分離されたものであり，ほかの MSC の供給源よりも「若い」ため，UC-MSC では，高い活性，高い多能性，低い免疫原性，そして適切なパラクライン効果が期待されている．これまでの研究で，UC-MSC は *in vitro* でケラチノサイトや真皮線維芽細胞など，様々なタイプの機能性細胞に分化誘導できることが示されており，皮膚疾患の治療や医療用美容製品の開発に向けた様々な戦略の可能性がある．UC-MSC は良好なホーミング効果を持ち，炎症細胞を減少させ，創傷治癒と皮膚の再生を促進するインターロイキン-1 (IL-1)，IL-6，IL-10，腫瘍壊死因子α(TNF-a)，腫瘍壊死因子刺激遺伝子-6(*TSG-6*)のレベルを増加させる．さらに，UC-MSC は，血管内皮増殖因子(VEGF)の放出と，Ⅰ型コラーゲンおよびⅢ型コラーゲンの産生を増加させることにより，新生血管の形成を促進することにより，創傷治癒に重要な役割を担うと推定される．

② **羊水由来間葉系幹細胞**：胚性幹細胞(embryonic stem cell：ESC）に関する倫理的な議論から，適切な供給源が常に模索されている．羊水には，発育途上にある胎児に由来する数種類の細胞が含まれている．そのなかには，分化の可能性のある細胞も含まれている．ウェイクフォレスト研究所のグループは，羊水から多能性幹細胞を分離することを可能にした．さらに，これらの未分化細胞はESCマーカーを発現していることがわかった．羊水由来の細胞は，フィーダー層なしで広範囲に増殖し，36時間ごとに倍加し，テロメア長を保持しながら，細胞集団倍加数250を超える高い自己再生能を持つにもかかわらず，これらの細胞は生体内で奇形腫を形成しなかった．さらに，外胚葉，内胚葉，中胚葉のそれぞれに対応する機能的な細胞に分化する能力を示し，脂肪形成細胞，骨形成細胞，筋形成細胞，内皮細胞，神経細胞，肝細胞を生み出したのである．遺伝的にも表現型的にも安定した多能性幹細胞を，このような広く入手しやすいソースから単離することができるという点では，羊水由来幹細胞は再生医療に大きな利益をもたらすことが期待される．

③ 皮膚科領域におけるヒト子宮内膜間葉系幹細胞様細胞（endometrial mesenchymal stem-like cells：eMSC）/月経血幹細胞（menstrual blood mesenchymal stem cells：MenSC）： eMSCは，最近同定されたMSCであり，高度に再生可能な子宮内膜に対して低侵襲的な手技によって容易に得ることができる．月経血中の子宮内膜幹細胞/前駆細胞は，月経血幹細胞（MenSC）と定義されている．eMSC/MenSCは，おそらく血管新生，炎症，線維化を制御する特異的な役割があるために，組織修復および再生を可能にする治療法である．チリの研究者によって，マウスへのMenSCの皮内注射後に，創傷治癒と血管新生が優位に増加したことが実証され，創傷治癒と皮膚再生におけるMenSCの可能性を示唆した．さらに，炎症性サイトカインであるIL-1b，IL-6，TNF-αの分泌を減少させ，IL-12b分泌を増加させる．さらに，eMSCから分化した線維芽細胞は

創傷部位に移動し，コラーゲンやフィブロネクチンなどのタンパク質を合成しNF-kBを活性化することにより，IL-13の産生と抗炎症作用を増加させることも報告されている．

b）iPSCを用いた皮膚への再生医療

最近，皮膚再生におけるiPSCの応用について報告されている．慢性的な皮膚の創傷治癒不全などの合併症を伴う疾患では，成体幹細胞の適用は，細胞数の少なさや侵襲的な入手方法によっては，困難を伴う場合がある．しかし，この課題は，有望な代替幹細胞源としてiPSCを用いることで最小限に抑えることができる．iPSC由来幹細胞には，iPSC由来MSC，iPSC由来ケラチノサイト，内皮細胞（endothelial cells：以下，EC）などが含まれる．iPSC由来ケラチノサイトとECは，糖尿病性創傷，熱傷性創傷，表皮水疱症などの皮膚疾患を含む急性および慢性創傷の前臨床モデルで広く使用されていることが報告されている．iPSC由来MSCがマウス創傷モデルにおいてⅦ型コラーゲンを増加させることにより，上皮化を促進し，皮膚損傷の治癒において抗炎症性サイトカインTSG-6を放出することも報告されている．

c）線維芽細胞を用いた皮膚への再生医療

線維芽細胞は，コラーゲンやその他の細胞外マトリックス（ECM）を合成する主要な結合組織細胞である．さらに，TGF-b，ケラチノサイト成長因子（KGF），VEGF，インスリン様成長因子（IGF）などの可溶性サイトカインや成長因子を分泌し，皮膚の構造を維持している．ECMは主に線維芽細胞によって産生されるⅠ型コラーゲンで構成され，皮膚のハリと強度を決定している．線維芽細胞の機能とECMを合成する能力は加齢とともに低下するため，ほかの方法のなかでも，線維芽細胞の移植がECMの合成を促進し，皮膚のシワを改善する可能性があると考えられている．日本では，線維芽細胞を用いた治療が，再生医療のリスク分類クラスⅡとして承認されている．患者の耳介の裏側の皮膚を採取し，線維芽細胞を分離・培養したあと，再び同じ患者に移植する．ヒト（自

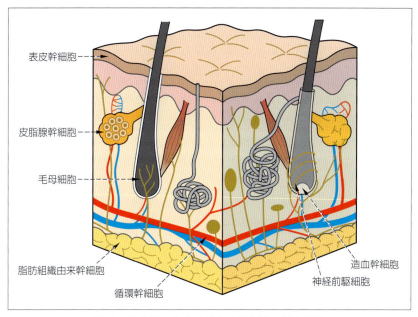

図 2. 皮膚層における異なる幹細胞の局在部位
（文献 14 をもとに筆者作成）

表 1.

幹細胞の種類	局　在
表皮幹細胞（epidermal stem cells）	表皮基底層
毛包幹細胞（follicular stem cells）	毛包バルジ領域
造血幹細胞（hematopoietic stem cells）	毛包皮膚乳頭
皮脂腺幹細胞（sebaceous gland stem cells）	皮脂腺と下垂体
間葉系幹細胞様細胞（真皮幹細胞） 　（mesenchymal stem-like cells）	真　皮
神経前駆細胞（neural progenitor cells）	毛包皮膚乳頭

家）表皮由来細胞シート（JACE®）が，重症熱傷（2007 年），巨大先天性メラノサイト母斑（2016 年），表皮水疱症（2018 年）の治療薬として厚生労働省から承認されている．

d）表皮細胞を用いた皮膚への再生医療

図 2，表 1 は，皮膚層における様々な幹細胞の存在部位を示している．表皮は，外側から顆粒層，有棘層，基底層で構成されている．基底層にはメラニンを生成するメラノサイトが存在する．白斑は，メラノサイトが消失または減少する疾患であり，その結果，色素が失われ，皮膚が白くなる．白斑の治療には，局所ステロイドおよび免疫抑制剤と光線療法が併用されることが一般的であるが，一部の患者には効果がないことがある．そのような症例では，自家表皮移植が有効である．培養を伴わない表皮移植では，白斑に罹患している同じ部位周辺の正常皮膚組織から表皮を採取する必要があり，そのため移植できる皮膚の量が制限される．培養を行う自家表皮移植では，採取面積が小さくても，白斑の広い患部への移植が可能となる．日本では，自家表皮移植は再生医療のリスク分類でクラスⅡに分類されている．患者から表皮を採取・培養したあと，シート状の培養表皮を白斑患部に移植する．移植すると，メラノサイトがその部位に定着し，メラニンを産生することにより，患部の皮膚の色が回復する．メラノサイト含有培養表皮シート製品は現在，愛知県のジャパン・ティッシュ・エンジニアリング株式会社（J-TEC）により開発・販売されている．

e）血液由来細胞療法による皮膚への再生医療

患者自身の血液から遠心分離によって採取される PRP 療法は多血小板血漿療法といわれ血小板

を濃縮した血漿である．血小板に凝集反応を起こして活性化させることで，創傷治癒に有効なサイトカインや成長因子が放出される．PRP の成長因子には，線維芽細胞成長因子（FGF-2），血小板由来成長因子，VEGF，上皮成長因子，TGF-β，IGF-1 などがある．これらの成長因子は特定の生体分子の活性に関与しており，創傷治癒因子として知られている．皮膚科学における臨床研究では，PRP がヒト皮膚線維芽細胞の増殖を刺激し，Ⅰ型コラーゲンを増加させることが示されている．さらに，PRP のヒトの真皮深部への皮下注射は，線維芽細胞の活性化，新しいコラーゲンの産生，新しい血管と脂肪組織の形成を誘導することが示されている．日本では，シワや皮膚の老化症状に対する PRP 療法が，皮膚科医によって実施されている．再生医療リスク分類としてはクラスⅢとして承認されている．

2．無細胞療法（cell-free therapy）

a）ヒト胎盤抽出液（ヒトプラセンタエキス：HPE）

日本では，ヒト胎盤抽出物由来製剤として知られるプラセンタ注射剤には，ラエンネック（Laennec®）とメルスモン（Melsmon®）の2種類があり，それぞれ 1958 年，1956 年に，厚生労働省に認可され，前者は肝硬変，慢性肝疾患における肝機能の改善，後者は更年期障害・乳汁分泌不全に保険適用がある．胎盤は，発育中の胎児と母体の子宮壁をつなぐ一時的な支持器官であり，母体の血流を通じて栄養の取り込みや老廃物の排出，ガス交換にも関与している．妊娠中，胎盤にはかなりの量の栄養素とホルモンが保持されている．出産後，胎盤は母体から排出されるため，様々な哺乳類が出産後に胎盤を食べるが，これはプラセントファジーとして知られる現象である．ヒト胎盤抽出物は，臨床および化粧品の分野で，広く使用されており，顕著な抗酸化活性を有している．ヒト胎盤抽出物には，ペプチド，ポリペプチド，DNA 断片，ポリデオキシリボヌクレオチド，タンパク質，ビタミン，成長因子，ホルモンなどの

生物活性治療分子が含まれている．プラセンタは，創傷治癒や美白に効果があることが科学的に証明されている．これまでの研究報告によると，プラセンタエキス製品は，抗酸化剤，抗うつ剤，創傷治癒，関節リウマチ，変形性関節症および関節炎の治療，鎮痛剤，生物学的充填剤，抗炎症物質，発毛促進剤などとして有益な効果を示している．胎盤に含まれる広範な核酸，ホルモン，タンパク質は，これらの機能において重要な役割を果たしている．胎盤エキス製品はまた，20 世紀初頭から化粧品に広く使用されている．胎盤エキスは，均質化，タンパク質の加水分解，または超臨界流体抽出のあと，さらにろ過と精製工程を経て製造される．抽出方法が異なれば，最終製品の組成も異なる．しかし，これらの製品はすべて「胎盤抽出物」という同じ名前で販売されており，一般大衆を混乱させ，大きな問題となっている．米国食品医薬品局（food and drug administration：FDA）の化粧品ハンドブックによると，製品は「プラセンタエキス」という名前で識別されるべきではなく，その組成をより正確に説明する名前で識別されるべきであると記載されている．プラセンタエキスを含む現在の製品の多くは，精製された成分と精製されていない成分の両方を含んでいる．プラセンタエキスの組成に関する知識が限られており，標準的な検査方法などのプロトコルがないため，プラセンタ成分中の不純物や偽造品の製造など多くの課題が存在し，限られた効果しか得られなかったり，逆に，使用したことによる刺激やアレルギー反応を引き起こしたりしている．サプリメントとしても，プラセンタ注射製剤と同様に抗炎症作用があることが報告されているため，最近では，ヒトプラセンタエキス含有のサプリメントを海外から輸入し，患者に処方する医師も増えてきている．筆者は，海外においても，プラセンタエキスの有効性について，多くの国際学会で講演とともに，プラセンタの効能に関する情報を発信してきたが，ヒトプラセンタ製剤においては，国ごとに規制により制限されているため，

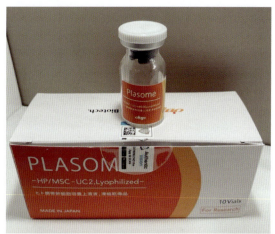
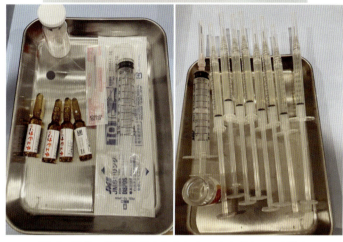

図 3. 胎盤，臍帯由来のセクレトーム（プラソーム®）と
プラセンタエキス（キュラセン®）の併用

海外では日本ほどは広く使用されてはいない．ただ，日本の隣国である美容医療も盛んな韓国においては，ヒト胎盤加水分解物（Laennec®）が，1993 年に韓国食品医薬品安全部（Ministry of Food and Drug Safety：MFDS）により日本同様に，肝機能改善治療薬として認可されている．近年，多くの臨床および非臨床試験において，HPE の新たな機能が報告され，非臨床試験において，HPE は靱帯損傷，筋萎縮，慢性疲労症候群，COVID-19 の治療に有効であることが示されている．特にある研究では，標準的なアトピー性皮膚炎（atopic dermatitis：以下，AD）の治療（局所グルココルチコステロイド，保湿剤，抗ヒスタミン剤）と HPE の併用療法が重度の AD 患者に有効であったと報告している．皮膚科領域においては，萎縮したニキビ跡の最適な治療法として，MSC と HPE の併用

療法が，皮膚細胞の再生と組織の修復に最適な治療法として，選択肢の 1 つとなる．美容皮膚科目的としての HPE 注射剤として，キュラセン® という製剤がある．我々の医療機関では，胎盤，臍帯由来のセクレトーム（プラソーム®）と，プラセンタエキス（キュラセン®）の併用で局所注入（図 3）を施行しており，美容再生の領域で高い相乗効果が得られると考えている．

b）細胞由来細胞外物質（セクレトーム/細胞外小胞/エクソソーム）を用いた皮膚への再生医療

幹細胞を利用した複数の治療法を比較した研究によると，幹細胞のみで治療を補うだけでは，患者の治療効果を高めることはできても，最適な結果を得ることは難しいことがわかってきた．最適な結果を得るためには，幹細胞を維持，制御する

組織のホメオスタシスつまり，微小環境(ニッチ)を理解しなければならない．ニッチが不十分であれば，創傷治癒が促進されるどころか，むしろ阻害されるなど，有害な合併症のリスクが生じる可能性がある．そのようななかで，微小環境を整えるためにも，幹細胞治療と同時に，無細胞療法としての細胞由来細胞外物質を用いた治療を併用することをお勧めする．

MSC由来のセクレトーム/細胞外小胞/エクソソームは，ドナー細胞における遺伝子発現やタンパク質産生の改変を通じてMSCと同様の組織修復効果を示す．最近，MSC由来のエクソソーム(MSC-exo)が肺，心臓，腎臓，肝臓，脳の各組織に与える再生治療としての効果が期待されている．AD-MSC-exoは，線維芽細胞の増殖と遊走を促進し，コラーゲンの産生を促進することで創傷治癒を改善する．AD-MSC-exoは，セラミドのデノボ合成を誘導することにより，表皮のバリア機能を修復する．Zhouらは，AD-MSCの調整培地(AD-MSC-CM)が，皮膚の水分保持能の増加，弾力性の増加，真皮コラーゲンの増加，およびエラスチン密度の上昇を介して，萎縮性ニキビ跡の治療に有効であることを実証した．AD-MSC-exoは，bFGF，KGF，TGF-β_1，HGF，VEGFを含む様々な増殖因子を放出する能力があるため，真皮コラーゲンの産生を増加することによって，シワや顔の老化改善が期待できる．AD-MSC-CMは抗酸化活性を有し，アポトーシスを減少させることで線維芽細胞を酸化ストレスによる皮膚障害から保護する．AD-MSC-CMはまた，I型およびIII型コラーゲン，エラスチンおよび組織メタロプロテアーゼ阻害剤-1などの内因性プロテアーゼ阻害剤の発現を増加させ，MMP-1およびMMP-9の発現を減少させる．マウスとイヌの傷害モデルを用いた前臨床研究では，BM-MSC-exo由来のmiRNAが，創傷部位のコラーゲン合成と血管新生を促進することにより，創傷治癒を促進することが示されている．羊膜MSC調整培地(AM-MSC-CM)は，臨床試験において，

2週間間隔で3回投与することによって，肌の光老化を予防したことが示されている．多能性幹細胞由来のiPSC-MSC-exoは，ケラチノサイトと線維芽細胞において，それぞれコラーゲンとフィブロネクチンの産生を増加させ，さらに，ラットの創傷モデルを用いた前臨床研究では，iPSC-MSC-exoが細胞外シグナル調節キナーゼ(ERK)1/2経路を活性化することにより，皮膚細胞の増殖を促進することが示されている．

最後に

1．美容医療における再生医療を取り巻く課題

美容医療における再生医療には多くの課題がある．特に，幹細胞培養上清やエクソソームなどを用いた臨床研究や自由診療は，生きた細胞成分を含まないため，細胞加工物には該当しないため，再生医療等安全性確保法の対象にはならず，医師法と医療法以外の実質的な法規制がなく，安全性，有効性についての科学的根拠が十分評価されない状況で治療が実施されている懸念がある．2023年12月にPMDAは，治療用製剤におけるエクソソームを含む細胞外小胞(extracellular vesicles：EV)を用いた医療行為(自由診療および臨床研究)，EVの安全性評価，有効成分の品質特性の把握，製造における恒常性の確保，製造工程管理，非臨床試験における評価戦略，臨床試験における留意点などをまとめたものを公表した．日本においてはPMDAの審査の元，エクソソーム領域における治療製品の開発に向けて動き始めている．それにより，医薬品としての治療用EVの開発がさらに加速化されることが考えられる．そして，さらに2024年7月31日付で，厚生労働省医薬局監視指導・麻薬対策課が，「エクソソーム試薬に係る監視指導について」と題する事務連絡を発出し，医薬品的な効果を標榜・暗示するエクソソーム製品を販売する企業に対して，無承認で無許可の医薬品に該当するとして注意喚起した．医療機関向けには，エクソソームなどを用いた自由診療をする場合には，日本再生医療学会が品質やリスクの

管理についてまとめた手引を参考に安全な実施に努めるよう呼びかけている．2024年6月14日にも厚生労働省は「再生医療等の安全性の確保等に関する法律及び臨床研究法の一部を改正する法律」（改正法）を公布しており，このなかで，細胞の分泌物を用いた医療技術や医療の提供について，改正法の施行後2年をめどに，法制上の措置を講じるという記載が盛り込まれている（附則，第2条第1項）．2026年をめどに規制が適用される可能性もあるが，今後，日本再生医療学会などの関連学会の基礎，臨床の専門家の意見を踏まえた品質管理，製造管理とともに法整備がなされることが期待される．

2．再生医療の皮膚科領域における未来

老化に影響する多くの環境的・外的因子に加え，エピジェネティックや転写データなど，老化に関連する遺伝的要因も最近では，報告されている．また，老化の速度はこれらの遺伝的経路によって制御され，最終的にはゲノムの不安定性，テロメアの減少，細胞の老化といった老化の特徴につながる．老化を遅らせるための介入の主要なターゲット因子は，次に示すものが報告されている．メトホルミンやラパマイシンはFDAで承認された抗老化作用を持つ薬剤で，加齢に伴う疾患から身を守ることが示されている．ヒトでは，ラパマイシンの局所投与によって，コラーゲンの生成が促進され，シミやシワが減少することが示されている．その他の介入方法としては，遺伝子の増強，抑制，編集などがある．特に有望なのは，ゲノム編集を可能にするCRISPR（clusters of regularly interspaced short palindromic repeats）ベースの技術である．簡単に説明すると，CRISPRは，がん細胞や感染性微生物などのDNAの鎖を切断することができる酵素で，Cas9タンパク質に関連する特殊化されたDNAスイッチのことである．DNAの一部を除去するだけでなく，核酸の断片を挿入することによる細胞の老化を逆転させるようなゲノム編集が可能になるまであと一歩である．ゲノム編集技術による顔の若返りへの応用については，有効性だけでなく安全性についても調査する必要がある．技術的にも高いゲノム編集の活用が期待される．ゲノム編集により，老化を遅らせたり，逆行させたりすることが，生後初期に行うことも可能となるであろう．さらに，一般的な疾患や細胞レベルでの老化には，エピジェネティックな要素が大きく関わっているため，エピジェネティックなレベルでのゲノム改変についても考えなければならない．顔の若返りに対する新たな概念として，ナノテクノロジーとゲノミクスの両方を利用することで，将来，オーダーメイド医療による確実で，より効果的な若返りが可能となるであろう．

参考文献

1) Mi L, et al：The mechanism of stem cell aging. *Stem Cell Rev Rep*, **18**：1281-1293, 2022.

2) Li Y, et al：Epidermal stem cells in skin wound healing. *Adv Wound Care*, **6**：297-307, 2017.

3) Hsu YC, et al：Emerging interactions between skin stem cells and their niches. *Nat Med*, **20**：847-856, 2014.

4) Chakraborty PD, et al：Human Aqueous Placental Extract as a Wound Healer. *J Wound Care*, **18**：462, 464-467, 2009.

5) Hong JW, et al：The effect of human placenta extract in a wound healing model. *Ann Plast Surg*, **65**：96-100, 2010.

6) Food and Drug Administration：FDA's Cosmetic Handbook. Washington, D. C.：U. S. Government Printing Office, 1993.

7) Najar M, et al：Mesenchymal Stromal Cell-Based Therapy：New Perspectives and Challenges. *J Clin Med*, **8**(5)：626, 2019.

8) Kamolz LP, et al：Wharton's jelly mesenchymal stem cells promote wound healing and tissue regeneration. *Stem Cell Res Ther*, **5**(3)：62, 2014.

9) Arno AI, et al：Human Wharton's jelly mesenchymal stem cells promote skin wound healing through paracrine signaling. *Stem Cell Res Ther*, **5**(1)：28, 2014.

10) Bakhshandeh B, et al : Transcriptomic and in vivo approaches introduced human iPSC-derived microvesicles for skin rejuvenation. *Sci Rep*, **13** : 9963, 2023.

11) Shimizu Y, et al : Current regenerative medicine-based approaches for skin regeneration : A review of literature and a report on clinical applications in Japan. *Regen Ther*, **21** : 73-80, 2022.

12) Trovato F, et al : Advancements in Regenerative Medicine for Aesthetic Dermatology : A Comprehensive Review and Future Trends. *Cosmetics*, **11**(2) : 49, 2024.

13) Roszkowski S : Therapeutic potential of mesenchymal stem cell-derived exosomes for regenerative medicine applications. *Clin Exp Med*, **24** : 46, 2024.

14) Saber-Ayad MM, et al : Skin Regeneration : Methods and Directions for Clinical Application. Comprehensive Hematology and Stem Cell Research, First edition. pp. 165-181, 2024.

15) Almadori A, et al : Scarring and Skin Fibrosis Reversal with Regenerative Surgery and Stem Cell Therapy. *Cells*, **13**(5) : 443, 2024.

16) Wu S, et al : The Role and Prospects of Mesenchymal Stem Cells in Skin Repair and Regeneration. *Biomedicines*, **12**(4) : 743, 2024.

17) Crowley JS, et al : Regenerative and stem cell-based techniques for facial rejuvenation. *Exp Biol Med*(*Maywood*), **246**(16) : 1829-1837, 2021.

◆特集／皮膚科アンチエイジング外来
Ⅲ．治療，各論
ドクターズコスメとアンチエイジング

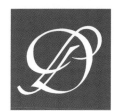

小林美和*

Key words：メディカルコスメ(medical cosmetics)，ビタミン A 誘導体(retinoid)，バクチオール(bakuchiol)，機能性ペプチド(functional peptide)

Abstract ドクターズコスメおよびメディカルコスメの市場は，近年ますます拡大している．最近特に人気を集めているのは，ビタミン C 誘導体やビタミン A 誘導体を配合した製品であり，これらは肌トラブルの改善やアンチエイジング効果が期待されている．ドクターズコスメには，皮膚の機能を向上させ，加齢による変化を緩和・改善する「攻め」のスキンケア製品と，皮膚の機能を安定させ，エイジングの加速を防ぐ「守り」のスキンケア製品が存在する．有効成分として注目されているものには，ニコチン酸アミド，バクチオール，機能性ペプチドなどがあり，バクチオールは次世代のレチノールとして敏感肌用化粧品ブランドにも採用されている．

はじめに

　ドクターズコスメには明確な定義がないものの，一般的には皮膚科医やその他の医療専門家が開発に関わった化粧品，または医療施設で販売や紹介される化粧品を指す．これらの製品は，美容目的に加えて治療の補助や皮膚疾患の予防を目的とする場合もある．ドクターズコスメは「medical cosmetics」，「cosmeceuticals」，「dermacosmetics」とも呼ばれるが，その定義や規制は国によって異なる．例えば，フランスでは医師が指定の化粧品を使用しスキンケアを行うように指示する処方箋を発行することがある．日本では薬機法により，化粧品（一般化粧品），医薬部外品（薬用化粧品），医薬品に分類される．ドクターズコスメには，一般の化粧品や医薬部外品に加え，医療機関で処方される医薬品（例：レチノイン酸外用薬）を含む場合がある．

　経済動向調査[1]によると，化粧品メーカーが医療機関に直接営業し医療機関が販売する製品をメディカルコスメ，市販ルートで販売される化粧品で医師や医療機関が監修したものをドクターズコスメと定義している．2022 年の国内市場は，メディカルコスメとドクターズコスメを合わせて 787 億円で，そのうちドクターズコスメが約 8 割を占める．医療機関で販売されるメディカルコスメも前年比で増加しており，2021 年は 127.7％，2022 年は 118.9％と報告されている．成分として注目されているのは，ビタミン C 誘導体とビタミン A 誘導体で，ビタミン C 配合製品はマスク着用による痤瘡や毛穴トラブルの需要を取り込み，ビタミン A 誘導体配合化粧品はアンチエイジング効果がメディアで取り上げられたことで市場が拡大していると分析された．

　本稿では，ドクターズコスメのうち，医療機関のみで販売もしくは医師の紹介で販売される化粧品を主に取り上げる．これらはメディカルコスメ，医療機関専売化粧品，クリニック専用化粧品などと呼ばれ，美容的なニーズに対応する機能性化粧品と，皮膚疾患患者向けに安全性を重視した敏感肌用化粧品に分かれる．最近では，皮膚疾患

---

* Miwa KOBAYASHI，〒805-0016 北九州市八幡東区高見 2-8-5　こばやし皮膚科クリニック，副院長

患者の美容・エイジングケア需要に応える敏感肌用機能性化粧品も登場してきた.

ドクターズコスメの目的

ドクターズコスメは，皮膚の機能を高めることを目的とした機能性化粧品である．これらは大きく2つのカテゴリーに分けることができる．1つは，美容的な目的に対応するもので，加齢による変化を緩和または改善するために使用される．これには，医療機関での指導やトラブル時の対応が前提となる製品や，新成分を含む化粧品，輸入代行業者を介して入手する外国製化粧品が含まれる．

もう1つは，皮膚の機能を安定させて病的な状態を防ぐ，または皮膚疾患治療の補助として使用するものである．これらの製品は，安全性を重視したスキンケアおよびメイクアップ製品である．

守りのスキンケアでアンチエイジング

1．皮膚炎を起こさせない

加齢に伴い「inflamm-aging」と呼ばれる弱い炎症が持続し老化が進むこと，また慢性炎症により老化が促進することがわかってきた．皮膚においても，紫外線や大気汚染物質を代表とする外的要因により生じた炎症，皮膚疾患やバリア機能の脆弱性などの要因による慢性炎症が皮膚老化を促進するメカニズムも明らかになってきた[2]．例えば，アトピー性皮膚炎ではバリア機能障害や慢性炎症，皮膚細菌叢の変化などがみられ，これらは加齢に伴う病態と重なる[3]．実際に，コントロール不良なアトピー性皮膚炎では，皮膚の乾燥によるシワ目立ち，色素沈着と紅斑による色むら，皮膚表面が粗糙になることで透明感やなめらかさが失われる，など見た目の若々しさから遠のいてしまう．このような患者が「目元のシワが気になる」と訴えたとしても，まずは皮膚炎を治療し安全に使用できる化粧品でスキンケアを行うことを勧めるだろう．皮膚炎を十分に抑制することで，皮膚のバリア機能が改善されるだけでなく，皮膚表面が整い見た目もきれいになることから，まずは皮膚を守るスキンケアを行うことでアンチエイジングを図る.

2．守りのドクターズコスメ

刺激を排除し，洗浄，保湿，紫外線防御を安全に行えるように配慮したメディカルコスメには，アクセーヌ AD コントロール（アクセーヌ株式会社），コンテス化粧品（株式会社コンテス），ビューティフルスキン（株式会社スキンキュア・ラボ）などがある．これらは守りのスキンケアに特化した製品を展開しているので，アトピー性皮膚炎や化粧品による接触皮膚炎，酒皶や敏感肌など，化粧品トラブルを起こしやすい患者に勧めやすい．

治療と守りのスキンケアで十分に皮膚炎を制御するだけでも，エイジング対策になるが，さらに何かできることをしたい，という要望も多い．皮膚疾患患者やトラブル肌を対象にした低刺激化粧品ブランドにも，敏感肌用エイジングケアシリーズが出てきた．iniks アドバンスバリア（マルホ株式会社），コラージュリペア DR（持田ヘルスケア株式会社）などがある．守りを重視したエイジングケアをしたい，という皮膚疾患患者のニーズに合わせたドクターズコスメである．

攻めのスキンケアでアンチエイジング

1．成分や機能で積極的にアンチエイジング

加齢，光老化に伴う変化を遅らせるだけでなく，改善することを目的としたのが攻めのスキンケアであり，美容的な要望に対応するためのドクターズコスメがこれにあたる．美白，抗酸化，角質剥離など，アンチエイジングに有効な成分を配合しているが，一般化粧品と比べ皮膚への刺激を起こしやすい成分を利用したり，高濃度含有させたりする．さらに，それらの成分を浸透させるために工夫された製剤設計がなされている．そのため，攻めのドクターズコスメは，医療機関での指導やトラブル時の対応ができることが前提となっている．特にレチノイン酸外用薬と併用する製品では，厳格にコントロールしながら患者に使用させる必要がある．

2．攻めのドクターズコスメ

レチノイン酸は，皮膚のターンオーバー亢進，真皮のコラーゲン産生促進，美白作用，抗酸化作用など，皮膚のアンチエイジングに最も有用な成分であると考えられているが，治療初期に「レチノール反応」と呼ばれる紅斑や落屑などの刺激症状が出現しやすく，紫外線に対して過敏反応をきたしやすいというデメリットもある．このデメリットを容認してレチノイン酸を併用するドクターズコスメのほか，刺激を軽減するようにレチノール（ビタミンA）や他のビタミンA誘導体を配合したドクターズコスメがある．ビタミンA誘導体を主成分とするブランドには，ZO® SKIN HEALTH（ZO Skin Health 合同会社），ENVIRON®（株式会社プロティア・ジャパン），BRIGHCELL（株式会社リセルラボ），GAUDISKIN®（Gaudi Skin 株式会社）などがある．

ケミカルピーリングによるアンチエイジング効果を日常ケアで得るために，角質剥離作用をもつアルファヒドロキシ酸（alpha hydroxy acid：AHA），ベータヒドロキシ酸（beta hydroxy acid：BHA）などが利用される．AHA，BHA 含有製品をもつブランドには，スキンピールバー（株式会社サンソリット），Cellnew＋（常盤薬品工業株式会社），jorbi（株式会社ケイセイ），エファクラ（ラロッシュポゼ：日本ロレアル株式会社）などがある．これら角質ケアを特徴とする製品は，痤瘡患者もターゲットになる．角質剥離作用のある化粧品は，連用により刺激を受けやすくなったり，乾燥から肌トラブルを生じやすくなったりすることもあるため，年齢や肌状態に応じた使用方法や使用頻度の指導が必要である．

レーザー治療や侵襲的美容施術のプレケア，アフターケアを意識したブランドには，MT メタトロンエッセンシャル（MT コスメティクス株式会社），plus RESTORE（株式会社 JMEC）などがある．

輸入代理店を通じて入手できる海外製品には，機能性ペプチド配合製品を展開する Revision Skincare®，システアミン配合の Cyspera® などがある．

主に一般化粧品を販売するメーカーも，機能性化粧品を医療機関専売のドクターズコスメブランドとして展開しており，資生堂が開発したマイクロニードル技術のナビジョン DR フォーカスアイプログラム（岩城製薬株式会社），シワ改善有効成分として認められたニールワン®を配合する Dive シリーズ（株式会社ポーラメディカル），幹細胞培養上清を配合したダーマセプト RX シリーズ（ロート製薬株式会社）などがある．

近年注目されている成分

1．ニコチン酸アミド（ナイアシンアミド（niacinamide））

美白剤でもあるニコチン酸アミドは，表皮細胞間のセラミド合成や真皮のヒアルロン酸産生，コラーゲン産生を促すことから，シワ対策を含めたアンチエイジング化粧品の成分として注目されている．日本人30名を対象としたランダム化，プラセボ対照のハーフフェイス試験で4％ニコチン酸アミドを含む化粧品を8週間使用し，シワのグレードが優位に改善したことが報告された[4]．加えて，バリア機能の向上[5]，抗酸化作用および抗炎症作用が示された[6]．医薬部外品として，シワ改善効果が認められた市販製品もある．

2．バクチオール（bakuchiol）

バクチオールは，マメ科植物であるオランダビユ（*Psoralea corylifolia*）の種子から抽出される植物由来の化合物で，特にアンチエイジング成分として注目されている．オランダビユは，インド・スリランカ発祥の伝統医療であるアーユルベーダではバブチとして，中国の伝統医学の生薬では補骨脂として利用されてきた植物で，バクチオール以外にも生物活性を持つ化合物が分離特定されている．バクチオールは，フェノール基を持つ化合物で，テルペノイド骨格を持つメロテルペンの1種である（**図1**）．分子量は256と経皮吸収が十分期待できる大きさである．

バクチオールはレチノール様の遺伝子発現を誘

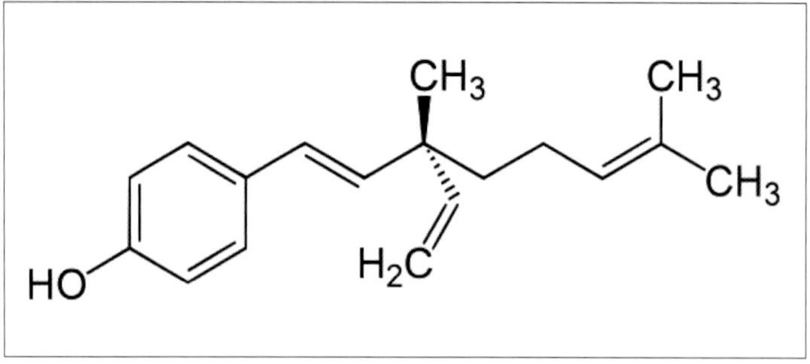

図 1. Bakuchiol の構造式

導する機能的類似体で，I型およびⅣ型コラーゲンの産生を促し，皮膚菲薄化やシワなど光老化による症状を改善させるレチノール様の効果を持つことが示されている[7]．二重盲検ランダム化比較試験では，44人の被験者が0.5％バクチオールまたは0.5％レチノールを含むクリームを12週間使用し，両グループともにシワや色素沈着の改善がみられ，群間に統計学的優位な差はなく，バクチオール群では刺激や乾燥などの副作用が少ないことが報告された[8]．このように，皮膚への刺激が少ないため，いわゆる敏感肌や，皮膚疾患患者へのアンチエイジングケアの選択肢となり得る．湿疹，アトピー性皮膚炎，酒皶および化粧品に刺激を感じやすい人を対象とした使用試験では，バクチオール含有化粧品への認容性が確認されたうえで，光老化皮膚の改善も示された[9]．また，レチノールに比べ光安定性が高いため，日中の使用も可能である．

バクチオールは美容以外でも抗酸化，抗菌，抗炎症，エストロゲン様作用，臓器保護作用，抗ガン作用，抗加齢作用など様々な薬理学的効果を発揮することが示され，議論されている[10]．さらに，植物由来成分であることから，天然食品防腐剤としての応用も考えられている[11]．

次世代レチノールとして期待が大きく，既存のレチノール配合化粧品からバクチオールへの成分変更や追加が行われたり，敏感肌用ブランドからのアンチエイジング製品にバクチオールが採用されたりしている．

3．機能性ペプチド（bioactive peptides）

アミノ酸がペプチド結合により短い鎖状につながった分子のうち，生物への有益な活性が見つかったものが機能性ペプチド（bioactive peptides）と呼ばれており，皮膚への有用性があるものは化粧品の成分として利用されている．最も単純なペプチドであるグリシルグリシンは，毛穴目立ちを改善する効果が報告され[12]，イオン導入用の美容液に始まり，メディカルコスメへ，現在では一般化粧品に広まった．その後も化粧品原料としてペプチドが注目され，天然ペプチドの研究をもとに，様々な合成ペプチドが導入されている．

a）パルミトイルペンタペプチド-4（Palmitoyl Pentapeptide-4：PPP-4, 旧称 Palmitoyl Pentapeptide-3）

加齢により，皮膚では新しいコラーゲン産生が低下し，コラーゲン分解酵素活性が亢進するため，コラーゲン量が減少する．そのため皮膚の弾力性やなめらかさが低下し，シワが目立つようになる．このような加齢現象の改善には，線維芽細胞の増殖・分化を促し，コラーゲン産生を増加させることが必要となる．侵襲的な美容医療では，意図的に皮膚損傷を加えて創傷治癒機転を利用したコラーゲン産生を促す．化粧品では，この修復シグナル伝達物質，あるいは修復シグナル物質を模倣したペプチドが開発されてきた．そのなかで代表的なペプチドがPPP-4で，商品名はマトリキシル™（Matrixyl™）である．PPP-4はプロコラーゲンを由来とする構造で，コラーゲンの生合成経路に働きかけ，I型，Ⅲ型コラーゲンおよびフィブロネクチンの産生を促すと考えられている[13]．このコラーゲン産生促進により，シワ，たるみへの改善効果が期待される[14]．二重盲検ランダム化比較試験では，93名の被験者が左右半顔にPPP-4含有保湿化粧品とプラセボ保湿化粧品のどちらかを

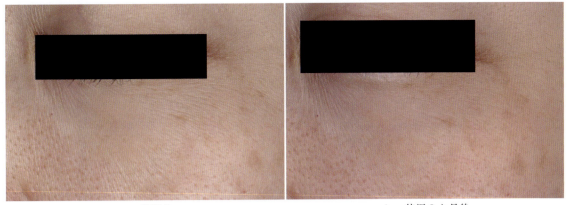

　　　　a．使用前　　　　　　　　　　　　　　　b．使用3か月後

図 2. 症例 1：50 代，女性
レチノイン酸含有クリームと，ハイドロキノンを含むクリームと保湿クリームを使用した．下眼瞼の小ジワが目立ちにくくなっている．

12 週間塗布し，画像解析および専門家による評価で PPP-4 を塗布した側のシワの優位な改善を示した[15]．分子量は 802 とやや大きいため，製剤には皮膚浸透性を高める工夫が必要である．PPP-4 に関連するペプチドも次々と開発されており，一部は化粧品成分として既に応用されている．

b）アセチルヘキサペプチド-8（Acetyl Hexapeptide-8：AH-8, 旧称 Acetyl Hexapeptide-3）

A 型ボツリヌス毒素（botulinum toxin：BoNT）は，神経伝達物質の放出過程において小胞融合を媒介するタンパク質のなかの 1 つである SNAP-25（Synaptosomal-associated protein, 25 kDa）を切断することで，シナプス小胞と細胞膜の膜融合が起こらなくなり，神経伝達物質の放出を阻害する．SNAP-25 の一部を模倣した合成アミノ酸ペプチドである AH-8，商品名アルジレリン（Argireline®）は，SNAP-25 と競合して神経分泌を阻害することが示された．

10% AH-8 を含むクリームを 30 日間使用した被験者は，シワの深さが減少し，全体的な肌の外観が改善され，有害事象はなかったと報告されている[16]．二重盲検ランダム化比較試験では，60 人の被験者が AH-8 含有化粧品，またはプラセボを 1 日 2 回，4 週間目元のシワに塗布し，シリコンレプリカ法による客観的評価および主観的評価で AH-8 を塗布した群の優位な改善を示した[17]．塗るボツリヌストキシンと呼ばれるが，BoNT の一部ではなく基質に関連した化合物であることから，毒物としての危険性はなく，もちろん A 型 BoNT 注射ほどの効果が得られるものではない．分子量が 889 とやや大きいため，皮膚浸透性を高める製剤が模索されている．美容以外でも，眼瞼痙攣への応用も試されており，BoNT 注射療法後の効果維持期間延長に期待されている[18]．

ドクターズコスメの実際

ドクターズコスメは，美容治療の主として利用，美容治療と並行して利用，美容治療の前後に利用，など色々な活用方法がある．また，洗顔から化粧水，乳液，美容液，クリーム，日焼け止め，とスキンケアに使う全アイテムをセットで使用するように勧めているものと，単品で普段のスキンケアに追加するものがある．患者の美容的愁訴に合わせつつ，意向に沿うものを紹介する．

症例 1 は，シミ，目の周りの小ジワ，毛穴目立ちなど，全体的な改善を希望し，レチノイン酸含有クリームと，ハイドロキノン含有クリームと保湿クリームを 3 か月間使用した．レチノイン酸含有クリームの使用にあたっては，刺激症状に慣れるまで少量を保湿クリームで希釈して使用し，小ジワが気になる下眼瞼にも塗布した（**図 2**）．

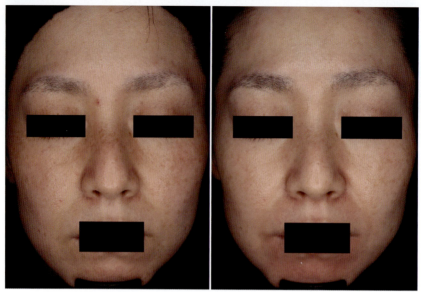

a．使用前　　　　　　　　b．使用3か月後

図 3．症例 2：40 代，女性
レチノイン酸含有クリームと，ビタミン E 誘導体含有化粧水，ビタミン C 誘導体含有美容液，ハイドロキノン含有クリーム，機能性ペプチド含有クリームをセットで使用した．頬にみられた色素斑がそれぞれ淡くなっており，全体的な改善がみられる．

症例 2 は，シミのレーザー照射治療を計画し，プレケアとして，レチノイン酸含有クリームと，ハイドロキノン，ビタミン C 誘導体，ビタミン E 誘導体，機能性ペプチドを含むスキンケア製品シリーズを 3 か月間使用した（図 3）．

おわりに

ドクターズコスメとはいえ，医薬品と比較すると効果を裏付ける科学的エビデンスが不十分であることが多い．一部の成分は臨床試験で効果が確認されているが，実際の製品に含まれる成分濃度や原料純度については情報が公開されていないことが多い．また，実際に製品を使用した際の皮膚への浸透についての情報も十分とは言えず，効果が保証されているとは限らない．患者に勧める化粧品を選ぶ際には，成分だけでなく製品について情報を得ておく必要がある．

また，ドクターズコスメということで患者が過大な期待を抱き，実際の効果に満足できないと訴える可能性がある．化粧品は基本的に角層に浸透し，角層から表皮，真皮に働きかけることでよい変化を促すことを狙っている．レーザー治療や注入療法など侵襲的な美容治療と同様の効果が得られる訳ではないことを理解したうえで，安全に継続的に使用してもらう．

化粧品についての説明は看護師や他スタッフが行うことが多いと思われるが，レチノイン酸含有クリームなど医薬品と併用して使用する場合には，医薬品の副作用や管理方法について処方医が責任を持って説明指導しなければならない．

文　献

1) 株式会社富士経済：プレスリリース https://www.fuji-keizai.co.jp/press/detail.html?cid=23003（2024 年 7 月末現在）
2) Lee YI, et al：Cellular Senescence and Inflammaging in the Skin Microenvironment. *Int J Mol Sci*, **22**：3849, 2021.
3) Williamson S, et al：Atopic dermatitis in the elderly：a review of clinical and pathophysiological hallmarks. *Br J Dermatol*, **182**：47-54, 2020.
4) Kawada A, et al："Evaluation of anti-wrinkle

effects of a novel cosmetic containing niacinamide". *J Dermatol*, **35**(10) : 637-642, 2008.

5) Tanno O, et al : Nicotineamide increases ceramide and free fatty acid levels in the stratum corneum and enhances the barrier function of the skin. *Br J Dermatol*, **143** : 524-531, 2000.

6) Marques C, et al : Mechanistic Insights into the Multiple Functions of Niacinamide : Therapeutic Implications and Cosmeceutical Applications in Functional Skincare Products. *Antioxidants*, **13** : 425, 2024.

7) Chaudhuri RK, et al : "Bakuchiol : a retinol-like functional compound revealed by gene expression profiling and clinically proven to have anti-aging effects". *Int J Cosmet Sci*, **36**(3) : 221-230, 2014.

8) Dhaliwal S, et al : Prospective, randomized, double-blind assessment of topical bakuchiol and retinol for facial photoageing. *Br J Dermatol*, **180**(2) : 289-296, 2019.

9) Draelos ZD, et al : Clinical Evaluation of a Nature-Based Bakuchiol Anti-Aging Moisturizer for Sensitive Skin. *J Drugs Dermatol*, **19**(12) : 1181-1183, 2020.

10) Xin Z, et al : Bakuchiol : A newly discovered warrior against organ damage. *Pharmacol Res*, **141** : 208-213, 2019.

11) Cariola A, et al : Anti-tyrosinase and antioxidant activity of meroterpene bakuchiol from Psoralea corylifolia (L.). *Food Chem*, **405**(Pt B) : 134953, 2023.

12) Iida T, et al : Glycylglycine decreases the size of conspicuous facial pores : Single-blinded half areas of face-applied study. *J Dermatol*, **36** : 120-123, 2009.

13) Fields K, et al : Bioactive peptides : signaling the future. *J Cosmet Dermatol*, **8** : 8-13, 2009.

14) Schagen SK : Topical peptide treatments with effective anti-aging results. *Cosmetics*, **4** : 16, 2017.

15) Robinson LR, et al : Topical palmitoyl pentapeptide provides improvement in photoaged human facial skin. *Int J Cosmet Sci*, **27** : 155-160, 2005.

16) Blanes-Mira C, et al : A synthetic hexapeptide (Argireline) with antiwrinkle activity. *Int J Cosmet Sci*, **24** : 303-310, 2002.

17) Wang Y, et al : The anti-wrinkle efficacy of argireline, a synthetic hexapeptide, in Chinese subjects : a randomized, placebo-controlled study. *Am J Clin Dermatol*, **14** : 147-153, 2013.

18) Lungu C, et al : Pilot study of topical acetyl hexapeptide-8 in the treatment for blepharospasm in patients receiving botulinum toxin therapy. *Eur J Neurol*, **20** : 515-518, 2013.

◆特集／皮膚科アンチエイジング外来

Ⅲ．治療，各論
赤ら顔（酒皶），毛細血管拡張症に対するレーザー治療・IPL 治療

片山泰博*

Key words：酒皶（rosacea），パルス色素レーザー（pulsed dye laser），intense pulsed light：IPL

Abstract 酒皶は慢性に経過することが多い病変で，外用や内服では治療に難渋することも多い．毛細血管拡張症はほかに原因がないのに毛細血管が拡張した状態になったもので，同様に保存的治療が難しい．酒皶や毛細血管拡張症の皮膚では拡張した毛細血管がみられ，それらをパルス色素レーザーや IPL で治療することで，赤みやほてり症状の改善が得られるため，外用や内服以外の治療手段として普及してきている．代表的な PDL である Vbeam，また IPL の Nordlys を使用した難治性酒皶・毛細血管拡張症の治療の実際について説明する．

はじめに

酒皶は，顔の，赤み・潮紅・毛細血管拡張・ニキビ様皮疹を呈する疾患で，一般に難治とされており，悪化因子の除去やスキンケアの指導，内服・外用による治療が行われてきた．近年，赤みに対する機器による治療として，パルス色素レーザー（pulsed dye laser：以下，PDL）や光治療の IPL（Intense Pulsed Light）が使われるようになってきた．本稿では，PDL や IPL による酒皶や毛細血管拡張の治療について実際の症例を紹介し解説する．

酒皶や毛細血管拡張症とその治療について

酒皶は，顔の主として鼻部や頬部，前額部に，赤み・潮紅・毛細血管拡張・ニキビ様皮疹を呈する疾患で，ほてり症状を伴うことも多い．中年以降の女性に多く，一般に難治とされており，日光・温度変化・飲酒などの悪化因子の除去やスキンケアの指導，内服・外用による治療が行われてきたが様々な内服・外用治療を行っても難治であることも多く経験する．鑑別すべき疾患としては脂漏性皮膚炎やアトピー性皮膚炎，ステロイド外用薬による酒皶様皮膚炎などがある．酒皶は臨床所見によって紅斑毛細血管拡張型，丘疹膿疱型，鼻瘤，眼型の 4 型があるが，紅斑毛細血管拡張型や丘疹膿疱型では高率に毛細血管の拡張や紅斑を伴う．異常状態の毛細血管は酒皶の外見上の特徴や，症状の根幹をなす一方で，従来からの各種の内服・外用治療を行っても改善されないことが多かった．PDL や光治療の IPL は酒皶の紅斑や毛細血管拡張などの症状に対し，照射後すぐに発赤やほてりの消失といった強い効果が得られ，病変に対する直接的で効果的な治療が可能であるため，近年注目されるようになってきた．PDL や IPL は拡張毛細血管を減少させる点で効果がある一方，酒皶の原因を改善するものではないので治療は定期的に継続する必要があることが多い．

毛細血管拡張症は，ステロイド使用や何らかの炎症などにより毛細血管の拡張が起き，治癒しなくなり残存したもので，治療は PDL や IPL が使用できる．治療のエンドポイントは拡張毛細血管の消失であり，一度処理が完了すれば治療終了になる．

---

* Yasuhiro KATAYAMA, 〒606-8507 京都市左京区聖護院川原町 54 京都大学大学院医学研究科形成外科，特定病院助教

レーザー治療と IPL 治療の有効性と機序

海外では以前より，酒皶の潮紅，紅斑，毛細血管拡張といった症状に対して，パルス色素レーザー：PDL（波長585～595 nm）や Intense Pulsed Light：IPL（代表的な波長500～1200 nm，ヘモグロビンの吸収波長を含むもの）が有効と報告されている[1]．国内では最近，血管病変に対し薬事承認を取得した IPL（Nordlys, Syneron Candela 社）の普及と，従来から毛細血管拡張症に適応がある PDL の Vbeam シリーズが酒皶や毛細血管拡張症への治療手段として注目されている．

Nordlys と Vbeam は光エネルギー発生の機構が異なる機器だが，いずれも Anderson の選択的光熱融解理論[2]により赤血球中のヘモグロビンを加熱し，毛細血管の凝固を引き起こして拡張した毛細血管を減少させる効果を持つ．拡張毛細血管が減少すれば，整容上の改善はもとより，ほてり症状の改善にもつながると考えられる．

1．特に酒皶の場合の併用療法について

IPL や PDL による光治療は単体でも，内服・外用と同時に行っても効果を得ることができるが，光治療のみの場合は照射後1～2か月で症状が再発することも多く経験するため，内服・外用との併用が望ましいと考えている．抗菌薬内服・メトロニダゾール外用・アゼライン酸外用薬などを使用したうえで残った毛細血管拡張に対し PDL や IPL を行う．

2．PDL の治療原理と冷却方法について

PDL は1980年代に皮膚疾患治療への応用が開始された有機色素をレーザー媒質としたパルス色素レーザーである．一般的な色素性疾患や脱毛を目的としたレーザーはレーザー媒質が固体であるが，PDL はレーザー媒質が液体であり，定期メンテナンスが必要で運用コストは比較的高い．現在，本邦では承認機ではパルス幅可変式ロングパルス色素レーザーの Vbeam シリーズのみが入手可能である．Vbeam シリーズは，世代を経るごとに照射フルエンスの強化，照射径の大径化や多サ

ブパルス化など機械的な性能や安定性の改良が行われてきた．

PDL による血管病変の治療機序は，レーザーで血管内の赤血球の加熱が起こったあと，二次的に血管壁が加熱され破壊や凝固が起こるという，拡張光熱融解理論（extended theory of selective photothermolysis）による．加熱ターゲットが，現に流れている血管内の赤血球の酸化ヘモグロビンであるため，病変血管の流速や太さ，パターンによって反応は様々に異なり，筆者は後述のようにダーモスコピーによって観察しながらフルエンスを決定している（図1）．

加熱時間の設定については，0.45 msec などの短いパルス幅での加熱では衝撃波が強く血管壁の破綻からの紫斑形成作用が主となる一方，特に10 msec 以上のロングパルスでの施術では血管への加熱作用が主となる．一方で，皮膚基底層の熱緩和時間である1.6～2.8 msec を超える設定で照射を行うと瘢痕を伴う熱傷を生じる危険がある[3]ため，皮膚の冷却が必須である．PDL 治療では，血管の破壊が達成できない設定ではまったく効果が出ないため設定値を上げざるを得ない一方，適正設定値を超えて照射すればただちに熱傷などの副作用を生じる，すなわち治療の安全域が比較的狭いことが課題であるため，照射後の観察も重要である．

治療による熱傷回避や疼痛緩和を目的に PDL には冷却装置が標準装備されており，例えば Vbeam には DCD（dynamic coolong device）と称する冷却ガス吹き付け式の冷却機構を備える．DCD は PDL 照射の直前に自動的に冷却ガスが照射面に自動噴射されるもので，取り扱いが簡便な優れた冷却方式だが，冷却ガスによる霜の発生や冷えムラ，過冷却，三日月型の色素沈着[4]などの問題がある．そのため筆者は連続的に冷風を吹き付けながらレーザーを照射する air cooling（AC）方式の皮膚冷却装置 Cryo Mini（ジェイメック社）を使用して冷却を行っている．AC は DCD と比較し，必要以上に患部を冷却せず均一に冷却を行う

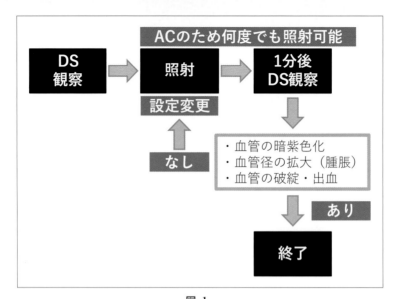

図 1.
DS：dermoscopy, AC：air cooling

ことができるため治療の安全域が広がるメリットがある．また照射部の温度変化が少なく極度に低温にならないため，必要なレーザー出力が小さくて済むので，結果として照射部の腫脹が軽度であり，照射後の経過で皮膚の循環障害による水疱形成や表皮障害，それに起因する炎症後色素沈着（post inflammatory hyperpigmentation：以下，PIH）や紫斑の遷延といったトラブルが少ない点がよい．AC方式は酒皶の治療においても有用であり，適度な冷却によって照射による酒皶の悪化を予防し，腫脹や表皮損傷などハイダメージが予想される太い毛細血管拡張に対する照射でも紫斑形成や腫脹を最低限に抑えることができる．

IPLについて

IPLは1990年代に開発された極短時間，強力な光を発するキセノンランプからの光であるが，IPLを発生する装置も総称してIPLと呼ばれる．広い波長スペクトルをターゲットに合わせた波長カットオフフィルターによりやや選択的に使用し，ターゲットを加熱し効果を得ると同時に加熱によるリジュビネーション効果も得られるとされている．当初はPDLでの血管治療で起こる，遷延する紫斑や色素脱失・色素沈着などの問題を解消し，表皮を保護しつつ血管を熱凝固させるために開発された[5]．IPLは広い範囲の波長の光を含むため，レーザーのようなほぼ単一波長による選択的な治療が可能ではない点に注意が必要である（例えば血管のみを選択的に破壊することは出来ず，メラニンや周囲構造への加熱も一定程度起こる）．PDLと比較すると消耗品はランプくらいで運用コストが安く，故障しにくい．

IPLの一般的な機器はパルス幅がミリ秒単位でおおよそ表皮基底層の熱緩和時間より長くなっており，効果を得るために高フルエンスが必要になるが，そのような加熱は熱傷を生じるため熱傷防止のための冷却機構が付属し，照射部を患部に密着させて治療する必要がある．一方，第二世代IPLであるNordlysは最短でマイクロ秒の短くピークパワーが高い照射が可能であること，水フィルターで熱傷の原因になり治療に不要な950 nm以上の波長をカットしていることから毛細血管への治療が容易で，冷却機構を必要としない．また血管の治療においては病変を圧迫したり冷却したりすると照射部の血流が低下し治療効率が悪くなるが，Nordlysは，患部の冷却や圧迫が不要な点から，血管病変に対して安全で効率のよい治療が可能である．

1999年に酒皶，原発性毛細血管拡張症，顔面の単純性血管腫を有する200人の患者において，最

小限の副作用で 4 回の IPL 照射により 75～100% の消退効果が得られたと報告されている[6]．32 人の患者を対象とした同様の研究では，83％の患者に赤みの軽減がみられた，75％は潮紅が減少し，肌の質感が改善し，ニキビ状病変の減少が報告されている[7]．筆者の経験では照射後，全例で紅斑の軽減やほてり感，毛細血管の減少など有効性を認めた．熱傷や PIH などの経験はない．

PDL と IPL の比較

筆者は酒皶による毛細血管拡張に対しては基本的に IPL を用いている．IPL のほうが熱傷や瘢痕を生じるリスクが小さく，紫斑を生じないため，ダウンタイムの点からも患者の満足度が高いためである．ただ IPL は治療 1 回ごとの効果は PDL に劣るため，治療間隔は PDL より短く，治療回数は多くなる．一方，血管径が太い症例を中心とした酒皶や毛細血管拡張症では IPL では十分な反応が得られず，PDL が必要となることもある．PDL は IPL より高出力の治療が可能で，ターゲットのヘモグロビンの選択性が高く，血管数減少効果が高い一方，設定によっては紫斑や PIH を生じやすいといったデメリットもある．

照射前処置や写真撮影

筆者は PDL，IPL とも希望者には外用局所麻酔剤を用いて照射を行っている．国内製品としてはエムラクリーム（佐藤製薬株式会社）があるが，より強力な麻酔効果を得るため 10％リドカイン外用薬を使用することも多い．写真撮影は VISIA Evolution（インテグラル）で顔面の左右側面と正面を照射前に撮影している．血管病変の抽出モードを備えるため，治療効果の把握がしやすいほか，ほかのモードでは PIH や炎症後紅斑（post inflammatory erythema：PIE）などの確認ができ，時系列で病変を拡大して変化を比較確認することも容易で非常に重宝している．

機器の設定・照射方法

1．PDL の設定と照射方法

筆者が使用している Vbeam Prima ではスポット径が連続可変の Zoom ハンドピースとなっており，手元のダイヤルを回すだけで変更が可能である．10 mm，12 mm，15 mm の直径を使用することが多い．照射光が皮膚に入射されると散乱し，より深部の病変を治療するためには大口径での照射のほうが治療効果は高い[8]一方，特に 15 mm の場合は，照射中心部の温度が上がりやすいため注意が必要で，病変や部位など，ターゲットによって照射径を適切に選択する必要がある．酒皶や毛細血管拡張に対しては，筆者は 10 mm を多用している．照射順序（スポットの並べ方）であるが，葛西の報告[9]にあるように病変内にランダムに打ち始めて，当てていないところや反応の乏しい部位に当て加えて均等に適当な反応が現れたところで照射終了とする方式をとっている．反応は後述するようにダーモスコピーで確認する．スポットを一直線に並べていく方法が一般的と思われるが，照射部に直線が現れ仕上がりが不自然となることと，合併症を起こした際，びらんや潰瘍が並んでしまう問題があり，筆者は採用していない．ただ，ランダム打ち方式の場合は結果的に同一部位に対し 2 パス以上の照射になる可能性があり，特に DCD を使用した冷却の場合，冷却・加熱のサイクルの繰り返しにより表皮障害や熱傷が重症化する可能性があり注意が必要である．

2．IPL の設定と照射方法

筆者の使用している Nordlys の設定や照射方法について述べる．IPL では照射される光は単色ではなく，広い波長域を持っており，メラニンの吸収波長を含む場合は意図しない熱傷や表皮損傷に注意が必要である．IPL は治療のターゲットに合わせてフィルターあるいはハンドピースを交換する．血管病変の治療にはヘモグロビンの吸収がピークとなる波長である 418 nm，542 nm，577 nm を含むようなフィルターやハンドピースを使用す

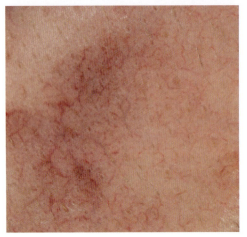

図 2. 拡張した毛細血管へVbeam照射後のダーモスコピー画像
血管の暗紫色化・血管径の拡大(腫脹)・血管の破綻・出血(漏出)がみられる.

る.実際は 542 nm, 577 nm のどちらかあるいは両方を含む設定で治療することが多く,ヘモグロビンの吸収ピークを2つ含む PR530 ハンドピースを基本に使用するが,スキンタイプが Fitzpatrik 分類でIV以上の場合は使用するハンドピースを VL555 ハンドピースなどより狭帯域なものにするか,照射出力を下げる.

IPL ではレーザーと異なり直進性の低い散乱光が照射されるため,皮膚表面の乱反射を除き光学的適合性を高めるため透明ジェルを塗布して照射を行う.ジェルは一般的な IPL では冷却の目的がある場合もある.血管に対する照射ではハンドピースで皮膚を圧迫すると効果が減弱するので圧迫しないようにして照射する方法がよい.照射ヘッドについては,たとえば頬部や鼻などに拡張血管があり局所的な照射を行いたい場合,小径のものが準備されているのでそれを選択するようにする.照射設定については,IPL は表皮損傷を予防し実効フルエンスを高めるため,フルエンスを分割することができ,この設定は特に高いエネルギーでの治療で必要になる.照射速度は,レーザーのように速く照射すると,患部に熱が蓄積してしまうことにより,熱傷を生じることがあるので,2～3秒に1回程度の速度がよい.

ダーモスコピーによる観察

ダーモスコピーは皮膚表面の乱反射を取り除き,真皮中層までの観察が可能な拡大観察器具で,主に皮膚科診療で広く普及している.酒皶を含む皮膚の血管の治療ではダーモスコピーで照射前後の変化を観察する.その際,特に照射時間が長い設定では衝撃波による血管の破綻がなく,照射直後には肉眼的に大きな変化がみられないことも多いので注意が必要である.何も変化がない場合は治療パラメータが間違っているため設定の見直しを行う.図2のように毛細血管の周囲に血液の染み出しあるいは血管へのダメージを反映した太径化所見があれば効果がある.従来は肉眼での紫斑形成や太い毛細血管の消失を基準としていたが,ダーモスコピーで確認することで過剰なフルエンスが必要なくなる点や,確実に病変の破壊を確認できるメリットがあるため特に血管の治療ではダーモスコピーによる観察は必須と考えている.また IPL 治療ではわずかなマイクロクラストも照射直後から観察することができ,過度な出力での照射を避けるのに有用である.

症 例

<症例1>酒皶の50代,女性(図3)

未治療で来院.アゼライン酸外用薬併用,IPLで治療を行った.Nordlys ハンドピース PR530 1.5 msec, 5.3 J/cm², 単一パルスで1回照射後著明に改善した.

VISIA Evolution による画像では,治療前 hemoglobin index と比較し赤い部分の面積が縮小している.

<症例2>酒皶の50代,女性(図4)

未治療で来院.アゼライン酸外用薬併用.Vbeam Prima spot size 10 mm, 20 msec, 7.25 J/cm² でダーモスコピー上病変の毛細血管が消失する反応がみられた.2回照射後2か月後では毛細血管が消失し紅斑も改善した.

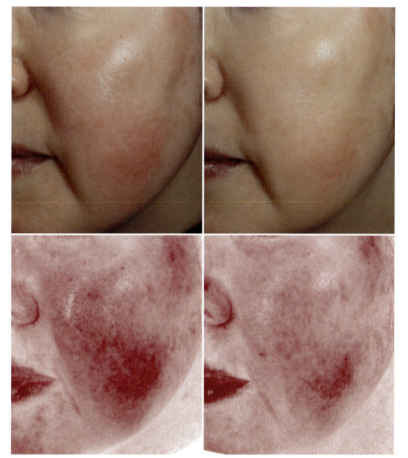

a	b
c	d

図 3. 症例 1：酒皶（50 代，女性）
＜機種・設定＞
機種：Nordlys（Syneron Candela 社）
ハンドピース PR530，1.5 msec，5.3 J/cm², 単一パルス
VISIA Evolution（インテグラル）画像
　　a：治療前
　　b：1 回照射後
　　c：治療前 hemoglobin index
　　d：1 回照射後 hemoglobin index

＜症例 3＞毛細血管拡張症の 20 代，女性（図 5）
10 代にアトピーの治療で顔面にステロイドを連用していたところ，毛細血管が拡張し目立つようになった．レーザー単独で治療し，Vbeam Prima spot size 7 mm，10 msec，8.5 J（Cryo Mini の Cold Air での冷却）で 2 か月おきに 3 回照射した．早期の改善の要望がありダウンタイムの了解が得られたため，わずかに紫斑ができる設定で照射した．照射半年後のダーモスコピー観察では拡張毛細血管が消失した．

治療計画について

酒皶では PDL や IPL 治療は効果的で，症状の改善が得られるが，前述したように酒皶を PDL や IPL のみで完治させることはできない．ただ，病態の重要な一部をなす拡張した血管を直接減少させることができるので，効果は強く，満足度も高い．内服や外用を併用しつつ，定期的に IPL 照射を行うことで，長期的にほとんど赤みのない状態を保つことが可能となる．

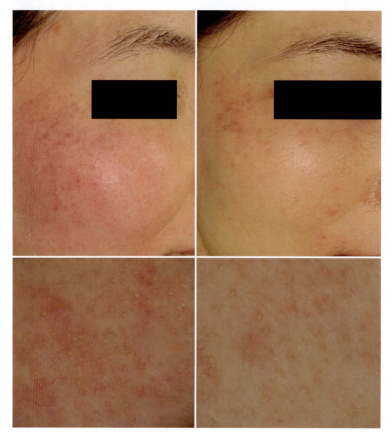

図 4. 症例 2：酒皶（50 代，女性）
＜機種・設定＞
機種：Vbeam Prima（Syneron Candela 社）
Spot size 10 mm, 20 msec, 7.25 J/cm^2/AC
DZ-D100（カシオ）通常画像
　　a：治療前
　　b：2 回照射後 2 か月後
　　c：治療前ダーモスコピー
　　d：2 回照射 2 か月後ダーモスコピー

a	b
c	d

　肉眼で見えるような拡張毛細血管の処理については，PDL や IPL により完全に除去することができる．PDL や IPL により，酒皶で発生する病的な毛細血管の治療がされていると，長期的にニキビ様の皮疹や皮膚表面のざらざら感がなくなり，理想的な状態を維持することができる．そのため，当初は赤みや拡張した毛細血管の減少のみを希望していた患者も 2〜3 か月に 1 回の定期 IPL 治療に移行することが多い．

まとめ

　酒皶をはじめとした赤ら顔，毛細血管拡張症へのPDL，IPL 治療について解説した．
　PDL や IPL による治療は，外用や内服で達成できない即時的な効果があり，特に拡張毛細血管の除去には強力かつ半永久的な効果をもたらす一方，拡張毛細血管がみられない，いわゆる赤み，紅斑のみの症例では効果はほとんどないか弱く，外用や内服の補助がなければ症状が再発してしまうためそれらの併用が欠かせない．
　治療機器では，照射に際し PDL では設定や冷却方法に経験や注意が必要であり，IPL では機器の性能に応じた設定が必要でいずれも自らの使用する機器に精通する必要がある．

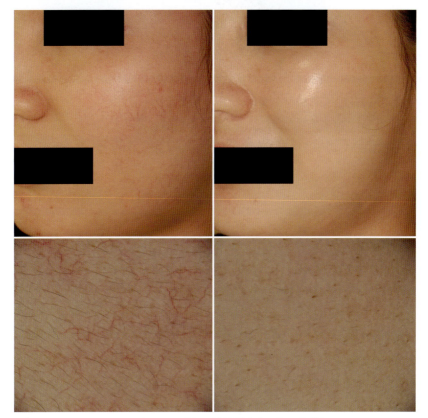

図 5. 症例 3：毛細血管拡張症（20 代，女性）
＜機種・設定＞
機種：Vbeam Prima（Syneron Candela 社）
Spot size 7 mm, 10 msec, 8.5 J/cm²
DZ-D100（カシオ）通常画像
　　a：治療前
　　b：3 回照射 6 か月後
　　c：治療前ダーモスコピー
　　d：3 回照射 6 か月後ダーモスコピー

文　献

1) Sharma A, et al：Rosacea management：A comprehensive review. *J Cosmet Dermatol*, **21**(5)：1895-904, 2022.

2) Anderson RR, et al：Selective photothermolysis：precise microsurgery by selective absorption of pulsed radiation. *Science*, **220**(4596)：524-527, 1983.

3) Kono T, et al：Theoretical review of the treatment of pigmented lesions in Asian skin. *Laser Ther*, **25**(3)：179-184, 2016.

4) Imagawa K, et al：Mechanism of crescent-shaped and ring-shaped epidermal damage from laser hair removal with cryogen spray cooling. *Lasers Med Sci*, **37**(9)：3613-3619, 2022.

5) Almukhtar R, et al：Intense pulsed light：The early years. *Dermatological Reviews*, **2**(2)：50-59, 2020.

6) Angermeier MC：Treatment of facial vascular lesions with intense pulsed light. *J Cutan Laser Ther*, **1**(2)：95-100, 1999.

7) Taub AF：Treatment of rosacea with intense pulsed light. *J Drugs Dermatol*, **2**(3)：254-259, 2003.

8) Ash C, et al：Effect of wavelength and beam width on penetration in light-tissue interaction using computational methods. *Lasers Med Sci*, **32**(8)：1909-1918, 2017.

9) 葛西健一郎：【血管腫・血管奇形の治療 update】毛細血管奇形に対する色素レーザー治療戦略. *MB Derma*, **254**：29-38, 2017.

◆特集／皮膚科アンチエイジング外来

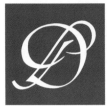

Ⅳ．予防，ケア
加齢に伴うドライスキン対策，スキンケア

栁原茂人* 大塚篤司**

Key words：皮膚老化(skin aging)，ドライスキン(dry skin)，ヒューメクタント(humectant)，モイスチャライザー(moisturizer)，エモリエント(emollient)

Abstract 加齢に伴い皮膚の機能は低下し，水分保持能力が落ちることでドライスキンとなる．皮膚老化の要因としては，いわゆる aging としての内的要因，紫外線やその他の外的要因(環境要因)，そして基礎疾患や薬剤などによる非生理的要因の3つが考えられている．本稿では，加齢によるドライスキンのメカニズムから，組織学的・形態的変化，生理学的・機能的変化につき述べたあと，保湿剤を中心としたその対策について紹介する．

　皮膚は外界と生体を隔て，外界からの刺激や異物，抗原，微生物，あるいは乾燥や湿潤，温度変化など，厳しい環境から身を守る防御壁としての重要な役割をもつ臓器である．そのため，皮膚は常に水分を保ち，潤いをもった状態で維持されなければならない．

　ドライスキンとは皮脂欠乏症，乾皮症と同義で，皮膚表面が光沢を失い，粗糙になった状態のことを称する[1]．ドライスキンをきたす要因としては，内的要因(加齢などによる皮膚生理機能の変化)，環境要因(紫外線曝露，低湿度環境，頻回の入浴，不適切なスキンケアなど)，非生理的要因(皮膚あるいは全身性疾患，薬剤や放射線治療などの医原性)の3つが挙げられている[1]．ドライスキンは高齢者の約7割に生じるとされ，高齢者には加齢による内的要因，環境要因の長年の曝露のほかに糖尿病や慢性腎臓病などの合併や薬剤などによる非生理的因子が加味しやすいこともある．本邦において高齢者が増加傾向にあることを踏まえると，有病率はさらに増加することが予想される．

皮膚老化のメカニズム

　皮膚老化の病態生理を述べた総説によるとそのメカニズムは，① 進行する変性と再生能力の喪失といった細胞レベルでの機序，② 終末糖化産物(advanced glycation endproducts：AGE)の蓄積による細胞変性，③ ミトコンドリアなどにより産生されるフリーラジカルによる酸化障害，④ DNA 複製ごとに起こるテロメラーゼの短縮に起因する細胞死，の4つであると紹介している[2]．これらのメカニズムが様々な程度で以下に述べる要因に関与し，皮膚老化が進行するものと考えられる．

皮膚老化の3つの要因

　加齢によるドライスキンのもととなる「皮膚老化」をきたす要因は以下，内的要因，環境要因，非生理的要因の3つに大別される．

1．内的要因

　加齢により，皮膚を構成する細胞自体が老化し，機能低下が起こる．例えば，表皮幹細胞が徐々に減少し，そのために皮膚の再生・回復能力

---

* Shigeto YANAGIHARA, 〒589-8511 大阪狭山市大野東 377-2 近畿大学医学部皮膚科学教室，非常勤講師／かねとも皮フ科クリニック，副院長
** Atsushi OTSUKA, 同, 教授

や皮膚のバリア機能が低下することが明らかになっている（stem cell aging）[3]．また，線維芽細胞の老化によって膠原線維，弾性線維やグリコサミノグリカン，プロテオグリカンコラーゲンなど，extracellular matrix（ECM）を構成する物質の産生が低下し，肌のハリや弾力が減弱することも知られている．さらに代謝の減弱による発汗機能の低下，皮脂分泌機能の低下は水分蒸散量を増加させ，皮膚の潤いの低下につながる．一方，加齢による性ホルモン（エストロゲン，テストステロン），甲状腺ホルモン，副甲状腺ホルモンの低下など内分泌機能の減弱も皮膚老化に寄与する．

また，皮膚老化の内的要因には，*WRN*，*RTS*，*BLM*，*LMNA*，*SIRT1* など遺伝性早老症の責任遺伝子や長寿関連遺伝子の産物の機能低下も考えられているが，遺伝的要因は老化のわずか3％しか寄与していないとの報告もある[4]．

2．環境要因

a）光老化

環境要因としては紫外線の曝露によるものが最も大きな要因となる（光老化）．光老化は加齢とともに露光部の皮膚において，紫外線の強度×曝露時間の積算値に応じ，佐藤・川田の日本人のスキンタイプ分類で紫外線に感受性の高い順Ⅰ＞Ⅱ＞Ⅲで進行しやすいとされている．光老化の病態は，紫外線の直接作用あるいは紫外線により生じた活性酸素種（reactive oxygen species：ROS）によるDNA損傷の蓄積による表皮細胞，線維芽細胞の恒常性の破綻，表皮ターンオーバーの低下，DNA損傷をきっかけとしたメラニン合成の亢進，転写抑制因子として機能するc-fos/c-junの発現誘導を介したmatrix metalloproteinase（MMP）の発現亢進，線維芽細胞からのヒアルロン酸合成低下などがいわれている．紫外線曝露により，経表皮水分蒸散量（trans epidermal water loss：TEWL）は上昇，角質水分量（stratum corneum water content：SCWC）は低下し，ドライスキンになり，さらに皮脂の酸化により生じる過酸化脂質が増加し，皮膚のバリア機能が低下することが

わかっている．一方，赤外線曝露においても，熱産生による血管新生誘導因子（vascular endothelial growth factor：VEGF）と血管新生阻害因子（thrombospondin-2：TSP-2）のバランスの崩れから光老化を引き起こす可能性が示唆されている．可視光線は一部の薬剤，化粧品に吸収され，光線過敏症を引き起こすこともあり，繰り返すことにより皮膚老化，ドライスキンに繋がることもある．

b）喫煙による皮膚老化

喫煙は「smoker's face」や「cigarette skin」などといわれるように，外見上にも老化が進むものとして知られている．機序として，燃焼したタバコの葉から直接発生する活性酸素種や，揮発性有機化合物による組織内カルボニルタンパク質蓄積作用，芳香族炭化水素受容体（Aryl hydrocarbon receptor：AhR）を介したROS産生により，表皮細胞を高い酸化状態へ誘導されること，またニコチンによる角化細胞分化促進作用が示唆されている．喫煙によりTEWLは上昇し，セラミド鎖の短縮化が観察されている．

c）食生活と皮膚老化

食習慣について，適度な栄養素，水分，金属類（銅，亜鉛，鉄，セレンなど），ビタミン類の摂取は皮膚を健康に保つために必要であり，高脂肪食やアルコールの過剰摂取は皮膚の老化を促進する方向に働くといわれている[5]．

d）その他の環境要因

その他の環境要因として，低湿度環境，頻回の入浴，不適切なスキンケア，ストレス，過労，睡眠不足などが関与するとされる．43℃の入浴でTEWLが上昇し，相対湿度60％と30％を比べると後者でSCWCが低下するという報告がある．また，気温の低下により皮脂分泌量が減少することで皮脂膜の形成が減少しSCWCが低下するので，冬季には室温にも注意が必要である．

e）環境曝露を複合的に捉える「エクスポソーム」

近年，環境因子に対する曝露歴が皮膚老化に大きく寄与していることより，「ヒトが生涯曝露す

表 1. ドライスキンの症状

患者は以下のような症状をもとに受診することが多い．これらが軽快するまで塗布を指示する（治療のゴールを示す）塗布指導にも役立つ．

- ・皮膚がつっぱる感じがする
- ・触った感じも見た目もザラザラしている
- ・皮疹がないのに痒い
- ・皮膚表面の剥離で灰白色にみえる
- ・様々な程度の鱗屑や剥離
- ・下腿が「干上がった川底のように」みえる
- ・細かい線条やひび割れ
- ・色白の人は赤み，色黒の人は灰色を呈する
- ・出血もみられるような深い亀裂

（文献 8：MAYO clinic インターネットサイトをもとに筆者作成）

る環境因子の総体」として定義されるエクスポソーム（exposome）という概念が提唱されている[6]．皮膚老化に関する主要なエクスポソームとしては，紫外線-可視光線-赤外線を含む太陽光線，温度環境，大気汚染物質，喫煙，食事環境，睡眠，心理的ストレス，化粧品などが挙げられ，これらによる曝露を包括的に捉え定量化し評価することにより環境曝露を制御していく分野が興りつつあり，今後，研究の発展に注目したい．

3．非生理的要因

内的要因，環境要因のほかに，ドライスキンを促進させ得る要因として，アトピー性皮膚炎，貨幣状湿疹，脂漏性皮膚炎，乾癬，掌蹠角化症，魚鱗癬，毛孔性苔癬，老人性乾皮症，日光皮膚炎のような皮膚疾患あるいは，強皮症，皮膚筋炎，Sjögren症候群，皮膚リンパ腫（菌状息肉症など），慢性腎臓病，閉塞性動脈硬化症，糖尿病，肝障害などの全身性の疾患，その他マルチキナーゼ阻害剤，epidermal growth factor receptor（EGFR），チロシンキナーゼ阻害剤，レチノイドなどの薬剤や放射線治療などの医原性のものが挙げられる[1]．

加齢による皮膚の変化

以上の要因が角質・角化細胞のバリア機能，角層細胞間脂質や天然保湿因子などに影響することにより皮膚の水分保持機能が低下，または皮脂や汗によって形成される表皮被覆機能が低下することによりドライスキンが生じると考えられる．以下，加齢によって生じる皮膚の組織・形態学的変化を述べ，皮膚バリア機能を構成する要素がどう障害されているかを述べる．

1．組織・形態学的変化

a）好発部位

加齢によるドライスキンの好発部位は，発汗の減少がみられる部位，つまり下腿前面からはじまり，進行に伴って下肢，背部，体幹前面，上肢と拡大する[7]．

b）肉眼的所見

ドライスキンの肉眼的症状は皮膚の乾燥，細かい鱗屑，軽度の落屑であり，症状が進行すると皮表は粗糙になり，鱗屑，落屑が大きくなり増える．皮膚バリアの低下からのTh2炎症惹起による瘙痒感が生じ，搔破による湿疹化（皮脂欠乏性湿疹）を発症することもある．さらに貨幣状湿疹や自家感作性皮膚炎，あるいは結節性痒疹などの続発疹の出現や，慢性化により苔癬化をきたすこともある．**表1**に，アメリカのMAYO clinicが紹介している患者向け解説サイト[8]を参考にしたドライスキンの症状を示す．

ドライスキンによる皮膚の変化を評価する方法として様々なスコアリングが提唱されており，皮脂欠乏症診療の手引き2021に所見の臨床像とともに具体的に引用されているので参照されたい．European group on efficacy measurement and evaluation of cosmetics and other products（EEMCO）による2つの評価法として，overall dry skin score（ODS）は皮疹の所見を総合的に判断し0〜4の5段階のなかから選択する方法で，specified symptom sum score system with grading of scaling, roughness, redness and cracks（SRRC）は，鱗屑，粗糙，発赤，亀裂の程度を4つの身体部位でそれぞれ0〜4の5段階のなかから選択し罹患面積を乗じて合算する方法が記載されている．診療の手引き2021には，川島らによるアトピー性皮膚炎に対する保湿剤の有用性の研究において使用された評価法も紹介されている．近年，ダーモスコピーによる4段階評価の報告[9]もなされており，皮膚所見に「皮溝に限局した鱗屑」，「プレート

状の鱗屑」,「ひび割れの形成」などといったダーモスコピーならではのミクロ所見を観察してスコアをつける手法もある.

c）機能的変化：スキンフレイルの概念

高齢者におけるフレイルの認識が高まりつつあるなか,川島らはスキンフレイルの概念を確立するため,皮膚科医,老年病診療医,老年病診療看護師を対象とした調査を行ったところ,皮膚の乾燥,痒み,老人性紫斑,うっ滞性皮膚炎,足爪病変,皮膚の萎縮の6項目において3者による判断に大きな差はなかったとしている[10].ここで著者らは,皮膚科医が不在でも皮膚症状を評価することが可能なツールの作成を目指すとしており,皮膚科医以外にも広くスキンフレイルとして皮膚老化が周知されていくことになると思われる.

d）病理組織学的所見

加齢により現れる病理組織学的変化について,教科書を参考に以下に挙げる.

表皮は細胞数が減少し菲薄化するのみでなく,表皮突起が短縮し表皮-真皮の境界は扁平化する.表皮は真皮との接触面積が減るために栄養補給が減少,さらに接合力の脆弱化のため表皮下水疱を形成しやすくなる.角化細胞のターンオーバーは減少,角層の置換期間も延長する.エクリン,アポクリン汗腺は減少し,機能低下をきたす一方,脂腺は変化がないか増殖するが活性は低下する.そのため結果として汗や皮脂分泌による表皮被覆機能は低下するという.ランゲルハンス細胞は減少,小型化し樹状突起が短くなる.メラノサイトも減少する（光老化では増加）.真皮でも構成細胞は減少し菲薄化する.細胞間基質,水分量も減少し,膠原線維,弾性線維も減少し皮膚の弾力は低下する.真皮の毛細血管も萎縮する.表皮幹細胞および真皮間葉系幹細胞も減少する.

ここで,特に顔面露光部の皮膚は,生理的老化と光老化が同時にみられ,複雑な変化が生じるという意味で興味深い部位であると思われる.

2．皮膚バリア機能の低下

高齢者の皮膚では,皮脂,角質細胞間脂質（セラミド）が減少していることがわかっている.またフィラグリン量は顔面では差はなく下腿で著明に減少しているとの報告がある[11].タイトジャンクション構成蛋白のクローディン1は減弱する.皮脂の減少,汗腺の活動低下による乳酸の低下,Sodium-hydrogen exchanger 1（NHE1）,secretory phospholipase 2（sPLA2）の低下から,皮膚のpHは上昇するが,角層の正常な剥離に重要なカリクレイン5の活性は低下しているとされる.

一般的に,皮膚バリア機能を定量化する方法としてSCWCとTEWLを計測して評価することが多い.加齢によるドライスキンの場合,SCWCは低下しており[12],ほかの報告でも結果は一致している.SCWCが20％〜30％を下回ると乾燥を感じるといわれている.一方,TEWLは変化なし[13],あるいは低下している[14]と,報告により一定しない.SCWCやTEWLを規定する因子は多彩であり,さらに皮膚機能以外の生理条件からも影響されるために一定した結果が得られないものと思われる.また,天然保湿因子（natural moisturizing factor：NMF）については加齢によって低下しているという報告が多いが,Tsurumachiらの研究で,高齢者の皮膚ではSCWCは低下し,TEWLも低下していたという結果とともに,フィラグリンの最終分解に関与しNMFアミノ酸産生の鍵となるブレオマイシン水解酵素の活性と,フィラグリンの分解産物である遊離アミノ酸量が増加しているという結果を踏まえ,高齢皮膚においては乾燥肌を補うための代償機構が働いている可能性が示唆されている[15].以上のことから,加齢によるドライスキンは,様々な要因から複雑な機序を経て,結果的にSCWCが低下しているということがいえる.

対　策

1．どんなドライスキン対策があるか

加齢によるドライスキンは生理的でかつ不可避であると考えられているが,前述のメカニズムと要因を踏まえると,保湿剤を用いた治療介入と環

表 2. 加齢によるドライスキンに対するスキンケアの例

主として皮膚老化に対する環境要因の軽減の工夫や，失われた皮脂を補う目的でなされるスキンケアの例について，文献，教科書などを参考に筆者の知見を合わせてまとめ，保湿剤の塗り方指導の例も加えた．

●**ドライスキンに対する生活習慣における注意**
- 入浴温度は 39〜40℃
- 入浴時間は 20 分以内にとどめる
- 頻回の入浴は避ける
- ナイロンタオルや硬いタオルでのゴシゴシ洗いは避ける
- 石鹸は洗浄力の強いものは避ける
- 石鹸，シャンプー，入浴剤は残らないように十分すすぐ
- 室内の湿度は 60%前後に保つ
- 保湿剤は欠かさない
- 冬季には室温を暖かくする
- こたつ・電気毛布の長時間使用は注意
- 帽子やサンスクリーン剤を使用し，過度の日光曝露は避ける
- 汗や汚れは速やかに落とす
- 着衣は羊毛素材などが直接肌に触れないようにする
- 肌着は綿製品
- 辛くてスパイシーな料理や多量飲酒を避ける
- 刺激物質，アレルゲン，界面活性剤などの接触を避ける

●**ドライスキンに対する保湿剤塗布におけるコツ**
- 塗り心地，基剤や pH を勘案して保湿剤を選択する
- 塗るときは擦り込む(塗擦)ではなく塗り広げる(塗布)
- シワに沿って塗る
- 保湿薬は 1 日 2 回塗布が望ましい
- 塗る時間がないときはせめて夜には塗る
- 1 FTU の概念を目安とした 1 回の塗布量を決めて処方する
- 塗布後は皮膚がテカリ，当てたティッシュペーパーを逆さにしても落ちない程度が理想

境要因の回避が重要であると考えられる．特にスキンケアとしての外用保湿剤の使用は有用であり，保湿剤の選択など詳細については次項で詳しく述べることとする．その前に，皮膚老化に逆らうためのいくつかの薬剤を紹介する．

抗酸化剤(ビタミン C，ビタミン E など)，エストロゲンなどホルモン剤などを使用するケースもある[2]．また，漢方薬によるドライスキンの改善の可能性がいわれている．田宮らは老齢マウスを用いた実験で，老人性皮膚瘙痒症によく処方される漢方薬，当帰飲子は老化により低下した角層ターンオーバーを回復させることで機能的な角層維持に働き，乾皮症状態を改善させる可能性があることを示唆している[16]．一方，グリコシルセラミドがペルオキシソーム増殖剤活性化受容体(peroxisome proliferator-activated receptor(PPAR)γ)を活性化して皮膚のセラミド合成を亢

進させ，実験動物の TEWL が上昇したというデータをもとに，天然物由来のグリコシルセラミドが健康食品として販売されている．

環境要因の回避としては，皮膚老化，ドライスキンを予防する，あるいは進行させない生活習慣として，遮光，喫煙者であれば禁煙，入浴の注意，住環境の注意などがあり，スキンケア指導が治療の重要な一面をもつとされるアトピー性皮膚炎，皮膚瘙痒症などのガイドラインを参考に表にまとめる(**表 2**)．

2．保湿剤の重要性

a）保湿剤の分類，作用機序

皮脂欠乏症診療の手引き 2021 でも，加齢をはじめ各疾患や全身状態における皮脂欠乏症に対しての保湿剤使用の有用性は，比較的高いエビデンスレベルに基づき強く推奨されている[1]．

保湿剤の目的は，失われた角層の潤いやバリア

表 3. ドライスキンに対する保湿剤一覧

スキンケア外用薬は皮表の保湿を目的としたものと保護を目的としたものに大別されるが，保湿剤の多くは，オクルーシブとなる油脂成分を含む油相と，ヒューメクタントならびに水を含む水相を乳化し製品としたものである．基剤の種類(親水性，吸水性)，その他 pH や基剤以外の含有成分を意識しながら使用する．

一般名	代表的な製品名
皮表の保湿を主としたもの(モイスチャライザー)	
ヘパリン類似物質含有製剤	ヒルドイド®クリーム，ヒルドイド®ソフト軟膏 ヒルドイド®ローション，ヒルドイド®フォーム
尿素製剤	ケラチナミンコーワ®クリーム，パスタロン®ソフト軟膏 パスタロン®クリーム，パスタロン®ローション ウレパール®クリーム，ウレパール®ローション
ビタミン A あるいは A+E	ザーネ®，ユベラ®
皮表の保護を主としたもの(エモリエント)	
白色ワセリン	白色ワセリン，プロペト®(精製ワセリン)
亜鉛華軟膏	亜鉛華軟膏，亜鉛華単軟膏

(文献 18 より引用，改変)

機能を補完するものである．保湿剤にはセルフメディケーション製品を含め多種多様な製剤があるが，多くは保水成分(湿潤剤：ヒューメクタント)や閉塞効果をもたらす成分(閉塞剤：オクルーシブ)が含まれる[17]．ヒューメクタントは吸湿性の物質で，直接角層にはたらき吸収した水分を保持することで保湿する物質で，ヘパリン類似物質，尿素，ビタミン A やビタミン E のほか，乳酸，グリセリン，ヒアルロン酸，セラミド，コラーゲンなどがこれにあたり，一般的にこれらを主成分として含んだものをモイスチャライザー(moisturizer)と呼ぶ．一方，オクルーシブは角層上に油脂膜を形成し水分蒸発を防ぐことで保湿効果を期待するもので，これをねらった製剤はエモリエント(emollient)と呼ばれる(**表3**)．白色ワセリンは代表的なオクルーシブで，ほかに亜鉛華軟膏，天然油脂，長鎖脂肪酸，脂肪酸エステル，ラノリンなどがこれに属する．水分蒸発を防ぎバリア機能補完作用が高いとされるが，伸びにくくべたつきがあり塗布部位に残るために嫌遠され，単独で保湿剤としては使われない．保湿剤の多くは，オクルーシブとなる油脂成分を含む油相と，ヒューメクタントならびに水を含む水相を乳化し製品としたもので，皮膚へ塗布すると即時にヒューメクタントと水の作用により角質内水分量の増加が起こ

り，オクルーシブの作用によりそれが持続することになる．保湿剤は単一の成分が薬として機能するというよりは，基剤を含めて製剤全体としてその保湿効果を発揮する[18]．代表的な外用保湿剤の分類を**表3**にまとめた．

b) 保湿剤の選び方

野澤らは，アトピー性皮膚炎患者を3群に分け，入浴後にそれぞれヘパリン類似物質，尿素軟膏，白色ワセリンを塗布し，SCWC を計測した結果，前者2剤で有意な保湿効果を得たことを報告しており[19]，ヒューメクタントがドライスキンの保湿に有効性が高い可能性が示唆される．現在市場に広く流通し，有効性や安全性，使用感などを踏まえると，優位な立場にあるのがヘパリン類似物質を主成分とした保湿剤ヒルドイド®である．ヒルドイド®はクリーム，ソフト軟膏，ローション，フォームの剤形があり，秋から冬の乾燥期には油分の多い water in oil(W/O)(吸水性軟膏)のソフト軟膏が選択され，汗をかきやすい夏季には使用感の良いフォームやローションが選択される．Oil in water 型(O/W)(親水性軟膏)のクリーム剤は被覆性・使用感のバランスが取れているので，年間を通じて使用可能である．

保湿剤は前述のとおり単剤で製品化されているものは少なく，ほとんどが油相と水相を乳化させ

表 4. 保湿剤における 1 FTU の目安

代表的な保湿剤であるヘパリン類似物質(商品名：ヒルドイド®)を例にした 1 FTU の概念での塗布量の目安を示す．具体的に塗布量を指導できることで，患者へ説明しやすくなり，処方量と残薬を比較することで患者が適切な量を塗っているかの確認ができ，治療アドヒアランス向上に役立つ．クリームや軟膏は口径によって押し出される薬剤の量が変わるので注意．

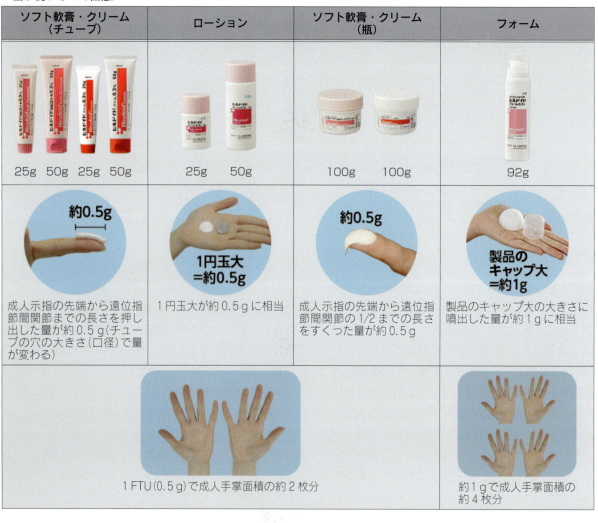

たものでできている．外用薬の開発について，各製薬会社は原料選択から製剤設計まで莫大な労力と費用を費やしている．また製造過程も複雑で，「基剤」，「添加方法」，「撹拌条件」，「冷却条件」の厳密な管理が製剤の品質や特性を決定する主な要因であるとされており，同じ原料を用いたとしても，それぞれの工程が変わると製剤は異なった品質を示すことがある．つまり，外用薬のジェネリック医薬品に関しては，基剤や添加物，製造工程が異なることから起因する物性の違いにより有効性や安全性が落ちる可能性がいわれており[20]，十分な注意を払う必要がある．

c）保湿剤の塗布回数とタイミング

大谷らは，ヘパリン類似物質を 1 日 2 回塗った群は，1 回だけ塗った群よりも有意に高い角質水分量が得られたと報告しており[21]，1 日 1 回だけより 2 回塗るほうが高い保湿効果が期待できる根拠となる．

外用のタイミングに関して，保湿剤を入浴 1 分後に塗った群と 1 時間後に塗った群とを比較した結果，保湿剤の種類によらず角層水分含有量に有意差はみられなかったという報告がある[19]．一方

で，川村の提唱する Chronodermatology（時間皮膚科学）の概念によれば，TEWL が上昇，皮膚のバリア透過性が上がり，バリア修復能が低下するのは夜間であるという報告[22]から，患者や家族，施設のスタッフなどの都合を勘案することはもちろんだが，なるべく夜間には塗布することが望ましい．

d）保湿剤の適切な塗布量

保湿剤の塗布量については，過去から検討が重ねられてきた．実用的には1回当たりの塗布量の目安として finger-tip unit（FTU）が提唱されており一般化してきている．1FTU は口径5 mm チューブから軟膏を示指の先端から第1関節まで押し出した量（約0.5 g）で，これを成人の手掌2枚分，つまり体表面積約2%の面積に塗布する方法である．ローションの場合には手のひらに置いた1円玉大（約0.5 g）に相当する量を同様の面積に塗布する．フォーム（泡）剤では製品キャップの大きさで約1 g なので，手掌4枚分に広げることになる（**表4**）．上記はあくまでも目安であり，適切な外用量の指導や治療アドヒアランス向上目的のために使用されることが多い．皮膚の乾燥が強い場合は，さらに多くの量の保湿剤を塗布してもよく，以下の項で紹介する状態になる量を適切な量と考えればよい．

e）保湿剤の塗り方

塗り方は，目標とする体の部位の中心あたりに保湿剤を置いて，手のひらを使ってこすらずにやさしく，皺に沿って塗り広げる（塗布であり，塗擦ではない）．目安は少しテカテカする程度，ティッシュペーパーを当てて逆さにしても落ちないぐらいが適切な状態であるとされる[18]．症状が緩解してくると塗布量が少なくてもティッシュペーパーが付くようになるので，ドライスキンが軽快してきたら塗布量を減量し，症状が悪化したら元の量に戻すなどと説明する．**表2**に保湿剤の塗り方のコツを加えた．

文　献

1) 佐伯秀久ほか：皮脂欠乏症診療の手引き2021．日皮会誌，**131**：2255-2270，2021.

2) Chaudhary M, et al：Skin Ageing：Pathophysiology and Current Market Treatment Approaches. *Curr Aging Sci*, **13**：22-30, 2020.

3) Raja E, et al：The extracellular matrix fibulin 7 maintains epidermal stem cell heterogeneity during skin aging. *EMBO Rep*, **23**：e55478, 2022.

4) Zhang S, et al：Fighting against Skin Aging：The Way from Bench to Bedside. *Cell Transplant*, **27**：729-738, 2018.

5) Cao C, et al：Diet and Skin Aging-From the Perspective of Food Nutrition. *Nutrients*, **12**：870, 2020.

6) Krutmann J, et al：The skin aging exposome. *J Dermatol Sci*, **85**：152-161, 2017.

7) 井上芳光：子どもと高齢者の熱放射反応．適応医学，**7**：13-22，2003.

8) MAYO clinic：Dry skin, 2023年8月25日. https://www.mayoclinic.org/diseases-conditions/dry-skin/symptoms-causes/syc-20353885.

9) Benintende C, et al：Treatment of ichthyosis vulgaris with a urea-based emulsion：videodermoscopy and confocal microscopy evaluation. *Ital Dematol Venereol*, **152**：555-559, 2017.

10) 川島　眞ほか：スキンフレイル（仮称）の概念を確立するための予備的調査．日皮会誌，**133**：3083-3087，2023.

11) 方　甘棠：加齢に伴った顔面皮膚の変化，低温（15℃）における角層表面水分量とフィラグリン量の変化について．皮膚，**30**：455-460，1988.

12) Hayama K, et al：Effectiveness of a heparinoid-containing moisturizer to treat senile xerosis. *Australas J Dermatol*, **56**：36-39, 2015.

13) Hara M：Senile xerosis：functional, morphological, and biochemical studies. *J Geriatr Dermatol*, **1**：111-120, 1993.

14) Kobayashi H, et al：Functional properties of the surface of the vermilion border of the lips are distinct from those of the facial skin. *Br J Dermatol*, **150**：563-567, 2004.

15) Tsurumachi M, et al：Increased production of natural moisturizing factors and bleomycin hydrolase activity in elderly human skin. *J Dermatol Sci*, **10**：2-9, 2023.

16) 田宮久詩ほか：当帰飲子は老齢マウス皮膚の乾皮症状態を改善する―皮膚機能計測およびコルネオサイトメトリーによる検討―. *J Tradition Med*, **28**：S65, 2011.

17) 菊地克子ほか：皮脂欠乏症（乾皮症）について―皮脂欠乏症の定義とその治療課題―. 日皮会誌, **129**：2763-2770, 2019.

18) 野々村優美：保湿剤の使い方. まるごとアトピー（大塚篤司編）, 医学書院, pp.128-133, 2022.

19) 野澤　茜ほか：保湿剤の効果に及ぼす入浴と塗布時期の関係. 日皮会誌, **121**：1421-1426, 2011.

20) 大谷道輝ほか：基剤中に溶解している主薬濃度および皮膚透過性を指標としたステロイド外用薬の先発および後発医薬品の同等性評価. 日皮会誌, **121**：2257-2264, 2011.

21) 大谷真理子ほか：保湿剤の効果に及ぼす塗布量および塗布回数の検討. 日皮会誌, **122**：39-43, 2012.

22) 川村龍吉：概日リズムとヘルペス感染. 臨皮, **73**：53-58, 2019.

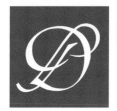

◆特集／皮膚科アンチエイジング外来
Ⅳ．予防，ケア
光老化進行予防のためのサンケア

水野　誠*

Key words：紫外線（ultraviolet rays），光老化（photoaging），サンスクリーン（sunscreen），紫外線吸収剤（UV absorber）

Abstract　シミ，シワ，たるみなどの皮膚の老化症状の発症や進行は加齢などの内因的要素だけでなく環境などの外因的要素によるところも大きい．外的因子のなかでも特に影響が大きいものとして太陽光が挙げられる．そのため，シミやシワなどの老化を光老化（photoaging）と呼ぶことがある．これら光老化の症状は原因となる太陽光，なかでも紫外線を防ぐことでその発症や進行を予防することができる．この稿ではアンチエイジングのための紫外線対策として，紫外線から効率的に皮膚を守るための手段を紹介するとともに，その遮光手段の1つであるサンスクリーンについて掘り下げ，紫外線防御効果の指標やサンスクリーンに含まれている成分，商品の種類，正しい使い方などについて説明する．

はじめに

これまでの稿では主に出来てしまったシミ，シワ，たるみなどを元に戻すための治療法について解説がなされてきた．本稿では，そもそもこれら皮膚老化を極力引き起こさせないためのケアについて概説する．

皮膚老化を引き起こす要因としては，喫煙[1]や大気汚染[2]など様々な因子があるが，そのなかでもとりわけ影響が大きいものとして紫外線が挙げられる．ここではアンチエイジング対策として出来るだけ紫外線を浴びる量を減らすための方法について紹介するとともに，紫外線防御のための有益なツールであるサンスクリーンの成分や種類，効果的な使い方について説明する．

紫外線により引き起こされる皮膚の老化

長年にわたり太陽光を浴び続けると皮膚の色調は黄色味を増して光沢がなくなり，きめも粗くなってくる．さらに，光を浴びた量が多い部分を中心に老人性色素斑が現れ，微細なシワや溝のような深いシワが出来る．光によってもたらされるこのような皮膚の老化症状は光老化と呼ばれる．なお，基底細胞がんや有棘細胞がんなどの皮膚がんも太陽光の曝露が原因となるため，これら皮膚がんを含めて光老化と呼ぶことも多い．

光老化は太陽光のなかでも特に紫外線波長領域の光線の作用によるところが大きい．紫外線の曝露量は地理的環境（緯度や高度），気候，生活スタイル（戸外仕事への従事，アウトドアでの活動の嗜好性など）により大きく変わってくるが，曝露量が多いほど光老化症状は現れやすくなる．また，スキンタイプ[3]などで区別される皮膚の色調も紫外線への耐性に違いをもたらす．紫外線への耐性に関しては，メラニン量が少なく色白な皮膚の人ほど紫外線の影響を受けやすく，光老化症状が発生しやすい．

シミはシミ部位のメラニン量が周辺部よりも多くなることで生じる．メラノサイトから生成されたメラニン色素は皮膚のターンオーバーによって

---

* Makoto MIZUNO，〒114-0005　東京都北区栄町48-18　株式会社コーセー研究所　安全性・分析研究室　安全性グループ・微生物グループ，主任研究員

排出され，常に適量のメラニン量が保たれるが，代謝機能が衰えることでメラニンが排出しきれず肌に沈着するようになる．これが部分的に起こるとシミとなる．また，メラニンを産生するメラノサイトの機能が異常をきたし，周辺部位より多量のメラニンを産生するよう変異することでもシミは発生する．これらの機能異常は紫外線，とりわけUVBが表皮の細胞にダメージを与えることで引き起こされる．

シワやたるみといった光老化の症状は皮膚の真皮部分が従来の構造を保てなくなることで生じる．肌の弾力は真皮の構成成分であるコラーゲンやエラスチンにより生み出されているが，紫外線のうちのUVAが真皮まで到達し，これら成分を変性あるいは破壊することでシワやたるみを引き起こす．

光老化はその原因となる太陽光の肌への曝露量を減少させる，すなわちサンケアにより症状の発現時期を遅らせたり程度を軽度に抑えることが出来る．

サンケアの方法

1．太陽光が強い環境を避ける

太陽から降り注ぐ紫外線は季節，時間帯，緯度，高度などによりその強さが大きく異なる．季節に関しては7月頃が最も強く，1年で最も弱い12月頃と比較するとUVインデックス（体に影響を与える総合指標）換算で，関東近辺では約4倍，北海道では約8倍もの違いがある．時間帯については太陽高度が最も高い正午頃が紫外線量も最も高くなる．正午頃は9時頃，15時頃と比較して約2倍程度紫外線量が多い．緯度については赤道に近づくほど紫外線は強くなる．高度に関しても高度が1,000 m上昇するごとに紫外線量は約10%多くなる[4]．

強い紫外線が降り注ぐ季節や時間，場所を避けて行動をすることが紫外線曝露量を少なくする最も確実な方法といえる．

2．太陽光が遮られた環境を利用する

太陽光は雲や大気中のちり，山，木々，建物など物理的な遮蔽物により地表に届く量が弱められている．晴天時のひなたなど太陽光の影響をダイレクトに受ける状況での活動を避け，外出の際も厚い雲に覆われてできた日陰，建物などで出来た日陰を利用する．屋根のついた通路や地下道を利用するなど，太陽光が弱められた環境を利用することにより浴びる紫外線量を減らすことができる．

ただし，紫外線は遮蔽物を透過し，地表面で反射するため，直射日光が当たっていないときでも我々はある程度の紫外線を浴びた状態にあることを意識しておく必要がある．例えば，薄い雲によりできた日陰では紫外線はほとんど弱まっておらず，直射日光の約80〜90%程度の紫外線が届いている．地表面での反射については，砂浜では照射光の10〜20%程度，雪面では約80%もの紫外線が反射されて我々に届いている状態になっている[4]．

3．服や帽子，日傘を使う

衣服を着ることにより肌の露出部分をなくすことで紫外線による影響を少なくすることができる．衣服でも厚手の生地，目の詰まった生地のほうが紫外線の遮蔽効果は高まるため，衣服に紫外線防御効果を期待する場合には生地の特徴にも考慮が必要である．また，帽子を被る，日傘をさすことでも紫外線から身を守ることができる．幅の広いつばのついた帽子，紫外線カット効果の優れた生地を使用した日傘などのほうが紫外線防御効果に優れるなど，同じアイテムであっても形状や材質により紫外線防御効果が異なるため，紫外線防御効果を期待してこれらアイテムを使用する場合には衣服同様に注意が必要となる．

4．サングラスをかける

サングラスは光のまぶしさを抑える目的や紫外線による眼へのダメージを防ぐ目的で使用される．サングラスの使用は眼に照射される光をカットするだけでなく，眼部周辺の皮膚が浴びる紫外線量を減らす効果も期待できる．目尻はシワやシミなどができやすく光老化の特徴が表れやすい部位であるため，特に意識して紫外線防御を行うべき部位といえる．

表 1. サンスクリーンの紫外線防止効果を表す指標

a. SPF 表示

SPF 表示	測定値(SPF)	表示条件
SPF2 SPF3 ⋮ SPF49	2 以上 3 未満 3 以上 4 未満 49 以上 50 未満	測定値の小数点以下を切り捨てた整数値
SPF50	50 以上	95％信頼限界の下限値が 51.0 未満
SPF50＋	51 以上	95％信頼限界の下限値が 51.0 以上

b. PA 表示

PA 表示	測定値(UVAPF)	効果の程度
PA＋	2 以上 4 未満	UVA 防止効果がある
PA＋＋	4 以上 8 未満	UVA 防止効果がかなりある
PA＋＋＋	8 以上 16 未満	UVA 防止効果が非常にある
PA＋＋＋＋	16 以上	UVA 防止効果が極めて高い

c. 耐水性表示

耐水性表示	表示条件
UV 耐水性★ または UV 耐水性☆	合計 40 分(20 分×2 回)の水浴条件で 耐水性効果ありと判定された場合
UV 耐水性★★ または UV 耐水性☆☆	合計 80 分(20 分×4 回)の水浴条件で 耐水性効果ありと判定された場合

5．サンスクリーンを塗布する

肌に直接塗布するサンスクリーンは肌にフィットした衣服同様に反射した光に対する防御もでき，衣服で覆いにくい体の部位に対しても使用しやすいという特徴がある．紫外線防御効果を表す指標，構成成分や商品のタイプ，使用する際のポイントなど，サンスクリーンについての詳細をこの後の項で説明する．

サンスクリーンの紫外線防止効果を表す指数

日本ではサンスクリーンの紫外線防止効果を示す指標として sun protection factor(SPF)と protection grade of UVA(PA)の 2 つがある．加えて，サンスクリーンが使用される状況の多いプールや海水浴などの水浴に対する適性を示す指標である耐水性表示が存在する．これら 3 種類の指標は日本化粧品工業会により制定され，日本国内における共通指標として用いられている[5]．

SPF は日焼けによる炎症反応(サンバーン)を抑える効果の程度を指標とした数値であり，主として UVB の防止効果を示している．SPF は 2 以上の整数で示され，数値が大きくなる程その効果は高く，最大値は SPF50＋となっている(**表 1-a**).

PA は，UVA の防止効果を示しており，効果の強さは PA＋から PA＋＋＋＋の 4 段階で表されており，＋の数が多いほど効果が高い(**表 1-b**).

耐水性に関しては，UV 耐水性★ならびに UV 耐水性★★の 2 段階でその強さが示されている(★の代わりに☆で表示することも可).耐水性は実験的条件下での水浴のあとに，元来(水浴しない状態)の SPF の約 50％以上の SPF 機能が保持されていることを示している．UV 耐水性★の表示は 40 分の水浴後でも SPF の保持率が約 50％以上あることを示しており，UV 耐水性★★は 80 分の水浴後でも SPF の保持率が約 50％以上あることを示している(**表 1-c**).

サンスクリーンは，常に最高数値の商品を使用していれば十分というものではなく，降り注ぐ紫外線量や防ぎたい紫外線の程度，水を浴びる環境での使用の有無などを考慮し，状況に応じ適切な水準の防御効果を持ったサンスクリーンを選択する必要がある．

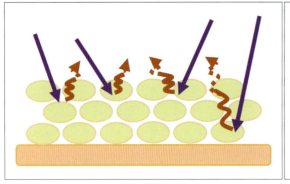
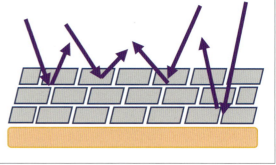

　　　　a．紫外線吸収剤　　　　　　　　　　　　　b．紫外線散乱剤

図 1．紫外線防御剤

サンスクリーンの構成成分

　サンスクリーンに配合される成分に関する規制としては厚生労働省が定めた「化粧品基準」[6]が存在する．この基準により紫外線吸収剤，防腐剤およびタール色素などの特定の機能を持つ成分については配合可能な成分とその量がポジティブリストとして定められている．同様に配合が禁止されている成分がネガティブリストとして定められている．サンスクリーン(ただし医薬部外品を除く)においてはこれら特定の成分以外は各メーカーの責任のもとどのような成分も自由に配合することができる．そのためサンスクリーンに配合されている成分は，紫外線吸収剤や防腐剤については特定の成分のみが使用されているが，それ以外の成分は多種多様にわたる．サンスクリーンに含まれている成分は容器や外箱，内包されている説明書や WEB 上に全成分表示として記載されているため容易に確認できる．ここでは，サンスクリーンの構成成分を種類ごとに分けて，それぞれの配合目的を述べ，その成分の一例を挙げて説明していく．

1．紫外線防御剤

　サンスクリーンの主要目的となる紫外線防御機能を発揮するために配合される成分である．紫外線防御剤はその防御機構から紫外線吸収剤と紫外線散乱剤の 2 種類に大別される．

a）紫外線吸収剤

　紫外線吸収剤は紫外線を吸収するという化学構造的な特徴を持つ有機化学物質である．紫外線吸収剤に取り込まれた紫外線エネルギーは分子運動エネルギーに変換され，最終的に熱として放出されるなど，紫外線は他のエネルギーに形を変え無害化される(図 1-a)．

　紫外線吸収剤はプラスチックの劣化防止，塗料の褪色防止など様々な工業分野に使用されているが，吸収剤の構造によっては肌に刺激を与えたりアレルギー反応を起こしたりする．そのため，サンスクリーンに配合できる紫外線吸収剤は厚生労働省により人体に対する安全性が確認され，ポジティブリスト[6]に記載された成分のみに定められている．

　紫外線吸収剤はサンスクリーン以外にも香水やネイルエナメルなどの化粧品に微量配合されていることがあるが，これは紫外線防御効果を製剤の褪色防止や劣化防止目的で使用している．

　紫外線吸収剤には様々な種類が存在し，化学構造の特性からそれぞれ吸収する紫外線波長領域が決まってくる．吸収する領域の特徴から，主に 290〜320 nm の波長の UVB を吸収する UVB 吸収剤，主に 320〜400 nm の UVA を吸収する UVA 吸収剤，UVB から UVA にわたっての広い領域の紫外線を吸収するブロードスペクトラム吸収剤の 3 つのタイプに分類することが出来る(**表 2**)．

b）紫外線散乱剤

　紫外線散乱剤は紫外線波長領域の光を物理的に散乱させる作用を持つ物質(図 1-b)で，サンスクリーンに使用される散乱剤としては，酸化チタ

表 2. 紫外線防御化粧料に配合される吸収剤

成分名(ポジティブリスト記載名)	表示名称(カッコ内は INCI 名,慣用名)	吸収波長
1-(3,4-ジメトキシフェニル)-4,4-ジメチル-1,3-ペンタンジオン	—	UVB 吸収剤
2,2′-メチレンビス(6-(2H-ベンゾトリアゾール-2-イル)-4-(1,1,3,3-テトラメチルブチル)フェノール)	メチレンビスベンゾトリアゾリルテトラメチルブチルフェノール	ブロードスペクトラム吸収剤
2,4,6-トリス[4-(2-エチルヘキシルオキシカルボニル)アニリノ]-1,3,5-トリアジン	エチルヘキシルトリアゾン	UVB 吸収剤
2,4-ビス-[{4-(2-エチルヘキシルオキシ)-2-ヒドロキシ}-フェニル]-6-(4-メトキシフェニル)-1,3,5-トリアジン	ビスエチルヘキシルオキシフェノールメトキシフェニルトリアジン	ブロードスペクトラム吸収剤
2,5-ジイソプロピルケイ皮酸メチル	ジイソプロピルケイ皮酸メチル	UVB 吸収剤
2-[4-(ジエチルアミノ)-2-ヒドロキシベンゾイル]安息香酸ヘキシルエステル	ジエチルアミノヒドロキシベンゾイル安息香酸ヘキシル	UVA 吸収剤
2-シアノ-3,3-ジフェニルプロパ-2-エン酸-エチルヘキシルエステル(別名オクトクリレン)	オクトクリレン	UVB 吸収剤
2-ヒドロキシ-4-メトキシベンゾフェノン	オキシベンゾン-3,(Benzophenone-3)	UVB・UVA 吸収剤
4-(2-β-グルコピラノシロキシ)プロポキシ-2-ヒドロキシベンゾフェノン	—	UVB 吸収剤
4-tert-ブチル-4′-メトキシジベンゾイルメタン	t-ブチルメトキシジベンゾイルメタン,(アボベンゾン)	UVA 吸収剤
サリチル酸オクチル	サリチル酸エチルヘキシル	UVB 吸収剤
サリチル酸ホモメンチル	ホモサレート	UVB 吸収剤
シノキサート	シノキサート	UVB 吸収剤
ジパラメトキシケイ皮酸モノ-2-エチルヘキサン酸グリセリル	エチルヘキサン酸ジメトキシケイヒ酸グリセリル	UVB 吸収剤
ジヒドロキシジメトキシベンゾフェノン	オキシベンゾン-6,(Benzophenone-6)	UVA 吸収剤
ジヒドロキシジメトキシベンゾフェノンジスルホン酸ナトリウム	オキシベンゾン-9,(Benzophenone-9)	UVA 吸収剤
ジヒドロキシベンゾフェノン	オキシベンゾン-1,(Benzophenone-1)	UVB 吸収剤
ジメチコジエチルベンザルマロネート	ポリシリコーン-15	UVB 吸収剤
ジメトキシベンジリデンジオキソイミダゾリジンプロピオン酸2-エチルヘキシル	ジメトキシベンジリデンジオキソイミダゾリジンプロピオン酸エチルヘキシル	UVA 吸収剤
テトラヒドロキシベンゾフェノン	オキシベンゾン-2,(Benzophenone-2)	UVA 吸収剤
テレフタリリデンジカンフルスルホン酸	テレフタリリデンジカンフルスルホン酸	ブロードスペクトラム吸収剤
トリスビフェニルトリアジン	トリスビフェニルトリアジン	UVB・UVA 吸収剤
トリメトキシケイ皮酸メチルビス(トリメチルシロキシ)シリルイソペンチル	トリメトキシケイヒ酸メチルビス(トリメチルシロキシ)シリルイソペンチル	UVB 吸収剤
ドロメトリゾールトリシロキサン	ドロメトリゾールトリシロキサン	UVA 吸収剤
パラアミノ安息香酸およびそのエステル	PABA,エチル PABA,グリセリル PABA など	UVB 吸収剤
パラジメチルアミノ安息香酸2-エチルヘキシル	ジメチル PABA エチルヘキシル	UVB 吸収剤
パラジメチルアミノ安息香酸アミル	ジメチル PABA ペンチル	UVB 吸収剤
パラメトキシケイ皮酸2-エチルヘキシル	メトキシケイヒ酸エチルヘキシル	UVB 吸収剤
パラメトキシケイ皮酸イソプロピル・ジイソプロピルケイ皮酸エステル混合物	パラメトキシケイヒ酸イソプロピル・ジイソプロピルケイ酸エチル・ジイソプロピルケイヒ酸メチル	UVB 吸収剤
ヒドロキシメトキシベンゾフェノンスルホン酸ナトリウム	オキシベンゾン-5,(Benzophenone-5)	UVB(・UVA)吸収剤
ヒドロキシメトキシベンゾフェノンスルホン酸およびその三水塩	オキシベンゾン-4,(Benzophenone-4)	UVB(・UVA)吸収剤
フェニルベンズイミダゾールスルホン酸	フェニルベンズイミダゾールスルホン酸	UVB 吸収剤
フェルラ酸	フェルラ酸	UVB(・UVA)吸収剤

表 3. 紫外線防御化粧料に配合される散乱剤

表示名称	成 分
酸化亜鉛	亜鉛酸化物，ZnO
酸化チタン	チタン酸化物，TiO_2
酸化(Ca/セリウム)	酸化カルシウムと酸化セリウムの焼成物
酸化(Mg/マンガン/チタン)	酸化チタンと炭酸マグネシウム，マンガンの焼成物
リン酸(Ca/セリウム)	炭酸 Ca とピロリン酸カルシウム，セリウムの焼成物

ン，酸化亜鉛，酸化セリウムなどの無機粉体がある(**表3**)．紫外線散乱剤は，紫外線吸収剤に比べると散乱させる波長の選択性が低く，紫外線領域に限らず広い領域の光線を散乱させる．また，同じ化学種であっても粉体の粒径によって散乱させる光線領域が変化してくる．可視光線を散乱すると白色を呈することになり，サンスクリーンを塗布した際に肌が白浮きするといった欠点として取られることがある．可視光線の散乱作用が高いものは紫外線防御目的ではなく，ファンデーションなどのメイクアップ製品に白色顔料として使用されることも多い．

2．油 剤

代表的な油剤としてはイソドデカンや流動パラフィンなどの炭化水素系油，パルミチン酸エチルヘキシルやセバシン酸ジイソプロピルなどのエステル油，ステアリルアルコール，セタノールなどの高級アルコール，ジメチコンやシクロメチコンなどのシリコン油など．紫外線吸収剤の溶媒あるいは紫外線散乱剤の分散媒として配合される．その他，肌の保湿，柔軟効果のために配合していることもある．

3．水系成分

水系成分と呼ばれるものとして，水，エタノール，多価アルコール，水系増粘剤などが挙げられる．水は水溶性成分の溶剤や基剤としての役割を持つ．エタノールは溶剤や清涼感の付与のために，また防腐目的でも使用される．多価アルコールは保湿剤，溶剤，系の安定化剤などの目的で配合され，主な多価アルコールとしては，グリセリンやBG(1,3-ブチレングリコール)，DPG(ジプロピレングリコール)などが挙げられる．水系増粘剤は製剤の粘度や感触調整のために使用される．

代表的な水系増粘剤としては，キサンタンガムやカルボマー，(アクリル酸/アクリル酸アルキル(C10-30))コポリマーなどが挙げられる．

4．界面活性剤

界面活性剤とは，その化学構造中に親水性の部分(親水基)と親油性の部分(疎水基)の両方の構造を持つ物質で，水と油など通常では混じり合わない物質同士を結びつけて乳化させたり，凝集しやすい粉体を分散させたりする役割を果たす．

界面活性剤は水に溶解したときのイオン化状態により，ノニオン界面活性剤，カチオン界面活性剤，アニオン界面活性剤，両性界面活性剤に分類することが出来るが，サンスクリーンには安全性面に優れたノニオン界面活性剤が使用されていることが多い．また，疎水基部分がシリコンで構成されているシリコン系界面活性剤もあり，油剤としてシリコン油が多量配合されている場合にはシリコン油を乳化するために配合される．

サンスクリーンに汎用されている界面活性剤は多数存在するが，その一例として，PEG-60 水添ヒマシ油，ポリソルベート 80，セスキオレイン酸ソルビタン，PEG-9 ポリジメチルシロキシエチルジメチコン，ジステアリルジモニウムクロリドなどを挙げることが出来る．

5．粉体(紫外線散乱剤を除く)

粉体は滑沢効果や皮膚保護効果を目的に配合される．タルクやマイカ，シリカ，トリメチルシロキシケイ酸などがある．

6．美容成分

保湿や美白，抗酸化や抗老化などの美容効果を発揮するために配合されている成分でアミノ酸やペプチド，各種植物抽出液，発酵エキスなどが該当する．

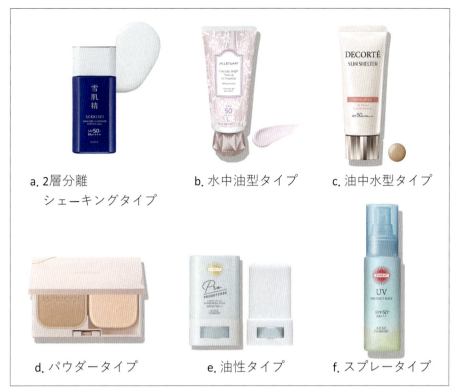

図 2. 紫外線防御化粧料の分類

7. 防腐成分

化粧品が腐敗することを防ぐために配合する. 化粧品に使用可能な防腐剤はポジティブリスト[6]に収載された成分に限られている. 防腐剤の例としてはパラベン, フェノキシエタノールなどが挙げられる. 水溶性成分として取り上げた多価アルコールにも防腐効果があり防腐目的に配合されることもある.

8. その他成分

その他の成分としては, 香りを付与したり他の原料臭をマスクしたりするために配合される香料, 色を付けるために付与する顔料や色素, 化粧料が酸化するのを防止する酸化防止剤などがある.

サンスクリーン剤の種類

サンスクリーン剤の種類については, 防御効果の程度や配合されている成分など様々な分類の仕方があるが, ここでは剤型により分類していく(**図2**). 水中油型や油中水型は乳化の状態を表し, 水中油型とは水の中に油が分散している状態, 油中水型とは油の中に水が分散している状態を指す. サンスクリーン剤には様々なタイプがあるが, それぞれの剤型の特徴を理解し, 使用者の使用環境に応じた種類を適切に選択してもらいたい.

1. 2層分離シェーキングタイプ

2層分離シェーキングタイプは, 使用前は油相と水相とが分離しているが, 使用時に容器を振り内容物を混合させることで一時的に油中水型の乳化状態にさせて使用するものを指す. 撹拌させるために容器内にステンレスボールが入っていることが多い. 紫外線吸収剤や紫外線散乱剤, 多量の油剤, わずかな量の水系成分および乳化剤などから構成されており, 紫外線防御成分を多量配合させることができるので, 高い SPF・PA 機能を持たせる製品に採用されることが多い. また, この剤型には耐水性に優れる製品も多い. サンスクリーン剤, リキッドファンデーションなどに多くみられる剤型である(**図 2-a**).

2. 水中油型タイプ

水中油型タイプは, 水系増粘剤などを含む多量の水系成分の中に界面活性剤によって溶解あるいは乳化, 分散された紫外線防御成分や少量の油剤

が存在している．紫外線防御成分としては紫外線吸収剤がメインとなっていることが多い．ジェル状，乳液状，クリーム状など様々な性状のものがあるが，いずれも水分が多いため非常に瑞々しい感触をしているものが多い．サンスクリーン剤，日中用美容液などに多くみられる剤型である（図2-b）．

3．油中水型タイプ

油中水型タイプは，多量の油系成分の中に紫外線防御成分や少量の水系成分が界面活性剤の作用によって乳化あるいは分散されて存在している構造をしている．多くが乳液状あるいはクリーム状をしている．油性成分が多く肌にしっかりと付着し，耐水性に優れたものが多い．リキッドファンデーション，下地化粧料，BBクリームなどに多くみられる（図2-c）．

4．パウダータイプ

パウダーファンデーションなど粉末状の製品．パウダータイプの製品は，主に色剤や感触剤としての役割を持つ粉体成分に油剤成分を混合して作られている．酸化チタンや酸化亜鉛は白色をしている粉体で，肌の色を白く見せるための顔料としてファンデーションなどのメイキャップ化粧品に配合されていることが多い．これら成分は紫外線散乱効果を持っているため，紫外線防御のための化粧品としても効果を発揮する．紫外線散乱剤だけでなく紫外線吸収剤が加えられている製品もある．一般的にパウダータイプの製品は他剤型の製品に比べて使用する量が少なくなる傾向にあり，期待する紫外線防御効果を得ることが難しいこともあるので注意が必要である（図2-d）．

5．油性タイプ

液状油に紫外線吸収剤を溶解させたオイル状のほかに，ワックスなどの固形油脂に紫外線吸収剤を溶解，あるいは紫外線散乱剤などの粉体成分を分散させたスティック状のものがある．リップスティックやコンシーラーなど，部分使用をする紫外線防御化粧品によくみられる（図2-e）．

6．スプレータイプ

水中油型のジェルや乳液タイプの化粧料をミスト容器に充填したミストタイプ，紫外線吸収剤，油剤，水系成分などの成分をLPGなどの噴霧用ガスとともにエアゾール缶に充填させたスプレー缶タイプがある．日焼け止め料を霧状に噴射することができるため，簡便に使用することができる．日焼け止め料塗布後，時間経過とともに低下した紫外線防御効果を補強するための塗り直し用途に使用されたり，メイクの上から使用したりすることもある．実際の塗布量や塗布部位を把握しづらいので，ムラ塗り，塗布量不足にならないよう注意が必要である．また，顔に使用する場合は直接顔に噴霧せずに一度手に取ってから使用するよう指示している商品も多いため，使用方法の確認と遵守が特に求められる剤型である．スプレータイプは日焼け止め料によくみられる剤型である（図2-f）．

サンスクリーンの使い方

サンスクリーンは基本的に肌に塗布する量が多くなるほど紫外線防御効果が高まる．しかしながら，相当数の使用者において使用量が不十分なため，期待するほどの効果が得られていないという調査結果が多数報告されている[7)8)]．光老化予防という使用目的に対しても，使用量が多くなるほど，その効果が発揮されることが期待できる[9)]．製品ごと容器や箱に使用方法や使用量の目安が記載されているため，その記載事項をよく確認し，光老化を予防するために必要十分量のサンスクリーンを塗布することを心掛けるべきである．サンスクリーンを塗布する際，十分な量を塗布するということに加えて，防御すべき部分にムラなく塗布するということも非常に重要になる．均一に塗布するためには，手などに必要量のサンスクリーンを取ったあと，塗布部位に一気に塗り広げるのではなく，顔に塗布する場合には額，左右の頬，顎，鼻などといったように塗布したい部位の数か所に少量ずつ分けてサンスクリーンを置き，

その部分部分で小さな渦を描くようにして丁寧に塗り伸ばすようにするとよい．また，一回の動作で全量を塗るのではなく，一度半量を塗り終えたあとに残りの半量を同じ動作を行って塗布する「2度塗り」を実践することで，ムラなく十分な量を塗布しやすくなる[10]．耳や鼻の頭，首筋などは塗布を忘れがちになるので注意が必要である．

サンスクリーンを塗るタイミングについては，塗布したサンスクリーンの化粧膜が完成するまでの時間を考慮する必要がある．塗布後すぐに紫外線を浴びる環境下で活動するのではなくサンスクリーンが肌に馴染むまで待つ．特に水浴などを行う場合，耐水性が保証されているサンスクリーンであっても肌が濡れたままのような状態であれば耐水性が発揮されない可能性があるため，塗布したあとに肌が乾く状態まで待ってから水浴びなどを行う．さらに，一度塗ったサンスクリーンは長時間その効果が維持されるわけではなく，汗をかくことによって流れ落ちたり，塗布部位が何らかと接触することで取れたり，からだの動作により塗布した膜の均一性が失われたりすることで効果が徐々に低下していく．効果の持続性や耐久性は商品によって異なるが，どのような商品であっても 2,3 時間おきに塗り直しをすべきである．時間経過していなくても，汗をかいたなどして落ちてしまったと思われるときにはこまめに塗り直しをする．

おわりに

サンスクリーンは US やオーストラリアなどの国では医薬品として管理されている[11)~13)]．一方で EU においては化粧品として扱われる[14)]．分類は異なるものの，これらの地域ではサンスクリーンは皮膚がん予防，光老化予防効果を持つ製剤として紫外線曝露環境下での積極的な使用が推奨されている．

日本においてサンスクリーンは化粧品に分類されるが，その使用効果としては，化粧品の効能として法律で定められた範囲となる「日やけを防ぐ」「日やけによるシミ，ソバカスを防ぐ」のみが訴求可能であり，現状ではシワやたるみなどの光老化を防ぐ効果があることを謳うことは認められていない．しかしながら，サンスクリーンの光老化予防効果については多数の科学的根拠が存在し[9)15)~18)]，今や疑う余地もない．心と体の健やかさと美しさを維持するためにもサンスクリーンを上手に用いてサンケアを行い，光老化を予防すべきだと考える．

シワやシミなど現れてしまった光老化症状に対してレーザーや外用薬などを用いて可能な限り元に戻すアンチエイジング対策を進める一方で，サンスクリーンなどを使用し適切にサンケアを実施することによりこれら光老化症状の発現をできるだけ抑える，遅らせるといった方策を進めることも極めて重要となる．

文　献

1) Morita A：Tobacco smoke causes premature skin aging. *J Dermatol Sci*, **48**：169-175, 2007.

2) Krutmann J, et al：Daily photoprotection to prevent photoaging. *Photodermatol Photoimmunol Photomed*, **37**：482-489. 2021.

3) Fitzpatrick TB.：The validity and practicality of sun-reactive skin types Ⅰ through Ⅵ. *Arch Dermatol*, **124**：869-871, 1988.

4) 環境省環境保健部環境安全課：紫外線環境保健マニュアル，2020.
https://www.env.go.jp/chemi/matsigaisen2020/matsigaisen2020.pdf

5) 日本化粧品工業会：技術資料　No.147 紫外線防止用化粧品と紫外線防止効果-SPF と PA 表示，耐水性表示-＜2023 年改定版＞．2023.

6) 厚生労働省：化粧品基準（厚生省告示第 331 号）．平成 12 年 9 月 29 日．
https://www.mhlw.go.jp/content/000491511.pdf

7) Fujiwara R, et al：The effect of on-site application density on the UV protection efficacy of sunscreens. *Photodermatol Photoimmunol Photomed*, **38**：259-265, 2022.

8) 丸目　愛ほか：各種サンスクリーン剤のアンケート調査での推定塗布量とボランティアでの実塗

布量の比較. 日香粧品誌, **44**：87-91, 2020.

9) Mizuno M, et al：The effects of continuous application of sunscreen on photoaged skin in Japanese elderly people—The relationship with the usage. *Clin Cosmet Investig Dermatol*, **9**：95-105, 2016.

10) Teramura T, et al：Prevention of photosensitivity with action spectrum adjusted protection for erythropoietic protoporphyria. *J Dermatol*, **45**：145-149, 2017.

11) Federal Register：Proposed Rules. 84(38), 2019. https://www.federalregister.gov/documents/2019/02/26/2019-03019/sunscreen-drug-products-for-over-the-counter-human-use

12) Australian Government：Therapeutic Goods (Permissible Indications)Determination(No. 1) 2021. 2021.

13) Australian Government：Australian regulatory guidelines for sunscreens(ARGS)Version 3.0. 2023.

14) European Commission：On the efficacy of sunscreens products and the claims made relating thereto. *Off J Eur Union*, **265**：39-43, 2006.

15) Green AC, et al：Factors associated with premature skin aging(photoaging)before the age of 55：A population-based study. *Dermatology*, **222**：74-80, 2011.

16) Hughes MC, et al：Sunscreen and prevention of skin aging：A randomized trial. *Ann Intern Med*, **158**：781-790, 2013.

17) Miyamoto K, et al：Characterization of comprehensive appearances of skin ageing：an 11-year longitudinal study on facial skin ageing in Japanese females at Akita. *J Dermatol Sci*, **64**：229-236, 2011.

18) Kunimoto K, et al：The continued use of sunscreen prevents the development of actinic keratosis in aged Japanese subjects. *Exp Dermatol*, **25 Suppl 3**：34-40, 2016.

FAX 専用注文用紙 5,000 円以上代金引換 (皮 '24.7)

Derma 年間定期購読申し込み（送料弊社負担）
□ 2024 年 1 月～12 月（定価 43,560 円）　　□ 2023 年＿月～12 月

□ **Derma バックナンバー申し込み**（号数と冊数をご記入ください）
No.　　／　　　冊　　No.　　／　　　冊　　No.　　／　　　冊

Monthly Book Derma. 創刊 20 周年記念書籍
□ **そこが知りたい 達人が伝授する日常皮膚診療の極意と裏ワザ**（定価 13,200 円）　冊

Monthly Book Derma. 創刊 15 周年記念書籍
□ **匠に学ぶ皮膚科外用療法―古きを生かす，最新を使う―**（定価 7,150 円）　冊

Monthly Book Derma. No. 348（'24.6 月増刊号）
□ **達人が教える！"あと一歩"をスッキリ治す皮膚科診療テクニック**（定価 6,490 円）　冊

Monthly Book Derma. No. 340（'23.10 月増大号）
□ **切らずに勝負！皮膚科医のための美容皮膚診療**（定価 5,610 円）　冊

Monthly Book Derma. No. 336（'23.7 月増刊号）
□ **知っておくべき皮膚科キードラッグのピットフォール**（定価 6,490 円）　冊

Monthly Book Derma. No. 327（'22.10 月増大号）
□ **アトピー性皮膚炎診療の最前線―新規治療をどう取り入れ，既存治療を使いこなすか―**（定価 5,500 円）　冊

Monthly Book Derma. No. 320（'22.4 月増刊号）
□ **エキスパートへの近道！間違えやすい皮膚疾患の見極め**（定価 7,770 円）　冊

PEPARS 年間定期購読申し込み（送料弊社負担）
□ 2024 年 1 月～12 月（定価 42,020 円）　　□ 2023 年＿月～12 月

□ **PEPARS バックナンバー申し込み**（号数と冊数をご記入ください）
No.　　／　　　冊　　No.　　／　　　冊　　No.　　／　　　冊

□ **カスタマイズ治療で読み解く美容皮膚診療**（定価 10,450 円）　冊

□ 足の総合病院・下北沢病院がおくる！ポケット判 **主訴から引く足のプライマリケアマニュアル**（定価 6,380 円）　冊

□ **目もとの上手なエイジング**（定価 2,750 円）　冊

□ **カラーアトラス 爪の診療実践ガイド 改訂第 2 版**（定価 7,920 円）　冊

□ **イチからはじめる美容医療機器の理論と実践 改訂第 2 版**（定価 7,150 円）　冊

□ **臨床実習で役立つ 形成外科診療・救急外科処置ビギナーズマニュアル**（定価 7,150 円）　冊

□ **足爪治療マスター BOOK**（定価 6,600 円）　冊

□ **図解 こどものあざとできもの―診断力を身につける―**　冊

□ **美容外科手術―合併症と対策―**（定価 22,000 円）　冊

□ **足育学 外来でみるフットケア・フットヘルスウェア**（定価 7,700 円）　冊

□ **実践アトラス 美容外科注入治療 改訂第 2 版**（定価 9,900 円）　冊

□ **Non-Surgical 美容医療超実践講座**（定価 15,400 円）　冊

□ **スキルアップ！ニキビ治療実践マニュアル**（定価 5,720 円）　冊

その他（雑誌名/号数，書名と冊数をご記入ください）
□

お名前	フリガナ		診療科
		要捺印	

ご送付先	〒　　―

TEL：　　（　　　　）　　　　FAX：　　（　　　　）

FAX 03-5689-8030 全日本病院出版会行

全日本病院出版会行
FAX 03-5689-8030

年　月　日

住 所 変 更 届 け

お 名 前	フリガナ		
お客様番号		毎回お送りしています封筒のお名前の右上に印字されております8ケタの番号をご記入下さい。	
新お届け先	〒　　　　都道府県		
新電話番号	（　　　　　）		
変更日付	年　月　日より	月号より	
旧お届け先	〒		

※ 年間購読を注文されております雑誌・書籍名に✓を付けて下さい。

☐ Monthly Book Orthopaedics （月刊誌）

☐ Monthly Book Derma. （月刊誌）

☐ Monthly Book Medical Rehabilitation （月刊誌）

☐ Monthly Book ENTONI （月刊誌）

☐ PEPARS （月刊誌）

☐ Monthly Book OCULISTA （月刊誌）

FAX 03-5689-8030

全日本病院出版会行

バックナンバー 一覧

2024 年 9 月現在

Monthly Book

Derma.
デルマ

―――― 2025 年度　年間購読料　43,560 円 ――――
通常号：定価 2,860 円（本体 2,600 円＋税）× 11 冊
増大号：定価 5,610 円（本体 5,100 円＋税）× 1 冊
増刊号：定価 6,490 円（本体 5,900 円＋税）× 1 冊

=== 2021 年 ===

No. 304　口腔粘膜疾患のすべて　編／髙橋愼一

No. 305　免疫再構築症候群/irAE の学び方・診方
　　　　　編／末木博彦

No. 306　これだけは知っておきたい　軟部腫瘍診断
　　　　　編／清原隆宏

No. 307　日常診療にこの 1 冊！皮膚アレルギー診療のすべて
　　　　　定価 6,380 円（本体 5,800 円＋税）　編／森田栄伸　【増刊】

No. 308　完全攻略！新生児・乳児の皮膚マネジメントマニュアル
　　　　　編／玉城善史郎

No. 309　どう診る？汗の病気　編／藤本智子

No. 310　白癬を究める　編／原田和俊

No. 311　皮膚科処置　基本の「キ」　編／門野岳史

No. 312　角化症診療マニュアル　編／河野通浩

No. 313　皮膚疾患とマイクロバイオーム　編／森実　真

No. 314　手元に 1 冊！皮膚科混合・併用薬使用ガイド
　　　　　定価 5,500 円（本体 5,000 円＋税）　編／大谷道輝　【増大】

No. 315　光による皮膚トラブル―光線過敏症から光老化まで―
　　　　　編／森脇真一

No. 316　知っておくべき高齢者の皮膚の扱い方―スキン-テア，MDRPU，IAD まで―
　　　　　編／磯貝善蔵

=== 2022 年 ===

No. 317　母斑・母斑症の診療 update―基礎から実践まで―
　　　　　編／金田眞理

No. 318　ここまでできる！最新オフィスダーマトロジー
　　　　　編／野村有子

No. 319　実践！皮膚疾患への光線療法―総集編―
　　　　　編／山﨑文和

No. 320　エキスパートへの近道！間違えやすい皮膚疾患の見極め
　　　　　定価 7,700 円（本体 7,000 円＋税）　編／出光俊郎　【増刊】

No. 321　イチからはじめる美容皮膚科マニュアル
　　　　　編／古村南夫

No. 322　コロナ禍の皮膚科日常診療　編／高山かおる

No. 323　私はこうする！痒疹・皮膚瘙痒症の診療術
　　　　　編／片桐一元

No. 324　好中球が関わる皮膚疾患 update
　　　　　編／葉山惟大

No. 325　まずはここから！皮膚科における抗菌薬の正しい使い方
　　　　　編／山﨑　修

No. 326　これ 1 冊！皮膚科領域における膠原病診療の極意
　　　　　編／茂木精一郎

No. 327　アトピー性皮膚炎診療の最前線―新規治療をどう取り入れ，既存治療を使いこなすか―
　　　　　定価 5,500 円（本体 5,000 円＋税）　編／本田哲也　【増大】

No. 328　レーザー治療の専門医に聞く！皮膚科レーザー治療―基本手技と実臨床でのコツ―
　　　　　編／長濱通子

No. 329　これで慌てない外傷患者治療マニュアル―熱傷・凍瘡から動物咬傷まで―　編／岩田洋平

=== 2023 年 ===

No. 330　色素異常症診療のポイント　編／鈴木民夫

No. 331　皮膚科領域でのビッグデータの活用法
　　　　　編／山﨑研志

No. 332　食物アレルギー診療―開業医の立場での展開―
　　　　　編／原田　晋

No. 333　ここまでわかった！好酸球と皮膚疾患
　　　　　編／野村尚史

No. 334　こどもの皮膚疾患検査マニュアル
　　　　　編／吉田和恵

No. 335　多汗症・無汗症診療マニュアル
　　　　　編／大嶋雄一郎

No. 336　知っておくべき皮膚科キードラッグのピットフォール
　　　　　定価 6,490 円（本体 5,900 円＋税）　編／玉木　毅　【増刊】

No. 337　痒みのサイエンス　編／石氏陽三

No. 338　ステロイドを極める！外用・内服・点滴療法―どう処方する？使えないときはどうする!?―
　　　　　編／山本俊幸

No. 339　目・鼻周りの皮膚疾患を上手に治療する
　　　　　編／山口由衣

No. 340　切らずに勝負！皮膚科医のための美容皮膚診療
　　　　　定価 5,610 円（本体 5,100 円＋税）　編／船坂陽子　【増大】

No. 341　皮膚科医のための性感染症入門
　　　　　編／原田和俊

No. 342　いまさら聞けない！ウイルス感染症診療マニュアル
　　　　　編／清水　晶

=== 2024 年 ===

No. 343　基礎から学ぶ！皮膚腫瘍病理診断
　　　　　編／山元　修

No. 344　皮膚科らしい傷の治しかた　編／浅井　純

No. 345　基本のキ！紅斑の診かた・治しかた
　　　　　編／藤本徳毅

No. 346　知っておきたい！皮膚の保険診療
　　　　　編／福田知雄

No. 347　今こそ極める蕁麻疹　編／田中暁生

No. 348　達人が教える！“あと一歩”をスッキリ治す皮膚科診療テクニック
　　　　　定価 6,490 円（本体 5,900 円＋税）　編／中原剛士　【増刊】

No. 349　酒皶パーフェクトガイド　編／菊地克子

No. 350　皮疹が伝えるメッセージ　編／加藤裕史

No. 351　皮膚科医も知っておきたいワクチン
　　　　　編／渡辺大輔

No. 352　まるわかり！爪疾患　編／高山かおる

※各号定価：2021～2022 年：本体 2,500 円＋税（増刊・増大号は除く）
　　　　　　2023 年：本体 2,600 円＋税（増刊・増大号は除く）

※その他のバックナンバーにつきましては，弊社ホームページ
（https：//www.zenniti.com）をご覧ください．

187

次号予告（11 月号）

あしの病気 私はこうしている

編集企画／明治国際医療大学教授　　中西　健史

あしの炎症性皮膚疾患……………………藤森　一希ほか
物理化学的障害　胼胝・鶏眼……………岡田　克之
物理化学的障害　あしの難治性皮膚潰瘍
………………………………………………大森　　俊
感染症　あしの細菌感染症………………西　　純平ほか
感染症　足白癬・爪白癬…………………常深祐一郎
感染症　あしのウイルス性疾患…………清水　　晶
あしに生じる皮膚腫瘍……………………藤本　徳毅
付属器疾患　あしの爪疾患………………上田　暢彦
付属器疾患　足底における多汗症………藤本　智子
皮膚科医も遭遇しうる整形外科「あしの病気」
………………………………………………谷口　　晃

掲載広告一覧

日本イーライリリー	表 2
ケイセイ	表 3
レオファーマ	表 4
ジェイメック	前付 1
ロート製薬	前付 2
インテグラル	前付 10
メトラス	綴込

編集主幹：照井　　正　日本大学教授（研究所）
　　　　　　大山　　学　杏林大学教授
　　　　　　佐伯秀久　日本医科大学教授

No. 353　**編集企画**：
森脇真一　大阪医科薬科大学教授

Monthly Book Derma．　No. 353

2024 年 10 月 15 日発行（毎月 15 日発行）
定価は表紙に表示してあります.
Printed in Japan

発行者　　末　定　広　光
発行所　　株式会社　**全日本病院出版会**
〒 113-0033 東京都文京区本郷 3 丁目 16 番 4 号 7 階
　　　　　電話 (03)5689-5989　Fax (03)5689-8030
　　　　　郵便振替口座 00160-9-58753
印刷・製本　三報社印刷株式会社　　電話 (03)3637-0005
広告取扱店　㈱メディカルブレーン　電話 (03)3814-5980

ⓒ ZEN・NIHONBYOIN・SHUPPANKAI, 2024

・本誌に掲載する著作物の複製権・翻訳権・上映権・譲渡権・公衆送信権（送信可能化権を含む）は株式会社
全日本病院出版会が保有します.
・JCOPY ＜（社）出版者著作権管理機構　委託出版物＞
本誌の無断複写は著作権法上での例外を除き禁じられています. 複写される場合は,そのつど事前に,（社）出版
者著作権管理機構（電話 03-5244-5088, FAX 03-5244-5089, e-mail: info@jcopy.or.jp）の許諾を得てください.
・本誌をスキャン, デジタルデータ化することは複製に当たり, 著作権法上の例外を除き違法です. 代行業者等の
第三者に依頼して同行為をすることも認められておりません.